肝胆疾病中医外治法

卢秉久　张　艳　郑佳连
田　霞　王　岩　韩永辉　　著

东北大学出版社
·沈　阳·

图书在版编目（CIP）数据

肝胆疾病中医外治法 / 卢秉久等著. — 沈阳：东
北大学出版社，2022.6
ISBN 978-7-5517-3021-1

Ⅰ. ①肝…　Ⅱ. ①卢…　Ⅲ. ①肝病（中医）－中医治疗
法－外治法②胆道疾病－中医治疗法－外治法　Ⅳ.
①R256.4

中国版本图书馆 CIP 数据核字（2022）第 114290 号

出 版 者：东北大学出版社
　　　　　地址：沈阳市和平区文化路三号巷 11 号
　　　　　邮编：110819
　　　　　电话：024-83680182（总编室）　83687331（营销部）
　　　　　传真：024-83680182（总编室）　83680180（营销部）
　　　　　网址：http://www.neupress.com
　　　　　E-mail: neuph@ neupress.com
印 刷 者：沈阳市第二市政建设工程公司印刷厂
发 行 者：东北大学出版社
幅面尺寸：170 mm×240 mm
印 　 张：16
字 　 数：283 千字
出版时间：2022 年 6 月第 1 版
印刷时间：2022 年 6 月第 1 次印刷
组稿编辑：孟　玉
责任编辑：郎　坤
责任校对：刘新宇
封面设计：潘正一
责任出版：唐敏志

ISBN 978-7-5517-3021-1　　　　　　　　　　定　价：68.00 元

《肝胆疾病中医外治法》编委会

前　言

　　肝胆系统疾病以其高发病率和高致残率依然是目前医学界的热点和难点。实践证明，合理运用中医中药在提高疗效，缩短疗程，降低复发率等方面作用显著。然而，随着中草药导致肝损伤病例报道的不断增多，内服中药治疗肝胆疾病受到一定程度的限制。

　　外治法是中国医药学伟大宝库中的珍贵遗产之一，历史悠久，源远流长，具有简、便、效、廉、验、捷和副作用小等特点，与内服法相结合可达到相得益彰的效果。

　　本书对常见肝胆疾病的中医外治法进行详细梳理总结，以求便于临床应用，为更多患者带去福音。

　　本书出版接受以下项目资助：2022 省级重点专科建设项目（肝病科）；辽宁省教育厅一般项目"活血祛湿法对 FFA 诱导 C57BL∕6J 小鼠骨髓来源巨噬细胞脂肪化 STING-IRF3 通路的影响"；辽宁省科技厅基础项目"基于脾主运化探讨防己黄芪汤治疗 NASH 的机制靶点"；辽宁省自然基金资助计划"基于 STING-IRF3 信号转导通路从气血湿论治 NASH 的疗效机制研究"（项目编号：2019-MS-231）。

著　者

2022 年 3 月

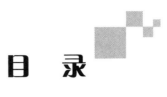

目　录

第一章　概　论

>> 第一节　发展历程

中医外治法是一套行之有效的中医治疗方法。肝胆病外治法作为其中重要的一个分支，在治疗肝胆疾病中发挥了重要作用，拥有着广阔的发展前景。其发展历程，分为以下 5 个时期。

一、萌芽期（远古至春秋）

早在距今约 50 万年以前，人们经常会因跌打损伤而致疼痛肿胀，古人有意无意地在伤处用手压迫、抚摸，发现这些动作起到了散瘀止疼的作用，这便是最早的按摩术。随着发展，火的发明也被很快应用于医疗，如人们用烧热的石块热熨局部可减轻或消除因寒湿引起的疼痛。用某些茎叶做燃料进行局部的温热刺激能治愈腹痛、腹泻等疾病，这就是最早的热熨法和灸法的来源。总之，诸如按摩、热熨等这些原始的治疗手法为抗御肝胆疾痛，起到了重要的作用，这一时期可谓外治法的萌芽期。

二、形成期（战国至三国）

1973 年底，马王堆三号汉墓出土了大量医药帛书，其中的《五十二病方》内容丰富，共载有 283 方，其中外治方 137 方。外治方法有灸、熨、熏蒸、药浴、按摩、手术以及香囊佩戴等 10 余种。战国时期著名医家扁鹊，还善于运用针灸、按摩、熨帖等方法治疗疾病。而《黄帝内经》中对肝硬化腹水进行了详细的记载。《灵枢·水胀》："腹胀，身皆大，大与肤胀等也，色苍黄，腹筋起，此其候也。"同时书中最早记载了腹腔穿刺放液术。《素问·玉机真脏论》记载了中医外治法治疗黄疸，"病名曰脾风……当此之时，可按可药可浴"，其中提到了两种外治法，按摩与药浴。医圣张仲景在运用中医外治法治疗肝病方面多有论述，如《伤寒论》中"名曰纵，刺期门"，等等。

三、发展期（晋、唐、宋、元）

在发展期，众多本草及方剂著作问世，极大促进了中医外治学的发展。晋代葛洪的《肘后备急方》着眼于临床急救，书中外治法占十分之三四。其"令爪其患者人中取醒"以治卒中的方法至今仍被群众掌握。而《针灸甲乙经》还确立了针灸治疗胁痛的原则，治疗中，大部分采用毫针治疗，补其不足，泄其有余。在经筋病变所导致的胁痛中，均采用火针治疗。唐代孙思邈的《备急千金要方》在运用中医外治法治疗肝胆病方面，多有记载，如"积聚坚满，灸脾募百壮"。其中还有对尿潴留患者以葱管作导尿器械的记录，这是世界上最早应用导尿术的记载。《丹溪心法》创了耳穴治疗肝胆疾病的先河。经络学说是中医外治法的根源，绝大部分的诊疗方法都是在此基础上加以改进。综上所述，这一时期中医外治方法得到了不断的改进与创新，应用范围进一步扩大。

四、鼎盛期（明清）

明代，外治法已经广泛应用于临床各科疾病。例如《普济方》中记载吹鼻法治黄疸；李中梓用生姜、茵陈擦拭全身配合汤药治疗阴黄。《古今医统》记载以二仙膏、四省膏等贴敷疗法治疗肝脏肿瘤。《景岳全书》中有以艾火灸治疗积聚的医案。《寿世保元》中应用药熨法以千金贴痞膏、皮硝、大蒜等药物治疗"腹中有痞者"。《本草纲目》中也有诸多外治方治疗肝胆病，比如"遍身黄疸：茵陈蒿一把同生姜一块，捣烂，于胸前四肢，日日擦之"。

清代吴尚先所著《理瀹骈文》是公认的中医外治学大成之作，在内病外治学方面进行了全面系统的阐述，故吴尚先被尊为外治之宗师，吴尚先还最早记载膏药法（四仙膏、金黄膏等）治疗黄疸，他将中医外治法推向了顶峰。

明清时期各种外治法在临床的广泛应用，已经进入了鼎盛期。

五、复兴期（新中国成立以后）

新中国成立以来，随着科学技术的发展创新，外治法也广泛应用于临床并且快速进步。一方面传承传统疗法，尹莲芳应用关氏保肝袋外敷肝区，在治疗慢性肝炎方面取得了显著疗效；李研用红花、桃仁、当归等药醋调糊状贴于章门、期门等穴位，能更好地改善慢性肝炎患者的症状和体征。另一方面结合现代科学技术，创新外治法的新器具、新剂型，例如红外线疗法、中药离子导入、超声药物透入疗法等。肝病治疗仪根据经络原理能更好地服务于肝病患者的康复工作。

总而言之，1949 年以来，肝胆病外治法随着科学技术的创新发展迸发了新的生命活力，得到了全面复兴，未来也一定会更全面、先进，更好地治疗患者。

》》 第二节　常用外治法

一、药物法

1. 贴敷疗法

贴敷疗法是指将制作成泥、汁、糊、膏等不同剂型的药物贴敷于人体体表患处、穴位等，通过经络传导、皮肤黏膜吸收作用治疗肝胆疾病的方法。譬如《理瀹骈文》曾载应用茵陈、丁香等煎汤以汁，治疗阴黄，汗出愈，病愈止。操作要点如下：

（1）辨病选药：按照不同年龄、体质和病情选取不同药物的不同剂型，以适量剂量及时间进行个体化治疗。

（2）贴敷部位：可按脏腑经络辨证取穴，或按就近病变部位，取适当体位，固定贴敷。

2. 敷脐疗法

敷脐疗法是指将药物填于脐中的一种治疗方法。因脐特殊的组织结构、血循环特点，药物易渗透入血至肝，从而发挥药物疗效。该法用药少，简便，效速。其中填脐、贴脐、填贴混合均有。譬如《理瀹骈文》曾载以药汁涂脐部，后以药渣熨之，治疗黄疸中阳黄、急黄等。操作要点如下：

（1）辨病选药：依据不同病情个体化选择一定药物剂型。

（2）填药：药物研末、水醋酒等调糊、成膏、或捣烂如泥成饼状，填于脐中后固定。

（3）布膏：将成品布膏直接贴脐固定。

3. 中药灌肠疗法

中药灌肠疗法是指将药物从肛门灌入，肠道吸收以治疗疾病的方法。其法药物吸收快、效速，可缓解各种病因所致的黄疸、肝硬化腹水、肝性脑病等肝胆病。操作要点如下：

（1）保留灌肠法。

① 体位：侧卧臀高位。

② 灌肠：将排空空气涂抹润滑油的肛管头缓插肛门内 10~15cm 左右，缓慢灌肠停顿后退出，嘱患者药液停留 30 分钟左右。

③ 用法：成人 200~300mL，儿童减量，1~2 次/天，7~10 天为一疗程。

（2）直肠滴入法：将装有药物的输液瓶接导尿管，插入肛门打开输液器开关，使药物缓慢进入直肠后缓慢退管。

4. 穴位注射疗法

穴位注射疗法是指在中医理论指导下以脏腑经络为基础将药物注入人体穴位内，针药结合治疗疾病的方法。操作要点如下：

（1）操作：辨证选穴，消毒，进针后取得针感，回抽无血后缓注药物，急性病、体质强者则以强刺激为主。

（2）用量：头面表浅部位为 0.1~0.5mL，四肢肌肉丰厚处 2~15mL，10 次/疗程，1~3 天注射一次，每个疗程间隔 1 周，依据机体反应性进行剂量加减变化。

5. 足浴疗法

足浴疗法是指将足部药浴与按摩相结合以达到调阴阳、和表里、理气血等效用的治疗疾病的方法。足为人体"第二心脏"，为阴阳经之交合终点，与五脏六腑密切相关，故其法简便、安全、有效。操作要点如下：

（1）药浴：辨病选药以成汤剂，温度 50℃左右，足部浸泡 30 分钟。

（2）按摩：视具体病情配合一定手法，按摩相应足部穴位后叩击拍打足部，以促进血液循环。

6. 中药离子导入法

中药离子导入法是指将现代电子设备和药物结合，利用电流下的电离子导向作用，使药物进入人体，发挥药效。其具有良好的抗病毒及纤维化作用，提高免疫能力。操作要点如下：

（1）贴敷药物：具有正负电性的药物分别置于正负电极板上固定，电压 0 位，接通电源后，适度调节电流量，局部电流不超过 40mA，全身不超 60mA，面部表浅部位不超过 5mA，时间 20 分钟，儿童减量。

（2）注意事项：操作中时刻观察患者，谨防过敏反应，防止电灼伤，关闭电源，观察患处，避免搔抓。

7. 吹鼻疗法

吹鼻疗法是将药物研为极细末，用小管吹入鼻内，经鼻黏膜吸收而治疗疾病的一种方法。晋代葛洪《肘后备急方》中记载："比岁又有虏黄病，初唯觉四体沉沉不快，须臾见眼中黄，渐至面黄及举身皆黄，急令溺白纸。纸即如檗染者，此热毒已入内，急治之。若初觉，便作瓜蒂赤豆散，吹鼻中，鼻中黄汁出数升者，多瘥。"此法可治疗黄疸。操作要点如下：

（1）取甜瓜蒂，研细粉，于晨起空腹时每隔 20~30 分钟从两鼻孔各吹入 0.02~0.03g，20~28 天为一疗程。

（2）用药前保持鼻腔清洁，剂量适宜；吹药时，令患者口含水或暂时屏气，以防药物误入气道；若吹鼻后鼻部感到严重不适应，则需停止应用。

8. 脐火疗法

脐是机体经脉的特殊部位，为任脉神阙穴所在部位，又为冲脉经过部位，内连五脏六腑，外合筋骨皮毛，故有"脐为五脏六腑之体，元气归藏之根，乃先天之命蒂、后天之气会"之说。脐火疗法是脐疗与火疗相结合的方法，脐、火、药、蜡四者协同，达到祛湿退黄、健运脾胃之功效。操作要点如下：

（1）将粉碎的中药调和成药饼，敷于脐部神阙穴上，药饼上放置制作好的蜡筒，点燃蜡筒，通过火的温热作用增强药物的吸收及对腧穴的刺激。

（2）治疗时嘱患者保持稳定体位，避免烫伤，注意询问患者温度是否适宜，若感觉灼痛，应及时去掉，待患者感觉可耐受时再继续进行。

9. 中药渍渍疗法

中药渍渍疗法将中药煎熬成汤汁，浸泡或湿敷发病部位，以治病祛邪，此法又称湿敷法。不但可以治疗所渍部位的病变，而且还可通过经络起到"内属脏腑，外络肢节，沟通表里，贯穿上下的作用"。此疗法用于肝炎、肝硬化、腹水等肝胆疾病的治疗有明显疗效。操作要点如下：

（1）操作时注意室内温度适宜，患者取稳定合适体位，以防出现烫伤或药物脱落污染衣物或床单，烫伤后用生理盐水冲洗并外敷清热解毒药物，给伤口换药，如果患者皮肤出现过敏，应立即停药，并予抗过敏处理。

（2）准确掌握药物剂量，及时观察患者的皮肤情况及病情变化，若患者有不适情况，及时采取对症措施。

10. 中药熏蒸疗法

中药熏蒸疗法又被称为中药熏洗疗法、中药汽浴疗法、中药雾化透皮疗法等，是在中医基础理论的指导下，选择合适的药物配伍组方，用组方药物煎煮后所产生的蒸汽熏蒸机体，达到治疗目的。中药熏蒸疗法操作简单，疗效确切，不良反应小，适应证广，可用于治疗各型肝炎引起的黄疸。操作要点如下：

（1）中药捣烂用纱布密封，置于熏蒸机内，嘱患者躺于其中，每次熏蒸30分钟，年老体弱者熏蒸时应注意观察，如有不适及时停止。

（2）严格消毒，一人一消毒，避免交叉感染。

11. 发泡疗法

发泡疗法，又称发泡灸、天灸，是采用对皮肤有刺激性的药物贴敷于穴位或患处，使其局部皮肤自然充血、潮红或起泡的治疗方法。发泡疗法既具有穴位刺激作用，又可通过特定药物在特定部位的吸收发挥明显的药理作用，发泡疗法常用方法有蒜泥灸、斑蝥灸、白芥子灸、天南星灸。在贴敷后有刺感时说明效果产生，发出水泡后，症状可逐渐减轻以至消失。发泡疗法可用于治疗病毒性肝炎、黄疸。操作要点如下：

摆好体位，找准穴位，消毒后将制好的药饼置于选定穴位，盖上塑料、纱布，以胶布固定，夏天2~5小时发泡，冬天需4~8小时发泡。发泡过程中，避免碰破，使其自然吸收，水泡较大者，可在无菌抽吸后，用无菌敷料覆盖固定，直到干燥愈合即可。

二、非药物外治法

1. 针刺疗法

针刺疗法是以中医理论为指导，运用针刺防治疾病的一种方法。操作要点如下：

（1）进针法：进行针刺操作时，一般是双手协同，右手持针操作，主要是以拇、食、中三指夹持针柄，其状如持毛笔，左手手指按压所刺部位或辅助固定针身。

① 夹持进针法：用左手拇、食二指持捏消毒干棉球，夹住针身下端，将针尖固定在所刺腧穴的皮肤表面位置，右手捻动针柄，将针刺入腧穴。此法适用于长针的进针。

② 舒张进针法：用左手拇、食二指将所刺腧穴部皮肤向两侧撑开，右手持针，刺入。此法主要用于皮肤松弛部位腧穴。

③ 提捏进针法：用左手拇、食二指将针刺腧穴部位的皮肤提起，右手从提起的上端将针刺入。此法主要用于印堂穴等皮肉浅薄部位。

（2）留针法：用毫针刺入腧穴施行手法后，将针留置于内的操作。留针的目的是为加强针刺的作用和便于继续行针施术，一般留针 15~30 分钟；在临床实践中，留针的时间长短可根据患者病情具体而定。

（3）出针法：行针刺法或留针后用左手持无菌干棉球轻按于针刺部位，右手持针做轻微捻转，随势缓慢将针提至皮下，将针起出的手法。出针后观察针孔有无出血，询问患者有无不适，检查针数以防遗漏。

2. 艾灸疗法

艾灸疗法即用艾绒制成的艾炷点燃后，在腧穴位上进行烧灼、温熨，达到防治疾病的一种方法。操作要点如下：

（1）直接灸：将艾炷直接放在皮肤上施灸的方法。如施灸时需将皮肤烧伤化脓，愈后留有瘢痕者，称为瘢痕灸。如不需要即称为无瘢痕灸。

① 瘢痕灸：在所灸腧穴部位涂以少量的大蒜汁，将大小适宜的艾炷置于腧穴上施灸的方法。艾炷燃尽，除去灰烬后再灸，按规定数灸完为止。施灸时若火烧灼皮肤产生剧痛，可用手在施灸穴位周围轻轻拍打，以缓解疼痛。在正常情况下，灸后 1 周左右，施灸部位化脓形成灸疮，5~6 周灸疮自行痊愈，结痂脱落后而留下瘢痕。

② 无瘢痕灸：在所灸腧穴部位涂以少量的凡士林，将大小适宜的艾炷置于腧穴上施灸的方法。当艾炷燃剩 1/3 而患者感到微有灼痛时，即可易炷再灸，按规定数灸完为止。一般灸至局部皮肤红晕而不起泡为度。

（2）间接灸：用药物将艾炷与施灸部位的皮肤隔开进行施灸的方法。

① 隔姜灸：用切成直径为 2~3cm、厚 0.2~0.3cm 鲜姜薄片，中间以针刺数孔，放于应灸的腧穴部位，艾炷置于其上施灸的方法。当艾炷燃尽，再易炷施灸。灸完所规定的壮数，以皮肤红晕而不起泡为度。

② 隔盐灸：用纯净的食盐填敷于脐部，或于盐上再置一薄姜片施灸的方法。

③ 隔药物灸：用研成粉末的药物，调和做成直径约3cm、厚约0.8cm的药饼，中间以针刺数孔，放在应灸腧穴或患处，上面再放艾炷的施灸方法。

（3）艾条灸：将用纸包裹卷成长圆筒状的艾绒点燃施灸的方法。

① 温和灸：施灸时对准应灸的部位，距皮肤2~3cm，进行熏灸。熏灸以使患者局部有温热感而无灼痛为宜，一般每处灸5~7分钟，至皮肤红晕为度。

② 雀啄灸：施灸时在施灸部位像鸟雀啄食一样，一上一下活动地施灸。

3. 耳穴压豆疗法

耳穴压豆疗法是用胶布将王不留行籽或其他药豆准确地粘贴在耳穴上，给予适度的揉、按、捏、压，使其产生酸、麻、胀、痛等刺激反应，治疗疾病的一种方法。操作要点如下：

（1）选取生王不留行籽或生白芥子、生莱菔子、六神丸等颗粒状药物，装瓶备用。

（2）将胶布剪成0.5cm×0.5cm的小方块，选择好穴位，进行耳穴探查，找出阳性反应点，用酒精棉球轻擦消毒。

（3）左手手指托持耳郭，右手用镊子夹取割好的方块胶布，粘好准备好的药豆，对准穴位紧贴压其上，并轻轻揉按1~2分钟。每次贴压4~5穴为宜，每日按压3~5次。

4. 推拿按摩疗法

推拿按摩疗法是通过许多不同形式的操作方法刺激人体的经络穴位或特定部位达到治疗效果的方法。此法适用于肝炎、肝硬化引起的腹胀等。操作要点如下：

（1）摩法：用手的掌部和指腹在患部慢慢做往返直线抚摸，作用部位较浅，动作应轻巧灵活。

（2）按法：用掌心或掌根或双手重叠在一起有节奏地一起一落按压患部适当部位，注意用力要均匀适当。

（3）拿法：用手把适当部位的皮肤稍微用力拿起来，适用于肌肉丰满处或肩、肘关节部位。

（4）擦法：用手掌、大小鱼际、掌根或小指腹在皮肤上摩擦。使用上臂带动手掌，力量大而均匀，动作要连贯，使局部皮肤有灼热感。

（5）揉法：用拇指和四指相对方向揉动，手指不能离开皮肤，使该处的皮下组织随手指的揉动而滑动。

（6）搓法：两手掌相对置于患部，用力做上下和前后的搓动，动作宜协调轻快，双手用力要均匀、连贯反复交替地揉动。操作时动作宜加速灵活。

（7）屈伸：一手握住患者肢体远端，另一手固定其关节部，顺着关节缓慢地做屈伸活动。屈伸幅度应根据病情而定，先小后大，逐步恢复平常活动度。

5. 穴位埋线疗法

穴位埋线，是指将可吸收性外科缝线置入穴位内，用线体对穴位的持续刺激作用，激发经气，防治疾病的方法。操作要点如下：

（1）套管针埋线法：局部皮肤消毒后，取适当长度的可吸收性外科缝线，放入套管针的前端，后针接芯，用一手拇指和食指固定穴位，另一只手持针刺入穴位，达到所需的深度，当出现针感后，边推针芯边退针管，将线埋植在穴位的肌层或皮下组织。拔针后用无菌干棉球按压针孔片刻。

（2）埋线针埋线法：局部皮肤消毒后，施行浸润麻醉，一手取适当长度的可吸收性外科缝线，一手持针埋线，套在埋线针尖后的缺口上，两端用血管钳夹住，针尖缺口向下以 15°~45° 角刺入皮下，持续进针直至线头完全没入穴位皮下，再适当进针后把针退出，用无菌棉球按压，再用无菌敷料包扎，保护创口 3~5 天。

（3）医用缝合针埋线法：在穴位两侧 1~2cm 处，皮肤消毒，局部麻醉。一手用持针器夹住穿有可吸收性外科缝线的皮肤缝合针，另一手捏起两局麻点之间的皮肤，将针从一侧局麻点刺入，穿过肌层和皮下组织，从前侧局麻点穿出，紧贴皮肤剪断线头，放松皮肤，轻柔局部，使线完全进入皮下，用无菌棉球按压，并用无菌敷料包扎，保护创口 3~5 天。

6. 红外线疗法

红外线疗法是利用红外线照射人体来治疗疾病的方法，主要用于治疗肝癌、胆囊结石、胆囊炎等引起的疼痛。操作要点如下：

（1）治疗方法有全身及局部两种。治疗部的创面应先行清洁处理。

（2）照射灯距一般为 20~60cm，以患者有舒适之热感为度。

（3）应用四肢或躯干电光浴时，光浴器两端应用毛毯或被单盖好。

（4）随时询问患者感觉，观察局部反应。

（5）全身光浴后，嘱患者休息10~15分钟，再离开治疗室。

（6）每次治疗15~30分钟，1次/天，10~20次为一疗程。

（7）某些疾病治疗时，局部可加针刺或涂适当药液。

（8）感染性疾病、进行性消耗性疾病、有知觉障碍的部位、可能会引起内出血的疾病需禁用。

（9）老人、乳幼儿、体力消耗殆尽的人、对热耐力很低的人等，都应减少时间。

>> 第三节　外治法的作用机制

一、经络传导

经络是人体组织结构的重要组成部分，是人体联络脏腑、沟通内外、贯穿上下的通路。用药物贴敷有关穴位，既有穴位刺激作用又可通过经络传导而起到运行气血、抗御病邪、调和阴阳盛衰等作用以治疗疾病。如：治疗胃下垂、子宫脱垂，可用蓖麻子、五倍子贴敷于百会穴；治疗肝炎，可用黄柏、大黄、栀子各等份，研成细末，用蜂蜜调和成糊状贴敷于期门穴；治疗麦粒肿，可用生地、南星贴敷于太阳穴。

二、皮肤透入

中药可通过敷、贴、涂、搽、扑、熏、洗、浴等方式进行皮肤给药。皮肤分为表皮层、真皮层、皮下组织层，其中真皮层有90%是血管丰富的结缔组织。在药物中加入适量的赋形剂能透过表皮层从真皮层吸收到人体里，真皮中活跃的血液循环运转药物很快，从而提高了药物的利用度。皮肤给药可避免胃肠道酶和酸的降解作用及肝脏首过效应，也可避免药物对胃肠道与肝脏的损害。

三、黏膜吸收

黏膜下血管非常丰富，从鼻、眼、口及前后二阴给药，药物可以迅速从黏膜透入血管，进入全身血液循环。

黏膜给药可通过滴眼、舌下滴剂、含漱、喷雾、塞肛、灌肠等方式。例如口腔黏膜给药，口腔黏膜面积约 200 平方厘米，上皮平坦且薄，有利于给药系统的长期粘附，药物渗透快。药物到达黏膜，牙组织、牙周袋，起到局部治疗作用，如牙周疾病、口腔溃疡等疾病的治疗。

中医外治法具有简便、价廉、有效等特点，在疾病防治、康复等方面发挥着重要作用。已被广泛用于内、外、妇、儿、骨伤、皮肤、五官等临床各科。而且外治方药组成相对简单，有的甚至只有一味药，这非常有利于现代的实验研究。中医外治技术既需扎实的中医基础理论，更需娴熟的操作技能的特点，可更有效地提高医务人员的中医外治理论水平。

≫ 第四节　应用外治法的注意事项

一、临床操作需要规范

许多中医外治方法与时俱进、不断发展创新，甚至很多病症都需要使用多种治疗方法进行综合治疗，以达到提高疗效的目的。有鉴于此，规范中医外治方法具有急迫性和必要性。在操作前应备齐所用物品，严格的无菌操作以防止交叉感染，在保证疗效的同时，也避免给患者增添不必要的痛苦。操作完成后应注意观察患者的生命体征等情况，确定无异常情况后方可让患者离开。

针刺操作时要掌握进针的方向及进针的深浅。向患者作出解释，消除紧张情绪，若出现晕针，应立即拔针。治疗结束后如果出现拔针困难时不要强行拔针以避免断针。中药外敷疗法，应注意患者个人体质差异，皮肤过敏者禁用。敷药的摊制厚薄要均匀，太薄药力不够，效果差；太厚则浪费药物，且受热后易溢出，污染衣被。中药熏洗治疗要注意患者治疗前的一般状况，月经期、孕妇禁用坐浴。掌握好熏洗药温，避免烫伤。使用按摩导引方法时，要注意按摩部位，手法的力度要适中，防止引起患者的疼痛、不适甚至不良反应。

二、外治法的人文关怀

自古以来，中医在儒家教育的影响下，其诊疗过程渗透着对病人的关怀和尊重，中医外治法亦是如此。注重人文关怀不仅能缓和当下紧张的医患关系，更能有助于提高治疗效果。例如操作前评估病人的心理状态，操作中注意遮挡，保护患者隐私，操作后仔细交代注意事项。比如艾灸疗法过程中患者常出现不同程度的流汗，治疗结束后给予患者适量温水饮用，以保持患者体内水分含量，促进排尿，帮助机体新陈代谢。嘱咐当天艾灸治疗的患者不可用冷水冲洗局部或全身，建议隔天再洗浴。艾灸过程中也要注意治疗环境的密闭，避免患者受风。

第二章 临床应用

>> 第一节 病毒性肝炎

一、概述

病毒性肝炎（viral hepatitis）是由多种肝炎病毒引起的，以肝脏损害为主的一组全身性传染病。目前按病原学明确分类的有甲型、乙型、丙型、丁型、戊型五型肝炎病毒。各型病毒性肝炎临床表现相似，以疲乏、食欲减退、厌油、肝功能异常为主，部分病例出现黄疸。依据疾病的临床表现，病毒性肝炎可分为急性肝炎、慢性肝炎、重型肝炎（肝衰竭）、淤胆型肝炎、肝炎肝硬化。

（一）临床表现

1. 急性肝炎

起病较急，常有畏寒、发热、乏力、食欲缺乏、恶心、呕吐等急性感染症状。肝大，质偏软，ALT 显著升高。黄疸型肝炎可见皮肤巩膜黄染、尿色加深、陶土样便等。

2. 慢性肝炎

病程超过半年或发病日期不明确而有慢性肝炎症状、体征、实验室检查改变者。常有乏力、厌油、肝区不适等症状，可有肝病面容、肝掌、蜘蛛痣、胸前毛细血管扩张、肝大质偏硬、脾大等体征。根据病情轻重，实验室指标改变等综合评定轻、中、重三度。

3. 重型肝炎（肝衰竭）

主要有肝衰竭综合征表现：极度乏力、严重消化道症状（腹痛、腹胀、恶心、食欲不振、呕吐）、皮肤黏膜黄染进行性加深、尿色进行性加深、严重凝血功能障碍（皮肤黏膜出血、鼻出血、牙龈出血、消化道出血、尿道出血等），还可有低热、各种并发症相应的表现等，具体临床表现因肝衰竭的不同分类存在一定差异。

4. 淤胆型肝炎

起病类似急性黄疸型肝炎，黄疸持续时间长，症状轻，有肝内梗阻的表现。

5. 肝炎肝硬化

多有慢性肝炎病史。有乏力、腹胀、尿少、肝掌、蜘蛛痣、脾大、腹水、双下肢水肿、胃底食管下段静脉曲张和门脉高压表现。

（二）临床诊断

1. 急性肝炎

（1）急性无黄疸型肝炎：应根据流行病学史、临床症状、体征、化验及病原学检测结果综合判断，并排除其他疾病。

① 流行病学史：如密切接触史和注射史等。密切接触史是指与确诊病毒性肝炎患者（特别是急性期）同吃、同住、同生活或经常接触肝炎病毒污染物（如血液、粪便）或有性接触而未采取防护措施者。注射史是指在半年内曾接受输血、血液制品及用未经严格消毒的器具注射药物、免疫接种和针刺治疗等。

② 症状：指近期内出现的、持续几天以上但无其他原因可解释的症状，如乏力、食欲减退、恶心等。

③ 体征：指肝肿大并有压痛、肝区叩击痛，部分患者可有轻度脾肿大。

④ 化验：主要指血清 ALT 升高。

⑤ 病原学检测阳性。凡化验阳性，且流行病学史、症状和体征三项中有两项阳性或化验及体征（或化验及症状）均明显阳性，并排除其他疾病者可诊断为急性无黄疸型肝炎。

（2）急性黄疸型肝炎：凡符合急性肝炎诊断条件，血清总胆红素（TBIL）>17.1μmol/L，或尿胆红素阳性，并排除其他原因引起的黄疸，可诊断为急性黄疸型肝炎。

2. 慢性肝炎

急性肝炎病程超过半年，或原有乙型、丙型、丁型肝炎或 HBsAg 携带史，本次又因同一病原再次出现肝炎症状、体征及肝功能异常者可以诊断为慢性肝炎。发病日期不明或虽无肝炎病史，但肝组织病理学检查符合慢性肝炎，或根据症状、体征、化验及 B 超检查综合分析，亦可作出相应诊断。

3. 重型肝炎（肝衰竭）

（1）急性肝衰竭。

急性起病，2 周内出现 Ⅱ 度（按 Ⅳ 级分类法划分）及以上肝性脑病并有以下表现者：

① 极度乏力，并伴有明显厌食、腹胀、恶心、呕吐等严重消化道症状。

② 短期内黄疸进行性加深，血清总胆红素（TBIL）≥10×正常值上限（ULN）或每日上升≥17.1μmol/L。

③ 有出血倾向，凝血酶原活动度（PTA）≤40%，或国际标准化比值（INR）≥1.5，且排除其他原因。

④ 肝脏进行性缩小。

（2）亚急性肝衰竭。

起病较急，2~26 周出现以下表现者：

① 极度乏力，有明显的消化道症状。

② 黄疸迅速加深，TBiL≥10×ULN 或每日上升≥17.1μmol/L。

③ 伴或不伴肝性脑病。

④ 有出血表现，PTA≤40%（或 INR≥1.5）并排除其他原因者。

（3）慢加急性（亚急性）肝衰竭。

在慢性肝病基础上，由各种诱因引起以急性黄疸加深、凝血功能障碍为肝衰竭表现的综合征，可合并包括肝性脑病、腹水、电解质紊乱、感染、肝肾综合征、肝肺综合征等并发症，以及肝外器官功能衰竭。患者黄疸迅速加深，血清 TBIL≥10×ULN 或每日上升≥17.1μmol/L；有出血表现，PTA≤40%（或 INR≥1.5）。根据不同慢性肝病基础分为 3 型。

A 型：在慢性非肝硬化肝病基础上发生的慢加急性肝衰竭。

B 型：在代偿期肝硬化基础上发生的慢加急性肝衰竭，通常在 4 周内发生。

C 型：在失代偿期肝硬化基础上发生的慢加急性肝衰竭。

（4）慢性肝衰竭。

在肝硬化基础上，缓慢出现肝功能进行性减退和失代偿：

① 血清 TBIL 升高，TBIL≥10×ULN。

② 白蛋白（Alb）明显降低。

③ 血小板明显下降，PTA≤40%（或 INR≥1.5），并排除其他原因者。

④ 有顽固性腹水或门静脉高压等表现。

⑤ 肝性脑病。[1]

4. 淤胆型肝炎

起病类似急性黄疸型肝炎，但自觉症状常较轻，皮肤瘙痒，大便灰白，常有明显肝脏肿大，肝功能检查 TBIL 明显升高，以直接胆红素为主，凝血酶原活动度>60%或应用维生素 K 肌注后 1 周可升至 60%以上，血清胆汁酸、γ-谷氨酰转肽酶、碱性磷酸酶、胆固醇水平可明显升高，黄疸持续 3 周以上，并除外其他原因引起的肝内外梗阻性黄疸者，可诊断为急性淤胆型肝炎。在慢性肝炎基础上发生上述临床表现者，可诊断为慢性淤胆型肝炎。

5. 肝炎肝硬化

（1）肝炎肝纤维化：主要根据肝组织病理学检查结果诊断，B 超检查结果可供参考。B 超检查表现为肝实质回声增强、增粗，肝脏表面不光滑，边缘变钝，肝脏、脾脏可增大，但肝表面尚无颗粒状，肝实质尚无结节样改变。肝纤维化的血清学指标如透明质酸（HA）、Ⅲ型前胶原（PC-Ⅲ）、Ⅳ型胶原（Ⅳ-C）、层连蛋白（LN）四项指标与肝纤维化分期有一定相关性，但不能代表纤维沉积于肝组织的量。

（2）肝炎肝硬化：是慢性肝炎的发展结果，肝组织病理学表现为弥漫性肝纤维化及结节形成。二者必须同时具备，才能诊断。

① 代偿性肝硬化：指早期肝硬化，一般属 Child-Pugh A 级。虽可有轻度乏力、食欲减少或腹胀症状，但无明显肝功能衰竭表现。血清白蛋白降低，但仍不小于 35g/L，胆红素≤35μmol/L，凝血酶原活动度多大于 60%。ALT 及 AST 轻度升高，AST 可高于 ALT，γ-谷氨酰转肽酶可轻度升高。可有门脉高压症，如轻度食管静脉曲张，但无腹水、肝性脑病或上消化道出血。

② 失代偿性肝硬化：指中晚期肝硬化，一般属 Child-Pugh B、C 级。有明显肝功能异常及失代偿征象，如血清白蛋白<35g/L，A/G<1.0，明显黄疸，胆红素>35μmol/L，ALT 和 AST 升高，凝血酶原活动度<60%。患者可出现腹水、肝性脑病及门脉高压症引起的食管、胃底静脉明显曲张或破裂出血。[2]

6. 特殊人群的肝炎

（1）小儿病毒性肝炎：小儿急性肝炎多为黄疸型，以甲型肝炎为主。一般起病较急，黄疸前期较短，消化道症状和呼吸道症状较明显，早期易误诊为上呼吸道感染或消化道疾病。婴儿肝炎病情常较重，可发展为急性重型肝炎。小儿慢性肝炎以乙型和丙型多见，病情大多较轻。因小儿免疫系统发育不成熟，感染 HBV 后易形成免疫耐受状态，多无症状而成为隐性感染，或成为无症状 HBV 携带者。

（2）老年病毒性肝炎：老年急性病毒性肝炎以戊型肝炎较多见，黄疸型为主。老年慢性肝炎较急性者为多，特点是黄疸较深，持续时间较长，易发生淤胆；合并症较多；肝衰竭发生率高，预后较差。

（3）妊娠期合并肝炎：病情常较重，尤其以妊娠后期为严重。

（三）病因病机

1. 病原学

甲、乙、丙、丁、戊五型肝炎病毒是病毒性肝炎主要致病因子。

2. 传播途径

甲型：传染源为急性期和亚临床感染者，粪口途径，几乎终生免疫，可通过水源等爆发流行；戊型：与甲型相似，戊型急性淤胆型多于甲型，黄疸深，病理损害明显，戊型无终生免疫；乙型：急性、慢性病人和慢性病毒携带者，母婴传播（我国 30%），血液传播，家庭聚集性；丁型：与乙型相似，缺陷病毒，依赖乙型；丙型：传染源同乙型，最常见传播途径为输血，我国高发。

3. 发病机制

肝炎病毒（甲戊经消化道、乙丙直接）—血—肝脏—肝细胞受损—出现临床症状—乏力、消化道症状、胆汁排泄障碍（黄疸）、出血、代谢障碍（肝性脑病）、合成障碍、解毒功能障碍。

4. 病理生理

分为急性、慢性、重型肝炎、淤胆型肝炎、肝炎肝硬化。慢性：根据炎症活动度及纤维化程度分为 G1～G4 级（Grade）和 S0～S4 期（Stage），炎症活动度是炎症程度，纤维化程度是组织修复程度、保护机制，出现炎症坏死，就产生了自我保护机制。两个指标结合可以反映肝组织从炎症到组织胶原修复系统肝纤维化的过程。G 和 S 综合考量判断慢性肝炎程度。轻度：G1～G2，S0～S2，中度：G3，S1～S3，重度：G4，S2～S4。

（四）中医分型

1. 急性肝炎

（1）湿热内蕴证。

主症：① 纳呆或呕恶；② 右胁疼痛；③ 舌红，苔黄腻。

次症：① 脘腹痞满或肢体困重；② 口干口苦；③ 脉弦滑数。

辨证标准：① 具备所有主症者，即属本证；② 具备主症2项及次症2项者，即属本证。

注：具备主症及次症②者，属于热重于湿证；具备主症及次症①者，属于湿重于热证；具备全部主症及次症者，属于湿热并重。

（2）寒湿中阻证。

主症：① 纳呆或呕恶；② 腹胀喜温；③ 舌淡或胖，苔白滑。

次症：① 头身困重；② 大便溏薄；③ 脉濡缓。

辨证标准：① 具备所有主症者，即属本证；② 具备主症2项及次症2项者，即属本证。

2. 慢性肝炎

（1）湿热内结证。

主症：① 纳差食少；② 口干口苦；③ 舌红，苔黄腻。

次症：① 大便溏或黏滞不爽；② 困重乏力；③ 脉弦数或弦滑数。

辨证标准：① 具备所有主症者，即属本证；② 具备主症中的任何2项及次症2项者，即属本证。

（2）肝郁脾虚证。

主症：① 胁肋胀痛；② 腹胀或便溏；③ 舌质淡，有齿痕，苔白。

次症：① 情志抑郁；② 身倦乏力；③ 脉弦细。

辨证标准：① 具备所有主症者，即属本证；② 具备主症2项及次症2项者，即属本证。

（3）肝肾阴虚证。

主症：① 胁肋隐痛；② 腰膝酸软；③ 舌红少苔或无苔。

次症：① 五心烦热；② 失眠多梦；③ 脉细数。

辨证标准：① 具备所有主症者，即属本证；② 具备主症2项及次症2项者即属本证。

（4）瘀血阻络证。

主症：① 胁肋刺痛；② 面色晦暗；③ 舌质紫暗或有瘀斑瘀点。

次症：① 赤缕红丝或胁下痞块；② 口干但欲漱水不欲咽；③ 脉沉涩。

辨证标准：① 具备所有主症者，即属本证；② 具备主症 2 项及次症 2 项者即属本证。

（5）脾肾阳虚证。

主症：① 畏寒喜暖；② 少腹、腰膝冷痛；③ 舌质暗淡，有齿痕。

次症：① 面色无华；② 腹胀便溏；③ 脉沉细无力。

辨证标准：① 具备所有主症者，即属本证；② 具备主症 2 项及次症 2 项者，即属本证。

3. 淤胆型肝炎

（1）湿热瘀滞证。

主症：① 身目俱黄，色泽鲜明；② 口干口苦；③ 舌暗红，苔黄腻。

次症：① 皮肤瘙痒；② 尿黄；③ 脉弦数。

辨证标准：① 具备所有主症者，即属本证；② 具备主症 2 项及次症 2 项者，即属本证。

（2）寒湿瘀滞证。

主症：① 身目俱黄，色泽晦暗；② 脘痞腹胀；③ 舌暗淡，苔白腻。

次症：① 皮肤瘙痒；② 胁肋刺痛；③ 脉沉缓。

辨证标准：① 具备所有主症者，即属本证；② 具备主症 2 项及次症 2 项者，即属本证。

4. 重型肝炎

急性、亚急性重型肝炎：急性、亚急性重型肝炎是临床常见的重危证候，其病机复杂，病情演变快，病死率高。限于中医诊治缺少大样本研究和循证医学依据，故暂不制定相应的辨证标准。但是，根据多年临床经验，建议根据疾病发展中出现的不同并发症，将其分别归属于中医的"急黄""瘟黄""鼓胀""血证"等范畴。根据不同的临床证候及相关检查，将其辨证为热毒淤肝证、瘀血内阻证、阴虚血热证、脾肾阳虚证、痰闭心窍证和邪陷正脱证等证型进行辨证论治，也可针对其主要并发症，从黄疸、腹水、出血、昏迷等进行辨病辨证论治。

慢性重型肝炎：

（1）湿热蕴毒证。

主症：① 身目俱黄，小便短赤；② 脘腹胀满；③ 舌红，苔黄腻。

次症：① 极度乏力；② 大便溏或黏滞不爽；③ 脉弦滑数。

辨证标准：① 具备所有主症者，即属本证；② 具备主症中 2 项（主症①为必备症）及次症中 2 项者，即属本证。

（2）瘀热蕴毒证。

主症：① 身目俱黄，小便短赤；② 鼻齿衄血，或皮肤瘀斑；③ 舌质绛红。

次症：① 极度乏力；② 纳呆呕恶；③ 脉弦数。

辨证标准：① 具备所有主症者，即属本证；② 具备主症中 2 项（主症①为必备症）及次症中 2 项者，即属本证。

（3）阴虚瘀毒证。

主症：① 身目俱黄，色泽晦暗；② 神疲形衰；③ 舌质暗红，苔少或无苔。

次症：① 腰膝酸软；② 胁肋隐痛；③ 脉细涩。

辨证标准：① 具备所有主症，即属本证；② 具备主症 2 项（其中主症①必备）及次症 2 项者，即属本证。

（4）阳虚瘀毒证。

主症：① 身目俱黄，色泽晦暗；② 形寒肢冷；③ 舌质淡胖，有齿痕，苔白。

次症：① 极度乏力；② 腹胀纳呆；③ 脉沉迟。

辨证标准：① 具备所有主症者，即属本证；② 具备主症 2 项（其中主症① 必备）及次症 2 项者，即属本证。[3]

二、外治法

（一）急性肝炎

1. 药物外治法

（1）发泡疗法。

处方：青黛 4g、甜瓜蒂 2g、冰片 1g、茵陈末 0.5g，与紫皮大蒜 3~5 枚（或黄芥子粉 2g）。[4]

用法：黄捣如泥，放玻璃皿内，倒扣于上臂三角肌上端皮肤上（相当于肩髃穴），再用绷带固定，23 小时后取下，皮肤出现水泡，常规消毒后，将液体抽出，再涂以龙胆紫，外用纱布覆盖，胶布固定，一般 3~5 日愈合，每 3 周治疗 1 次，3 次为 1 个疗程，双臂交替使用，连续 1~2 个疗程。

适应证：急性肝炎各证型。

（2）敷脐疗法。

处方：砂仁 30g、白糖 50g、白矾 10g、青背鲫鱼 1 条（连肠杂用）。[4]

用法：砂仁研末，与诸味共捣为糊，纱布包裹，贴肚脐及至阳穴，一日一换，连续 5~7 次为 1 个疗程，2~4 个疗程即可。

适应证：急性肝炎各证型。

（3）纳鼻疗法。

处方：苦丁香、赤豆、冰糖各等份，麝香少许。

用法：分别研细末。取少许吹入鼻中（可口含水，以防药物误入气道），以流出黄水为度，隔日 1 次，70 次为一个疗程，连续 1~2 个疗程。

适应证：急性肝炎各证型。

（4）涂搽疗法。

处方：丁香 12g、茵陈 30g。[4]

用法：共煎取浓汁，擦胸前、四肢、周身，以汗出为佳，每日 1~2 次，每剂可用 2~4 次，10 日为 1 疗程，连续 1~2 个疗程。

适应证：急性肝炎各证型。

（5）穴位注射。

处方：足三里穴，岩黄连注射液 1mL。[5]

用法：用 5mL 注射器在无菌操作下抽取 1mL 岩黄连注射液，放在无菌盘内备用。患者取平卧位，一侧下肢屈膝，暴露膝关节，在外膝眼下 3 寸距胫骨前缘 2 寸处，取穴位用指甲按压，局部用 0.5% 碘伏由内向外消毒皮肤，直径不小于 5cm，注射器排尽空气后，左手拇指与食指绷紧皮肤，右手持注射器垂直对准皮肤，快速刺入皮肤约 0.5~1.5 寸，刺入穴位后上下提插得气，抽无回血后将药物缓慢推入，注完后快速拔针，用无菌干棉签按压针孔片刻，嘱患者平卧休息。每日 1 次。

适应证：急性肝炎各证型。

治则：清热利湿。

注意事项：如患者出现晕针，应立即置患者于平卧位，安慰患者消除其恐惧心理，给予氧气吸入，轻者一般不久就可好转；如不见好转，可针刺人中、少商、外关等穴位，严重时可皮下注射肾上腺素 0.3~0.5mg。

（6）熨脐疗法。

处方：茵陈、山栀、大黄、芒硝各 30g，杏仁 18g，常山、炮甲、巴豆霜各 12g，豆豉 50g。[4]

用法：煎取浓汁，用纱布或棉签蘸取药汁，涂搽脐部，再将药渣温熨脐部，每日 1~2 次，10 日为 1 个疗程。

适应证：急性肝炎各证型。

（7）药浴疗法。

处方：谷精草、茵陈、石决明、野菊花各 108g，桑枝、宣木瓜、桑叶、青皮各 135g。[4]

用法：上药用酒精提取成流浸膏加入适量香精制成 500 毫升/瓶药浴液，使水温 40~50℃，加入药浴液 1 瓶，病人在浴水中浸洗 20 分钟，头面部用浴水轻轻洗擦，洗毕拭干卧床休息 1 小时，1 日 1 次，连续 10~15 次。

适应证：急性肝炎各证型。

2. 非药物外治法

（1）激光照射疗法。

处方：足三里、期门或足三里、肝俞、胆俞。[6]

用法：使用 FH-2 型复合激光治疗仪，左右穴位隔天交替使用，每穴照 3~5 分钟，每天 1 次，20 天为一疗程，疗程间休息 5 天。共 2 个疗程。

适应证：急性肝炎各证型。

注意事项：为使病人易于接受治疗，可给酵母片、维生素 C 等作为安慰剂。

（2）针灸疗法。

处方 1：足三里、阳陵泉透阴陵泉。[7]

用法：常规操作，均采取快速进针、得气后予以强刺激手法，留针 30~40 分钟，其间行针 1~2 次。每日 1 次，不分疗程，直至痊愈。

适应证：急性肝炎黄疸型湿热内蕴证。

治则：健脾祛湿退黄。

注意事项：为使病人易于接受治疗，可给酵母片作为安慰剂。

处方 2：足三里、阴陵泉、三阴交。[6]

用法：常规操作，均采取快速进针、得气后予以强刺激手法，留针 30~40

分钟，其间行针 1~2 次。每日 1 次，不分疗程，直至痊愈。取足三里加灸 15~20 分钟。

适应证：急性肝炎无黄疸型寒湿中阻证。

治则：清肝健脾祛湿。

注意事项：为使病人易于接受治疗，可给酵母片作为安慰剂。

3. 特殊人群外治法

穴位贴敷：

处方：愈肝膏（斑蝥 20g，米炒去头、足、翅，研末，雄黄 20g 研末，猪胆汁 60g，蜂蜜 100g，麝香 2g 研末，密封保存。先将胆汁、蜂蜜文火煎沸，去渣，再入斑蝥、雄黄、麝香，搅匀后收膏）。① 双侧足三里、腹哀右；② 阳陵泉双、日月右；③ 阴陵泉右、脾俞双。[8]

用法：将愈肝膏 1g 摊在伤湿止痛膏黏性面正中（约 2cm×2cm 大小），再贴于穴位上。7~10 日一次，一次一组穴，三组穴交替使用，三次为一疗程。

适应证：小儿急性肝炎。

注意事项：穴位敷贴后，局部可有轻微烧灼感，应揭下膏药，所出的水泡可自行吸收。

（二）慢性肝炎

1. 药物外治法

（1）穴位贴敷。

① 处方 1：猪苓 10g、泽泻 10g、大黄 15g、黄柏 10g、龙胆草 20g、茵陈 10g、栀子 10g。[9]

用法：将上述药物混匀共研末，用 20g 的百部粉与 10mL 的白酒将上述药粉调成糊状。将此药糊敷贴于患者的脐部，用纱布对药糊进行覆盖，并用胶布将纱布固定牢。每天敷贴的时间为上午 8 点至 12 点，每天用药 1 次，共治疗 4 周。

适应证：慢性肝炎症见乏力、食欲减退、皮肤黄染、食后饱胀等症状者。

治则：清热燥湿、退黄利胆。

注意事项：患者若在敷药期间出现皮肤过敏、长水泡、破损等不良反应时应暂停用药，并进行相应的处理。

② 处方 2：柴胡、香附、吴茱萸、虎杖、甘遂、延胡索、细辛各等份，研成细粉，以新鲜姜汁调和制成膏状备用。穴位取日月、期门、章门。[10]

用法：在清洁皮肤后将药膏敷于穴位处的皮肤上，用医用胶布固定，敷药12小时后去掉药膏，使皮肤休息12小时，1次/天。

适应证：慢性肝炎各证型。

治则：疏肝解郁、解毒祛瘀。

注意事项：患者若在敷药期间出现皮肤过敏、长水泡、破损等不良反应时应暂停用药，并进行相应的处理。

③ 处方3：苦参、青蒿、黄芪、地鳖虫、狼毒、赤芍、乳香、菖蒲、薄荷脑各等份，研成细粉，以新鲜姜汁调和制成膏状备用。穴位取日月、期门、章门。[11]

用法：患者取仰卧位，选右季肋部位日月、期门、章门等穴位处，局部皮肤清洁并按摩擦拭1分钟至微微发红有热感，将护肝拔毒巴布膏贴上轻轻揉压3分钟。每2天贴敷1张（贴敷36小时后揭去，使皮肤休息12小时）。12周为1个疗程，共1个疗程。

适应证：慢性肝炎各证型。

治则：祛湿解毒、疏肝解郁、活血化瘀。

注意事项：患者若在敷药期间出现皮肤过敏、长水泡、破损等不良反应时应暂停用药，并进行相应的处理。

（2）穴位注射。

处方：① 猪苓多糖注射液，足三里穴。[12] ② 苦参注射液，足三里穴。[13]

用法：每穴位每次注射猪苓多糖1mL，左右侧穴位交替，疗程6个月，第一个月每两天注射一次，第二、三个月每周注射两次，第四、五、六个月每周注射一次。分双侧足三里穴位注射，每侧3mL。足三里穴在外膝眼下3寸，距胫骨前嵴1横指，按压有酸胀感，皮肤消毒，刺入穴位后患者局部酸麻胀，可有麻电感向足背放射，缓慢注入药液，每周2次。

适应证：慢性肝炎各证型。

治则：增强人体正气、驱邪外出、清利湿热、活血化瘀。

2. 非药物外治法

（1）按摩疗法。

处方：印堂、太阳、百会、风池、安眠穴、期门、章门、肝俞、胆俞、心俞等。[14]

用法：每天日间进行胸背部穴位按摩两次，达到疏肝解郁的功效；傍晚进行头部穴位按摩一次，达到镇静催眠的功效。操作中每穴位按摩 20～30 次，揉按速度 100～120 次/分。

适应证：慢性肝炎不寐者。

治则：疏肝解郁、镇静催眠。

注意事项：以局部感觉到酸胀、热感为佳。

（2）耳穴压豆。

处方：根据中医辨证结果取穴，主穴：心、神门、交感；不同证型配穴：内分泌、肝、胆、脾。[13]

用法：探针取穴后局部皮肤进行 75% 酒精消毒后待干，取带有胶布的华佗磁疗贴一颗，用镊子捏住贴在相应的穴位上，并对局部皮肤进行轻度的按压，每次按压 30 秒到 1 分钟，3～5 次/天。

适应证：慢性肝炎不寐者。

注意事项：患者感觉到局部酸胀、热、轻微疼痛感为得气。操作前一定要取得患者的配合，后期指导患者每天用指腹轻轻按压穴丸，每次选择一侧耳朵，三天后更换另一侧。

（3）刮痧疗法。

处方：督脉、膀胱经、肝经、胆经、大椎、至阳、肝俞、胆俞、脾俞、膻中、期门、中脘、阳陵泉、外丘、太冲。[15]

用法：用刮痧板和刮痧油自上而下先刮拭督脉，再刮拭足太阳膀胱经，然后为肝经、胆经，对于背部大椎、至阳、肝俞、胆俞、脾俞，胸腹部膻中、期门、中脘，下肢部阳陵泉、阴陵泉、外丘、太冲穴位重点按揉，每次以半小时左右为宜，3 天 1 次，疗程半年。

适应证：慢性肝炎症见纳差、乏力、腹胀，肝区疼痛不适者。

治则：活血化瘀、调畅气血、疏经活络、通经止痛、祛邪排毒。

（4）针灸疗法。

① 处方 1：足三里、中脘、肝俞、行间。[16]

用法：取穴，使用一次性针灸针治疗，针刺肝俞穴时，针尖向脊柱方向斜刺 0.5～0.8 寸；足三里穴直刺 1～2 寸；中脘穴直刺 1～1.5 寸；行间穴斜刺 0.5～0.8 寸。以上各穴针刺得气后，将纯净的细艾绒捏在针尾上点燃，留针 30 分钟，每日 1 次，2 周为 1 个疗程，治疗 4 个疗程，疗程间停止治疗 3 天。

适应证：慢性肝炎各证型。

治则：健脾运胃，疏调肝胆，清热化湿。

注意事项：如患者出现晕针，应立即置患者于平卧位，安慰患者消除其恐惧心理，给予氧气吸入，轻者一般不久就可好转；如不见好转，可针刺人中、少商、外关等穴位，严重时可皮下注射肾上腺素 0.3~0.5mg。

② 处方2：至阳、足三里；胆俞、太冲。[17]

用法：两组交替选用，每日1次，中度刺激。肝区疼痛加期门、阳陵泉、丘墟，每次选其中1~2穴。转氨酶高加大椎、肝俞、阳陵泉、太冲、中封，每次选其中2~3穴。各项肝功能均有变化的加肝炎穴（内踝尖上2寸）、太冲，每次选1~2穴。肝脾肿大加痞根（第一腰椎棘突下旁开3.5寸，肝脏肿大取右侧，脾脏肿大取左侧）、脾俞、肝俞，每次选其中1~2穴。

适应证：慢性乙型肝炎恢复期各证型。

治则：调整阴阳，补虚扶正，泻实祛邪，疏通经络，调和气血。

注意事项：如患者出现晕针，应立即置患者于平卧位，安慰患者消除其恐惧心理，给予氧气吸入，轻者一般不久就可好转；如不见好转，可针刺人中、少商、外关等穴位，严重时可皮下注射肾上腺素 0.3~0.5mg。

（三）重型肝炎

重型肝炎临床表现复杂多变，以肝衰竭综合征为主，同时可见多种并发症，如脑水肿、肝性脑病、肝肾综合征、肝肺综合征、出血、感染、腹水等。本小节部分内容或与本节慢性肝炎、第六节肝硬化腹水、第七节肝硬化肝性脑病、第九节肝肾综合征、第十节黄疸重合，故本小节笔者择要而述之。

1. 药物外治法

（1）中药灌肠法。

① 处方1：大黄煎剂（醋制大黄、乌梅）。[18-20]

用法：大黄煎剂应用时加温至 39~40℃，用 50mL 注射器抽取，连接 14 号肛管，润滑前端，患者取左侧卧位，抬高臀部 20cm，将肛管轻柔插入直肠 20~25cm，缓慢注入药液，使药物在肠内尽量保持 2 小时以上，2 次/日，5~7 日为 1 个灌肠疗程。

适应证：重型肝炎湿热蕴毒症。

治则：通腑清泻热毒。

注意事项：插肛管深度应在 20cm 以上，此时肛管所抵达的部位在乙状结肠中段，这样能使药液在单位时间内流入直肠的量明显减少，从而使药液易于保留。

② 处方 2：大黄 30g、芒硝 10g、枳实 10g、厚朴 10g、赤芍 30g、白芍 20g、黄连 15g。[21]

用法：上述药物浓煎成 150mL 制成灌肠液备用，应用时加温至 39~40℃，用 50mL 注射器抽取，连接 14 号肛管，润滑前端，患者取左侧卧位，抬高臀部 20cm，将肛管轻柔插入直肠 20~25cm，缓慢注入药液，使药物在肠内尽量保持 2 小时以上，2 次/日，5~7 日为 1 个灌肠疗程。

适应证：慢性重型肝炎各证型。

治则：通腑实、泻热毒、调气血、退黄疸。

注意事项：插肛管深度应在 20cm 以上，此时肛管所抵达的部位在乙状结肠中段，这样能使药液在单位时间内流入直肠的量明显减少，从而使药液易于保留。

③ 处方 3：茵陈 50g、大黄 15g、芒硝（冲）15g、枳实 10g、厚朴 10g、栀子 10g、桃仁 10g、丹皮 10g、红花 5g、赤芍 30g、蒲公英 30g、土茯苓 30g、柴胡 6g。[22]

用法：上述药物浓煎成 150mL 制成灌肠液备用，应用时加温至 39~40℃，用 50mL 注射器抽取，连接 14 号肛管，润滑前端，患者取左侧卧位，抬高臀部 20cm，将肛管轻柔插入直肠 20~25cm，缓慢注入药液，使药物在肠内尽量保持 2 小时以上，2 次/日，5~7 日为 1 个灌肠疗程。

适应证：慢性重型肝炎各证型。

治则：通腑实、泻热毒、调气血、退黄疸。

注意事项：插肛管深度应在 20cm 以上，此时肛管所抵达的部位在乙状结肠中段，这样能使药液在单位时间内流入直肠的量明显减少，从而使药液易于保留。

④ 处方 4：茵陈 15g、大黄（后下）9g、厚朴 10g、枳壳 10g、蒲公英 15g、败酱草 15g、赤芍 15g、白花蛇舌草 15g。[23]

用法：上述药物浓煎成 150mL 制成灌肠液备用，应用时加温至 39~40℃，用 50mL 注射器抽取，连接 14 号肛管，润滑前端，患者取左侧卧位，抬高臀部 20cm，将肛管轻柔插入直肠 20~25cm，缓慢注入药液，使药物在肠内尽量保持 2 小时以上，2 次/日，5~7 日为 1 个灌肠疗程。

适应证：慢性重型肝炎各证型。

治则：通腑实、泻热毒、调气血、退黄疸。

注意事项：插肛管深度应在 20cm 以上，此时肛管所抵达的部位在乙状结肠中段，这样能使药液在单位时间内流入直肠的量明显减少，从而使药液易于保留。

⑤ 处方 5：生大黄 50～100g、丹参 30g、茜草 20g。[24]

用法：应用时加温至 39～40℃，用 50mL 注射器抽取，连接 14 号肛管，润滑前端，患者取左侧卧位，抬高臀部 20cm，将肛管轻柔插入直肠 20～25cm，缓慢注入药液，使药物在肠内尽量保持 2 小时以上，2 次/日，5～7 日为 1 个灌肠疗程。

适应证：慢性重型肝炎各证型。

治则：泻热解毒、利湿退黄、止血凉血、养血祛瘀。

注意事项：插肛管深度应在 20cm 以上，此时肛管所抵达的部位在乙状结肠中段，这样能使药液在单位时间内流入直肠的量明显减少，从而使药液易于保留。

⑥ 处方 6：大黄 10～30g，茵陈 60g，赤芍、水牛角各 30～60g，丹参、郁金各 20g，枳壳 10g，金钱草、车前子各 30g，白花蛇舌草、瓜蒌各 15g。里热炽盛加黄连、黄柏、栀子、黄芩各 10g；痰湿内盛加白蔻仁、陈皮、砂仁、苍术各 12g；出血倾向加白茅根、仙鹤草各 30g，丹皮 15g，白及 10g（另予三七粉 1.5g 冲服，2 次/日）；神识昏糊，酌情选用安宫牛黄丸、紫雪丹、至宝丹，1～3 丸/日，鼻饲。生黄芪 20～60g，西洋参 6～15g（另煎兑入），山茱萸、枸杞子、女贞子、菟丝子、沙苑子、白术、白芍、香橼、佛手各 15g，当归 10g，茯苓 20g。寒湿内蕴，口淡喜睡，便溏者加附子、干姜各 6g；于前方去大黄、水牛角、瓜蒌、白花蛇舌草，本方去枸杞子、女贞子；阴虚内热；加玄参、生地各 20g，丹皮、秦艽各 15g；出血倾向属气不摄血者，西洋参用量增至 20g，前方去水牛角、赤芍，（另予三七粉 1.5g，血余炭 1.5g，2 次/日，冲服）。[25]

用法：上方浓煎取汁 100～150mL，待药温降至 37℃ 左右，应用导尿管分别于上午、晚上睡前高位保留灌肠（方一每日上午，方二每晚睡前，属慢重肝早期者，方二隔日 1 次）。保留灌肠方法：患者取左侧卧位，常规清洁肛周后，将导尿管涂上石蜡油经肛门缓缓插入直肠内 10～15cm 左右，然后缓缓灌入药液 100～150mL，保留 1～3 小时以上，同时适当翻转体位，增加药液与肠管接触范围，促进药物吸收，3 周为 1 个疗程，连续应用 2 个疗程。

适应证：慢性重型肝炎各证型。

治则：扶正祛邪：祛邪予清热利湿，通腑泻浊，并注意热毒、痰湿、瘀血的清除；扶正予益气、养阴，必要时温阳，并注意补肝体、调肝用，健脾益肾。

注意事项：插肛管深度应在 20cm 以上，此时肛管所抵达的部位在乙状结肠中段，这样能使药液在单位时间内流入直肠的量明显减少，从而使药液易于保留。

⑦ 处方 7：茵陈 60g、生大黄（后下）20g、枳实 30g、厚朴 30g、赤芍45g、虎杖 45g。[26]

用法：上方浓煎取汁 100~150mL，待药温降至 37℃ 左右，应用导尿管分别于上午、晚上睡前高位保留灌肠。保留灌肠方法：患者取左侧卧位，常规清洁肛周后，将导尿管涂上石蜡油经肛门缓缓插入直肠 10~15cm 左右，然后缓缓灌入药液 100~150mL，保留 1~3 小时以上，同时适当翻转体位，增加药液与肠管接触范围，促进药物吸收，3 周为 1 个疗程，连续应用 2 个疗程。

适应证：慢性重型肝炎各证型。

治则：清热利湿、通下化瘀。

注意事项：插肛管深度应在 20cm 以上，此时肛管所抵达的部位在乙状结肠中段，这样能使药液在单位时间内流入直肠的量明显减少，从而使药液易于保留。

（2）结肠透析。

① 处方 1：大黄 15g、石菖蒲 30g、莱菔子 15g、蒲公英 30g、牡蛎 30g、水牛角 30g。[27-29]

用法：上述药物加 8 倍量的水低温煎煮 3 次，分别为第 1 次 2 小时，第 2次 1.5 小时，第 3 次 1 小时，滤过，合并滤液，静置 48 小时，取上清液，滤过，滤液减压浓缩至 1mL 相当于 1g 生药，加入适量防腐剂，灌封灭菌备用。西班牙 HC-3000 结肠途径治疗机治疗，先用结肠灌洗液进行灌洗，液体温度经肠疗机自动控制在 38~39℃ 之间。治疗前，先行排便或用开塞露排便，肛门指诊阴性后，将专门设计的探头涂上液体石蜡润滑，缓慢将探头送入直肠10cm，再将细的注液管插入肠腔 50cm 左右。液体流速控制在 250mL/分左右，间歇灌洗治疗 60 分钟，废液自探头的外套管流出。每次灌洗结束后，用中药结肠透析液 100~200mL，从注液管中进行保留灌肠，保留 1~2 小时，疗程同结肠灌洗。每周 2 次，连续 4 周为 1 个疗程。

适应证：重型肝炎各证型。

治则：清热凉血、通腑开窍。

② 处方 2：生大黄 15g、水牛角 20g、白茅根 15g、黄连 6g、蒲公英 15g、枳实 10g。[30]

用法：上述药物加 8 倍量的水低温煎煮 3 次，分别为第 1 次 2 小时，第 2 次 1.5 小时，第 3 次 1 小时，滤过，合并滤液，静置 48 小时，取上清液，滤过，滤液减压浓缩至 1mL 相当于 1g 生药，加入适量防腐剂，灌封灭菌备用。西班牙 HC-3000 结肠途径治疗机治疗，先用结肠灌洗液进行灌洗，液体温度经肠疗机自动控制在 38~39℃之间。治疗前，先行排便或用开塞露排便，肛门指诊阴性后，将专门设计的探头涂上液体石蜡润滑，缓慢将探头送入直肠 10cm，再将细的注液管插入肠腔 50cm 左右。液体流速控制在 250mL/分左右，间歇灌洗治疗 60 分钟，废液自探头的外套管流出。每次灌洗结束后，用中药结肠透析液 100~200mL，从注液管中进行保留灌肠，保留 1~2 小时，疗程同结肠灌洗。每周 2 次，连续 4 周为 1 个疗程。

适应证：慢加急性重型肝炎毒热瘀结证。

治则：清热凉血、泻下解毒。

（3）穴位贴敷。

处方：退黄膏（药用大黄、生明矾、栀子等）、逐水膏（药用大戟、甘遂、芫花等）。[31]

用法：退黄用退黄膏，有腹水者用逐水膏，贴敷神阙穴，每日 1 次。

适应证：重型肝炎症见黄疸、腹水者。

治则：利水退黄。

注意事项：患者若在敷药期间出现皮肤过敏、长水泡、破损等不良反应时应暂停用药，并进行相应的处理。

（4）穴位注射。

处方：地塞米松，足三里。[32-33]

用法：地塞米松，足三里穴位注射（双侧交替），开始剂量为 5mg，隔日 1 次，有效病例显效后减为 3mg，隔日或每 3~4 日注射 1 次，至黄疸消退稳定后停药。注射次数最多 8 次，最少 3 次。

适应证：重型肝炎各证型。

注意事项：注射后 1 周未显效者，立即停药。

（5）中药外敷法。

处方：乳香、没药、红花、自然铜、续断。[34]

用法：中药烫疗肝区，1 次/日。

适应证：慢性重型肝炎各证型，见肝区疼痛、胀闷不适等症者。

治则：活血祛瘀，舒筋活络，消肿止痛，祛风除湿。

注意事项：患者若在敷药期间出现皮肤过敏、长水泡、破损等不良反应时应暂停用药，并进行相应的处理。

2. 非药物外治法

（1）艾灸疗法。

取穴：双侧足三里、三阴交。[33]

操作：艾灸双侧足三里、三阴交 1 次/天。

适应证：慢性重型肝炎各证型。

（2）针灸疗法。

取穴：太冲、涌泉、人中、百会、肝俞[35]

操作：选用伟力肝病治疗仪（北京伟力科贸公司生产，WLGY-801B 型电脑肝病治疗仪），选择治疗穴位，每一穴位刺激治疗 5 分钟，刺激强度为 7.5Hz，每日一次，30 天为 1 个疗程。

适应证：急性重型肝炎。

注意事项：如患者出现晕针，应立即置患者于平卧位，安慰患者消除其恐惧心理，给予氧气吸入，轻者一般不久就可好转；如不见好转，可针刺人中、少商、外关等穴位，严重时可皮下注射肾上腺素 0.3~0.5mg。

（四）淤胆型肝炎

见第十节黄疸。

（五）肝炎肝硬化

见第五节肝硬化（代偿期）、第六节肝硬化腹水、第七节肝硬化肝性脑病。

参考文献

［1］ 肝衰竭诊治指南(2018 年版)［J］.临床肝胆病杂志,2019,35(1):38-44.

［2］ 病毒性肝炎防治方案［J］.中华传染病杂志,2001(1):55-61.

［3］ 李秀惠,杨华升,李丰衣,等.病毒性肝炎中医辨证标准［J］.临床肝胆病杂志,2017,33(10):1839-1846.

［4］ 胡林芝.急性肝炎外治6法［J］.农村新技术,1997(9):67.

［5］ 刘勤华.足三里穴位注射岩黄连治疗急性乙肝的疗效观察及护理［J］.中国中医急症,2010,19(10):1822-1823.

［6］ 王志明,冯庆祥,田琦琦,等.激光光针治疗急性肝炎100例疗效观察［J］.人民军医,1988(9):44-46.

［7］ 王国华.高国巡针灸治疗急性肝炎的经验［J］.中西医结合肝病杂志,1993(4):52.

［8］ 任大昌.穴位敷贴治疗小儿病毒性肝炎［J］.四川中医,1985(6):35.

［9］ 张晓艳.用中药穴位敷贴疗法辅助治疗黄疸型慢性乙型肝炎的效果评价［J］.当代医药论丛,2018,16(22):173-175.

［10］ 李夏元.用中药穴位贴敷法治疗肝病的临床疗效观察［J］.当代医药论丛,2014,12(4):140-141.

［11］ 邹逸天,华海清,郑清兴,等.护肝拔毒巴布膏外敷联合基础疗法治疗慢性乙型肝炎50例临床研究［J］.江苏中医药,2011,43(7):32-33.

［12］ 张玲,王丽娟.猪苓多糖穴位注射配合恩替卡韦治疗慢性乙型肝炎23例疗效观察［J］.内蒙古中医药,2016,35(8):103.

［13］ 胡洁华,钱雪梅.苦参素穴位注射联合恩替卡韦治疗HBeAg阳性慢性乙型肝炎临床观察［J］.中国医药导刊,2014,16(5):821-822.

［14］ 张薇,陆佳南.耳穴埋籽联合穴位按摩治疗慢乙肝不寐的效果观察［J］.实用临床护理学电子杂志,2018(7):28-29.

［15］ 王利东.经络全息刮痧法联合干扰素治疗慢性乙肝46例［J］.中国民族民间医药,2010,19(12):189.

［16］ 肖卫敏,耿读海.温针灸配合清热解毒类中药治疗慢性乙型肝炎50例［J］.陕西中医,2010,31(1):86-87.

［17］ 黄晓菁,李永堂.针刺治疗慢性乙型肝炎恢复期50例观察［J］.实用中医药杂志,2005(3):159.

［18］ 王振常,毛德文,黄古叶,等.加用大黄煎剂灌肠治疗重型肝炎并发肝性脑病疗效观察［J］.广西中医学院学报,2006(4):7-8.

［19］ 廖树琪,毛德文.大黄煎剂保留灌肠治疗重型肝炎40例总结［J］.湖南中

医杂志,2002(4):9-10.

[20] 廖树琪,毛德文.大黄煎剂保留灌肠治疗重型肝炎 28 例[J].湖南中医杂志,2001(3):34.

[21] 孙镝.大承气汤灌肠治疗慢性重型肝炎 32 例临床观察[J].贵阳中医学院学报,2002(4):14-15.

[22] 王萍.茵陈承气汤保留灌肠参与抢救重型肝炎的护理[J].湖北中医杂志,2003(5):55-56.

[23] 龙志玲,范志刚,张光海,等.茵黄承气汤灌肠辅助治疗慢性重型肝炎 38 例临床观察[J].中国中医药科技,2005(6):405-406.

[24] 李润东,洪之友.中西医结合治疗慢性重型肝炎临床研究[J].山东中医杂志,2003(8):487-488.

[25] 那健松.中药保留灌肠治疗慢性重型肝炎疗效观察[J].辽宁中医杂志,2006(10):1284-1285.

[26] 张安娜,李利亚,马国俊,等.重肝灌肠方联合西药治疗重型肝炎 30 例[J].中医研究,2008(1):39-40.

[27] 过建春,施军平,陈群伟,等.中药结肠透析治疗慢性重型肝炎的临床研究[J].中医药学刊,2006(7):1254-1256.

[28] 石伟珍,王宇芳,过建春,等.结肠灌洗联合中药结肠透析治疗慢性重型肝炎对患者血清内毒素与肿瘤坏死因子 α 等的影响[J].医药导报,2008(8):935-937.

[29] 过建春,施军平,陈群伟,等.肠透析治疗慢性重型肝炎内毒素血症临床研究[J].医学研究杂志,2006(11):25-27.

[30] 曾岳祥,谭兰香,马新文,等.结肠灌洗透析联合中药灌肠治疗乙型肝炎相关慢加急性肝衰竭 40 例[J].湖南中医杂志,2021,37(1):41-43.

[31] 党中勤,武西芳,吴秀霞.中医多途径给药为主治疗重型肝炎 46 例分析[J].中医药学刊,2003(1):152-161.

[32] 林榕生,林明华,林应时.小剂量地塞米松穴位注射治疗重症肝炎 60 例[J].中西医结合肝病杂志,1994(4):40-41.

[33] 张敏,林玉梅,郑纪成,等.地塞米松足三里穴位注射治疗肝炎高胆红素血症临床观察[J].中西医结合肝病杂志,1999(S1):12-13.

[34] 邱华,毛德文,胡振斌,等.慢性重型肝炎中医综合治疗方案的多中心临床

研究[J].中西医结合肝病杂志,2008(5):260-262,276.

[35] 刘士敬,朱倩.中医急黄病与急性重型肝炎[J].光明中医,1999(1):14-17.

≫ 第二节　代谢相关脂肪性肝病

一、概述

代谢相关脂肪性肝病（metabolic associated fatty liver disease，MAFLD）于2020年国际专家共识声明定义为肝脂肪沉积并伴有超重/肥胖、存在2型糖尿病或合并代谢紊乱，是全球范围内常见的肝病，世界发病率超过约25%，对人们健康及社会经济造成严重负担，至今尚无药物获批用于治疗本病。因强调代谢失调是本病的关键环节，在术语上批准由代谢相关脂肪性肝病（MAFLD）取代之前的非酒精性脂肪性肝病（NAFLD）[1]。在MAFLD众多发病机制中，由经典的"二次打击"学说，逐步发展为近年来的"多重打击"学说，更有说服力。本病病理表现为肝细胞内脂质过度沉积，由遗传易感性、代谢紊乱、肠道微生态、炎性因子聚集、自噬、内质网应激等机制相互协同或叠加导致肝细胞损伤而引发MAFLD，并可逐步向肝硬化、肝癌等发展[2]。中医古籍并无MAFLD病名记载，但根据其肝区不适、两胁疼痛、腹胀临床症状可归属于"胁痛""积聚""痰浊""肝癖"等范畴。根据文献考究，"癖"与代谢性疾病联系密切，故张声生教授提出本病对应病名为"肝癖"[3]。本病多因饮食不节、劳逸失度、情志不畅、久病体虚等引起，其病位虽在肝，但其发病与多层面的代谢功能紊乱即大脑（心-神）、胃肠道（脾胃）、脂肪组织（痰浊、膏脂等）、肝脏等多个器官组织密切相关，以肝体失疏、脾失健惰，湿痰浊瘀等病理因素阻滞肝脾为关键，日久发为MAFLD。

（一）临床表现

1. 症状

早期轻度良性脂肪变性患者通常无显著症状，患者多于体检时偶然发现。中、重度患者可出现一些类似慢性肝炎的非特异性症状，包括疲乏、腹部胀满、肝区隐痛、右上腹不适或胀满感、食欲减退以及其他消化道症状。当肝内脂肪沉积过多时，可使肝被膜鼓胀、肝韧带牵拉，而引起右上腹剧烈疼痛或压痛、发热、白细胞计数增多，易被误诊为急腹症。部分 MAFLD 患者逐步发展为肝炎，更甚者或为相关肝硬化，发生肝衰竭、食道胃底静脉曲张破裂及肝细胞癌并出现相应的症状。

2. 体征

肝肿大是常见的体征，50%~75% 的患者有肝肿大，15%~25% 的患者出现脾肿大，但肥胖患者查体难以发现；少数患者可有轻度黄疸；慢性肝病体征若出现蜘蛛痣、肌肉萎缩、肝掌、黄疸、腹壁静脉曲张、脾肿大、腹水及下肢水肿等，则表明存在肝硬化；颈部周围、指关节、肘关节或其他关节的色素沉着增加，即黑棘皮病，与胰岛素抵抗相关，尤其多见于 MAFLD 患者。

3. 肝外表现

MAFLD 患者常有肝外表现，如肥胖或体质量超重、腰围增加、2 型糖尿病以及心血管疾病等相应的症状和体征。

（二）临床诊断

为更加明确 MAFLD 疾病内涵，制定简便易行的临床诊断标准，国际专家小组阐释将 NAFLD 更名为 MAFLD 的临床意义，并建议将 MAFLD 作为更合适的疾病命名，用于描述与代谢功能障碍相关（该病的关键驱动因素）的肝脏疾病。在此，国际专家组提出了一套新的更为积极的 MAFLD 的肯定性诊断标准，不再是考虑饮酒或合并其他肝脏疾病的排除性诊断，而是基于代谢功能障碍的存在，故可以诊断与酒精性肝病（ALD）、慢性乙型肝炎病毒感染（CHB）等其他肝病共存，尤其是在亚洲人群中。

根据亚太肝脏研究协会代谢相关脂肪肝诊断和管理临床实践指南[4]，MAFLD 诊断标准是基于肝脏脂肪积聚（肝细胞脂肪变性）的组织学（肝活检）、影像学及血液生物标志物证据，同时合并以下 3 项条件之一：超重/肥胖、2 型糖尿病、代谢功能障碍。规定存在至少两项代谢异常风险因素者为代谢功能障碍。脂肪肝患者如果存在代谢异常风险因素聚集诊断标准中 2 种及以上代谢异常风险因素也应作为非超重/肥胖人群 MAFLD 的诊断标准。

推荐目前广泛使用的超声作为诊断肝脂肪变的首选方法。超声诊断脂肪肝的灵敏度有限，当肝细胞脂肪变程度小于 20% 时超声的准确性降低；并且在 $BMI > 40 kg/m^2$ 的受试者中，超声的检测性能不佳。基于瞬时弹性成像的受控衰减参数或类似参数诊断肝活检组织学大于 5% 肝脂肪变的受试者工作特征曲线下面积为 0.70。CT 或 MRI 可用于诊断中度和重度肝脂肪变性。磁共振波谱可定量评估肝脂肪含量，但其价格昂贵且需要特殊的软件，临床难以推广使用。磁共振成像衍生的质子密度脂肪分数的评估效果与磁共振波谱非常接近，但更实用，可以作为临床无创评估肝脂肪变的首选方法。至今尚无证据显示血液生物标志物可能替代影像学检查诊断脂肪肝，目前仅在大型流行病学调查或特殊临床情况时才使用血液生物标志物或肝脂肪指数等评分诊断脂肪性肝病。

从临床和病理学角度出发，新的命名和定义更有助于提高 MAFLD 的确诊率，而进一步的疾病分层和亚组分析更能捕获疾病发生发展过程中肝组织学变化及其对病程的影响。一旦非侵入性检测手段能够评估疾病活动和肝纤维化程度，肝活检组织学检查就将仅用于疑难或复杂病例 MAFLD 的诊断，例如排除其他类型的肝病、捕获疾病进展的隐匿特征。肝活检病理学评分应不仅描述数量或程度，还应描述病学的位置和肝脏血管等其他组织学改变。

以下为代谢异常风险因素聚集的诊断标准：存在下面两种及以上代谢异常风险因素定义为心血管代谢异常风险和 MAFLD 风险增加：

① 腰围：亚洲人男性和女性分别大于等于 90cm 和 80cm。

② 血压：大于等于 130/85mmHg 或接受降血压药物治疗。

③ 血液甘油三酯：大于等于 1.7mmol/L 或接受降血脂药物治疗。

④ 血浆高密度脂蛋白胆固醇：男性和女性分别小于 1.0mmol/L 和 1.3mmol/L 或接受调脂药物治疗。

⑤ 糖尿病前期：空腹血糖 5.6~6.9mmol/L 或餐后 2 小时血糖 7.8~11.0mmol/L 或糖化血红蛋白为 5.7%~6.4%。

⑥ 稳态模型评估胰岛素抵抗指数不小于 2.5。

⑦ 血液超敏 C 反应蛋白：大于 2mg/L。

MAFLD 相关肝硬化的诊断标准：缺乏脂肪性肝炎典型组织学特征的肝硬化患者，应至少符合以下标准之一：既往或当前存在符合 MAFLD 诊断标准的代谢异常风险因素聚集（以上代谢异常风险因素聚集诊断标准），且至少符合以下条件之一：① 既往肝活检组织学检查证实存在 MAFLD；② 既往肝脏影像学检查提示脂肪肝。

并应注意询问既往饮酒史以评估是否并存 MAFLD 和酒精性肝病。

以下为 MAFLD 诊断标准流程图：

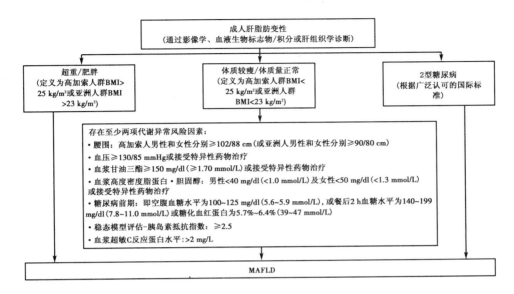

图 2.2.1 MAFLD 诊断标准流程图

（三）病因病机

随着人们生活水平的提高，生活方式和饮食结构逐步发生改变。人们多食与肥胖症密切相关的富含饱和脂肪和果糖的高热量膳食结构，以及久坐少动的生活方式、焦虑及抑郁情绪等同样是本病的危险因素，且本病与糖尿病、心血管等代谢综合征息息相关。MAFLD 发病机制复杂，近年来随着对其深入研究，相比于"一次打击"和"二次打击"学说，"多重打击"学说更具有说服力，涉及胰岛素抵抗、脂质代谢紊乱、氧化应激、肠道菌群、自噬等机制，且相互协同及叠加。

（1）"一次打击"学说的核心为胰岛素抵抗。胰岛素抵抗（insulin resistance，IR）是指机体对胰岛素的敏感性降低，不能有效地合成和利用葡萄糖，代偿性地分泌过量胰岛素进入血液，最后导致高胰岛素血症发生。IR 是 MAFLD 的独立危险要素，可能在脂肪肝发病的初期已产生损伤作用。IR 会促进机体脂肪组织降解，使大量的游离脂肪酸（free fatty acid，FFA）释放入血，导致肝细胞摄入过多脂肪酸；同时肝脏 FFA 氧化能力减弱，导致脂肪肝的生成。肝细胞大量储存脂肪酸能导致线粒体和微粒体氧化超载，加重肝脏的脂肪化。

（2）"二次打击"理论由粒体 β 氧化、氧化应激、脂质过氧化等多种因素造成，尤以氧化应激反应为主要影响因素。机体在高胰岛素血症状态下，糖的代谢和降解会更加紊乱，脂肪酸的合成也增加。这些代谢环境共同导致肝脏内脂质蓄积，损害肝细胞代谢功能，而氧化产物则作为氧化应激反应的诱发因素，进而对肝细胞形成"两次打击"，导致肝细胞发生炎症性坏死、纤维化[5]。

（3）脂肪因子紊乱。脂肪因子可以调控脂肪细胞分泌水平，主要包括脂联素（adiponectin，ADPN）、抵抗素（resistin，RES）和瘦素（leptin，LP）等。脂联素与 AdipoR2 结合后磷酸化乙酰辅酶 A 羧化酶，通过降低丙酰辅酶 A 含量来减少肝脏脂质沉积。

（4）肠道菌群失调。最近几年的研究表明，肠道菌群与 MAFLD 密切相关，目前，肠道菌群主要基于肠-肝轴的作用机制在 MAFLD 中起作用。肠道细菌在调控宿主能量代谢、参与炎症反应、参与调节胆汁酸及胆碱代谢等方面促进本病的发生、发展[6-7]。细菌壁外膜上的脂多糖（lipopolysaccharides，LPS）可通过 TRL4 作用于脂肪细胞和巨噬细胞，诱导释放多种炎症细胞因子来诱发 IR。初级胆汁酸等物质可导致肠道渗透性增加，大量细菌释放的内毒素经门静脉系统进入体循环，形成内毒素血症，后者可促使脂肪储存和 IR 发生。

（5）自噬。越来越多证据表明，在 MAFLD 发生和发展过程中，自噬功能失调，受损自噬会阻止清除过量的脂滴、受损线粒体及毒性蛋白聚集，从而导致肝内脂肪变性并促进炎症发生[8]。在 MAFLD 前期，自噬主要通过降解肝细胞内的脂滴，缓解肝脏脂肪样变；但在 MAFLD 后期，自噬被过度激活，导致肝细胞损伤进一步加重。且自噬与炎症反应有关，自噬缺陷的 MAFLD 中，炎症的负反馈机制被破坏，炎症反应加重，促进疾病的进展[9]。

（6）遗传易感因素。研究表明，基因变异会影响代谢综合征不同表型（肥胖、高脂血症、2 型糖尿病、心血管风险和 MAFLD）的发展。随着 BMI 的增加，PNPLA3、TM6SF2 和 GCKR 基因变体介导的脂肪肝风险增加[10]。

古代医家关于本病论述也颇多，根据其症状、病因病机等方面，把本病归属于"胁痛""积聚""肝积"等范畴。本病病因主要为饮食不节、劳逸失度、情志失调、久病体虚、禀赋不足。本病病位在肝，涉及脾、肾等脏腑。以脾失健运、肝失疏泄、痰浊内蕴、痰瘀互结和肾气亏虚为主要病机。肝体受损、肝用无能而失疏泄，气机不畅，使痰浊、血瘀等病理产物产生，进而发展为浊毒之邪内蕴，损害肝体，形成恶性循环；五行功能紊乱，肝气过盛，相克于脾，脾胃运化功能减弱；脾失健运，水液代谢失调，湿邪内生；肾气日久亏虚，使水不涵木，肝木失于调达，间接影响脾土运化，进而生痰，痰湿内蕴，继而生热化瘀，而致痰、热、瘀、浊、湿纠结，继而伤肝。肝脾肾之间存在如环如端的联系，共同影响水液的代谢和气血的运行，最终导致 MAFLD 的形成。随着病情演变，本病可出现虚实、气血的病机转化。脾气虚弱，脾失健运，易为饮食所伤，酿生湿热之邪，由虚转实；而湿邪内蕴，情志不畅，或劳逸失度，损伤脾胃，则由实转虚，虚中夹实。病变初起者，以气机不畅为主，疾病多在气分；随着疾病的进展，脾虚则湿浊内停；湿邪日久，郁而化热，而出现湿热内蕴；久病及肾，气化失司，痰浊不化，阻滞气机，气滞血瘀，瘀血内停，阻滞脉络，痰瘀互结于肝脏，病入血分；脾虚失运、肾失气化、肝失疏泄，多重病理因素相互搏结，最终导致本病的发生。

（四）中医分型

1. 中医辨证论治

根据非酒精性脂肪性肝病中西医结合诊疗共识意见（2017 年）[11]，本病中医分型具体可分为肝郁脾虚证、痰浊内阻证、湿热蕴结证、痰瘀互结证，详述如下。

（1）肝郁脾虚证。

主症：① 胁肋胀闷；② 抑郁不舒；③ 倦怠乏力；④ 腹痛欲泻。

次症：① 腹胀不适；② 食欲不振；③ 恶心欲吐；④ 大便不调；⑤ 时欲太息。

舌脉：舌质淡红，苔薄白或白，有齿痕，脉弦细。

证型确定：具备主症 2 项和次症 1 或 2 项，参考舌脉象和理化检查。

治则：疏肝健脾。

方药：逍遥散加减（《太平惠民和剂局方》）。

药物：醋柴胡、炒白术、薄荷、炒白芍、当归、茯苓、山楂、生姜、生甘草等。

（2）痰浊内阻证。

主症：① 体态肥胖；② 右胁不适或胀闷；③ 周身困重；④ 大便黏滞不爽。

次症：① 脘腹胀满；② 倦怠无力；③ 食欲不振；④ 头晕恶心。

舌脉：舌质淡，舌苔白腻，脉沉滑。

证型确定：具备主症 2 项和次症 1 或 2 项，参考舌脉象和理化检查。

治则：健脾益气，化痰祛湿。

方药：二陈汤加减（《太平惠民和剂局方》）。

药物：法半夏、陈皮、茯苓、泽泻、莱菔子、山楂、葛根、黄精、生白术、藿香、甘草等。

（3）湿热蕴结证。

主症：① 右胁肋部胀痛；② 周身困重；③ 脘腹胀满或疼痛；④ 大便黏腻不爽。

次症：① 身目发黄；② 小便色黄；③ 口中黏滞；④ 口干口苦。

舌脉：舌质红，舌苔黄腻，脉弦滑或濡数。

证型确定：具备主症 2 项和次症 1 或 2 项，参考舌脉象和理化检查。

治则：清热利湿。

方药：茵陈蒿汤加减（《伤寒论》）。

药物：茵陈、栀子、大黄、虎杖、厚朴、车前草、茯苓、生白术、猪苓、泽泻等。

（4）痰瘀互结证。

主症：① 胁肋刺痛或钝痛；② 胁下痞块；③ 面色晦暗；④ 形体肥胖。

次症：① 胸脘痞满；② 咯吐痰涎；③ 纳呆厌油；④ 四肢沉重。

舌脉：舌质暗红、有瘀斑，舌体胖大，边有齿痕，苔腻，脉弦滑或涩。

证型确定：具备主症 2 项和次症 1 或 2 项，参考舌脉象和理化检查。

治则：活血化瘀，祛痰散结。

方药：膈下逐瘀汤合二陈汤加减（《医林改错》《太平惠民和剂局方》）。

药物：柴胡、当归、桃仁、五灵脂、穿山甲、丹皮、赤芍、大腹皮、茯苓、生白术、陈皮、半夏、枳实等。加减：发热、身热不扬、头痛而重、口苦者，可加茵陈、黄连；潮热烦躁者，加银柴胡、地骨皮、丹皮；肝区痛甚者，可加郁金、元胡；乏力气短者，加黄芪、太子参、炒白术；食少纳呆者，加山楂、鸡内金、炒谷麦芽；口干，舌红少津者，加葛根、玄参、石斛等。

2. 中成药治疗

（1）逍遥散类：柴胡、当归、白芍、白术、茯苓、炙甘草、煨生姜、薄荷；具有疏肝解郁，健脾和营之功；用于肝郁脾虚证治疗；每次 6~9g，每日

2~3次。

（2）护肝片类：柴胡、茵陈、板蓝根、五味子、猪胆粉、绿豆；具有疏肝理气，健脾消食，降低转氨酶作用，用于肝郁脾虚证治疗；每次4片，每日3次。

（3）血脂康：主要成分红曲；具有除湿祛痰，活血化瘀，健脾消食功效；用于脾虚痰瘀阻滞证；每次2粒，每日2~3次。

（4）绞股蓝总苷片：绞股蓝总苷；能够养心健脾，益气和血，除痰化瘀，降血脂；用于气虚痰阻证；每次2~3片，每日3次。

（5）壳脂胶囊：甲壳、制何首乌、茵陈、丹参、牛膝；能够消化湿浊，活血散结、补益肝肾；用于痰湿内阻、气滞血瘀或兼有肝肾不足郁热证；每次5粒，每日3次。

（6）茵栀黄系列：主要成分茵陈提取物、栀子提取物、黄芩苷、金银花提取物等；能够清热解毒，利湿退黄，用于湿热蕴结证治疗；每次10mL，每日3次。

（7）强肝胶囊：主要成分茵陈、板蓝根、当归、白芍、丹参、郁金、黄芪、党参、泽泻、黄精等；具有清热利湿，补脾养血，益气解郁作用；用于脾虚气滞、湿热内阻证；每次3粒，每日3次。

（8）当飞利肝宁胶囊：主要成分当药、水飞蓟；具有清利湿热，益肝退黄作用；用于湿热蕴结证治疗；每次4粒，每日3次。

（9）护肝宁片：垂盆草、虎杖、丹参、灵芝；能够清热利湿，益肝化瘀，疏肝止痛，退黄，降低谷丙转氨酶；用于湿热蕴结证治疗；每次4~5片，每日3次。

（10）安络化纤丸：地黄、三七、水蛭、僵虫、地龙、白术、郁金、牛黄、瓦楞子、牡丹皮、大黄、生麦芽、鸡内金、水牛角浓缩粉等；能健脾养肝，凉血活血，软坚散结；对痰湿内蕴，气滞血瘀型的脂肪肝也有好的疗效；一次6g，一日2次。

（11）利肝隆颗粒：郁金，茵陈、板蓝根、黄芪、当归、五味子、甘草、刺五加浸膏；能够疏肝解郁，清热解毒；用于湿热蕴结证治疗；每次10g，每日3次。

（12）复方益肝灵：水飞蓟素、五仁醇浸膏；具有益肝滋肾，解毒祛湿之功；用于肝肾阴虚，湿毒未清证之转氨酶升高者；每次4片，每日3次。

（13）六味五灵片：五味子、女贞子、连翘、莪术、菥蓂菜、灵芝孢子粉；能滋肾养肝，活血解毒，用于治疗痰瘀互结证氨基转移酶升高；每次 3 片，每日 3 次。

（14）大黄蟅虫丸：主要成分大黄、土鳖虫、水蛭、虻虫、桃仁、苦杏仁、黄芩、地黄等；能够活血破瘀，通经消症瘕；用于痰瘀互结证治疗；每次 5g，每日 3 次。

（15）扶正化瘀胶囊：主要成分丹参、发酵虫草菌粉、桃仁、松花粉、绞股蓝、五味子（制）等；能够活血祛瘀，益精养肝；用于脂肪性肝纤维化属"瘀血阻络，肝肾不足"证者；每次 5 粒，每日 3 次。

（16）鳖甲煎丸：主要成分鳖甲胶、阿胶、蜂房（炒）、鼠妇虫、土鳖虫、蟅、硝石（精制）、柴胡、黄芩、半夏（制）、党参、干姜、厚朴（姜制）、桂枝、白芍（炒）、射干、桃仁、牡丹皮、大黄、凌霄花、葶苈子、石韦、瞿麦等；能够活血化瘀、软坚散结；用于痰瘀互结证治疗；每次 3g，每日 2~3 次。

二、外治法

（一）药物外治法

1. 单个外治法

（1）穴位注射。

① 处方 1：丹参注射液（2mL×10 支，每支相当于丹参原药 3g）[12]。

用法：取穴：主穴：双侧肝俞、脾俞、足三里、丰隆、三阴交；

加减：全身乏力加气海，恶心呕吐加内关，厌油腻加胆俞，轻度腹泻加上巨虚。

采用 5 号针头进针，轻度提插捻转至得气，回抽无血，缓慢注入药物 1.5mL/穴，双侧穴位交替使用。隔日治疗 1 次，7 次为 1 个疗程，两个疗程之间间隔 2 天。共治疗 6 疗程。

适应证：痰瘀互结证。

治则：脾俞、足三里、丰隆相配健脾益气、化痰降浊；肝俞、三阴交相配疏肝理气、通络活血。

注意事项：注射部位出现硬结或感染等立即停止注射。

② 处方 2：凯西莱注射液（1.5mL 或 2mL）[13]。

用法：取穴：足三里和丰隆穴（单侧 1.5mL）或足三里（双侧 2mL）。

常规消毒穴位，7 号针直刺入穴位，进针约 2/3，有针感时提插回抽无血后注入药液，此时患者有酸胀感。针刺单侧足三里和丰隆，左右侧穴间次轮换，1 周 3 次，疗程 3 个月。针刺双侧足三里，每次注射 2mL，一周 3 次，疗程 3 个月。

适应证：痰瘀互结证。

治则：健脾和胃、疏肝利胆、活血祛痰化瘀。

注意事项：注射部位出现硬结或感染等立即停止注射。

（2）穴位贴敷。

① 处方 1：消脂贴（柴胡、枳壳各 10g，白芍、丹皮、赤芍各 15g，生甘草 9g，火硝、白矾各 2g，冰片 1g）[14]。

用法：上述药物研细末，蜂蜜调糊，贴敷于肝区期门、日月穴，每日 1 剂，30 天为 1 个疗程，共治疗 3 个疗程。

适应证：肝郁脾虚证。

治则：疏肝健脾。

注意事项：对治疗药物及穴位贴过敏或者穴位贴敷区有皮肤病者禁用；部分患者可能出现局部瘙痒、红疹，可给予抗过敏药膏外用。

② 处方 2：降脂膏（石菖蒲、茵陈、丹参、吴茱萸、枳实）[15]。

用法：上述中药免煎颗粒，均匀混合，取约 0.05mL 白酒调匀，搅拌为浓稠糊状，治疗前用 75% 酒精消毒神阙穴，取适量团成药饼后置于穴位敷贴敷料的挡药环之内，后将敷料贴于患者脐部。每贴 8~10 小时后取下，每日敷脐 1 次。3 个月为 1 个疗程。

适应证：MAFLD 患者。

治则：祛湿活血，理气除痞。

注意事项：孕妇及哺乳期妇女，以及有严重皮肤过敏史不可使用。治疗期间有轻微过敏瘙痒感觉者可缩短敷贴时间。

（3）中药离子导入。

处方：大黄 8g，茵陈 30g，泽泻、垂盆草各 15g，丹参 l0g，陈皮 20g[16]。

取穴：正极选期门，负极选肝俞穴。随症取穴：肝区疼痛选中脘、关元、大横。

用法：采用 NPD-4AE 型中药离子导入仪治疗，患者平卧，在肝区前后主穴先行药物离子导入。3 个频率交替使用，以 Ⅲ 频为主，输出量根据患者耐受程度而调整，约 30 分钟，每日 1 次，3 个疗程共 30 日。

适应证：湿浊内停证。

治则：活血行气、化痰泻浊、利胆退黄。

注意事项：注意患者肝区皮肤情况，避免起泡、破损。

（4）中药外敷。

处方：芒硝外敷[17]。

用法：予芒硝 500g 装入棉布袋中平铺于中上腹然后用腹带固定，布袋潮湿或芒硝结晶后即予更换。

适应证：MAFLD 患者。

治则：清热解毒、破血行血、祛瘀消肿。

注意事项：少数患者局部出现轻度皮肤瘙痒和红疹等过敏现象，涂用抗过敏药物或暂停后可消失。

（5）中药灌肠。

处方：桑明合剂（桑叶 10g，菊花 10g，夏枯草、怀牛膝各 10g，生山楂、丹参各 15g，决明子 20g）[18]。

用法：利用 IMS-100A 型结肠途径治疗机，将凡士林润滑剂涂抹在患者肛门及探头上，注液管件插入肛门深度为 80cm 处，开机灌洗，水温控制在 37℃，时间控制在 30 分钟。肠道清洗完毕，于高位结肠处，灌注桑明合剂浓缩煎制，灌封灭菌，临用前加温至 36~37℃。然后患者左侧卧位休息 30 分钟，使药物充分吸收。每 5 天进行一次，12 次为一个疗程（共计 60 天）。

适应证：肝脾失调、湿浊淤积肝络。

治则：解郁通络、化痰行滞。

注意事项：灌肠前，应嘱患者先排便，肛管粗细合适，药量适宜；灌肠操作时，手法宜轻柔，不易过快过猛。年老体弱、严重痔疮、下消化道出血患者不宜行中药直肠滴入；肛门、直肠和结肠等手术或大便失禁的患者不宜行中药直肠滴入；不能耐受或大便泄泻严重时停用。

（6）脐火疗法。

处方：黄芪 30g、党参 30g、白术 30g、肉桂 15g、莪术 30g、吴茱萸 30g、炒薏苡仁 30g。

用法：以上各药加工为细粉，加荞面粉或玉米粉 100g，过 100 目筛加水调和成药饼，直径约 6cm，厚 1cm。药筒组成：由草纸和蜡组成，中间空心，高 7cm，直径 2.5cm。先将药饼置于脐部，再将药筒置于药饼之上，正对脐中心在上端点燃，自然燃烧，燃尽后换第 2 根，7 根为 1 次量，每日 1 次，10 日为一疗程。

适应证：脂肪肝脾肾两虚证。

治则：补益肝肾。

注意事项：少数患者局部出现轻度皮肤瘙痒和红疹等过敏现象，涂用抗过敏药物或暂停后可消失。

（7）药灸。

处方：调脂疏肝方（大黄、柴胡、泽泻、丹参、葛根、片姜黄、虎杖等）[19]。

施灸材料：药粉：配置调脂疏肝药粉 20g，加冰片 4g，共放入无菌医用玻璃器皿调匀，加入 40mL 姜汁调成糊状，微波炉加入 30s。

姜泥：1kg 生姜洗净晾干，用食品加工机制成姜泥后，纱布包裹挤出多余姜汁，所使用的生姜泥为当天所制。

面圈：取面粉约为 180g，加姜汁 80mL 制成 200g 面团，将面团制作成高约 3cm、宽约 1cm 施灸部位大小的面圈。

艾炷：将艾绒制作成梭形艾炷，每个约 2g。

其他器材：固定缚带、打火机、纱布、托盘等。

取穴：肝区。腹部：即上缘为期门，下缘为章门，左到前正中线，右侧到腋中线；背部：即上缘与第七胸椎棘突下相平，下缘与第十一胸椎棘突下相平，左侧过后正中线 2cm，右侧到腋后线。

用法：施灸方法：肝区施灸部位用 75% 酒精消毒，用消毒毛刷或手戴无菌手套，将调制好的药膏均匀涂抹在腹部或背部肝区，厚约 3mm，上面覆盖无菌纱布。面圈用缚带固定于肝区敷药部位的周围，高约 3cm，将备好的姜泥均匀铺在面圈内，厚约 2.5cm。压舌板于姜泥饼轻压 3 条均匀平行凹槽，将制成的梭形艾炷放置姜泥凹槽处，首尾相压，成叠瓦状，依次由上向下叠放，头、中、尾三处点燃，温度视患者耐受情况而定，待艾炷充分燃尽后再依前法放第二壮艾炷，共灸 3 壮。艾炷燃尽，艾灸结束后将纱布、姜泥、艾灰及药膏等全部去除，清洁局部皮肤。施灸局部均匀涂擦精油，由术者以轻柔手法按摩局部约 10 分钟。

施灸时间：每周施灸一次，共治疗 8 周。腹部和背部轮流施灸，各 4 次。

一般每次灸约 2 小时。

适应证：代谢相关性脂肪性肝病患者。

治则：疏肝理气、祛浊化湿、活血祛瘀。

注意事项：患者在过饥、过饱、过劳等情况下不适宜艾灸；治疗后要注意保暖；对药物、姜或热过敏者，可适当缩短治疗时间。

2. 联合外治法

（1）穴位注射联合贴敷。

处方：穴位注射选用维生素 B_1 注射液；贴敷选用调脂方（主要成分丹参、三棱、莪术、泽泻、冰片、茯苓、白术，打成粉末状，使用时取适量白醋调成糊状）。

取穴：穴位注射取穴两侧足三里；贴敷选用右侧章门、期门两穴[20]。

用法：每侧穴位注射 0.5mL；贴敷药物平摊在 5cm×5cm 穴位贴上，2 天换药 1 次，3 次后休息 1 天。

适应证：痰瘀互结证。

治则：调脂方外敷章门、期门健脾利湿、活血化瘀，以肝脾同治；穴位注射足三里调理中焦、疏通经络、扶正祛邪。

注意事项：注射部位出现硬结或感染等立即停止注射。对治疗药物及穴位贴过敏或者穴位贴敷区有皮肤病者禁用；部分患者可能出现局部瘙痒、红疹，可给予抗过敏药膏外用。

（2）穴位贴敷联合中药复方内服。

① 处方 1：中药复方：泽泻泄浊颗粒（泽泻 20g、陈皮 10g、莱菔子 6g、桃仁 8g、柴胡 6g、茯苓 20g、薏苡仁 30g、巴戟天 8g、丹参 8g、山楂 15g）。

贴敷药物：川芎、大黄、生半夏、冰片。贴敷取穴：肝俞穴、脾俞穴[21]。

用法：复方混合为冲剂，1 剂/天，分早晚两次，用 150mL 温开水溶化口服。贴敷等药等份打成粉，用适量水和醋调匀，均匀涂于 5cm×5cm 带圈无纺布贴。每日上午 8：00 时贴敷，每穴贴 2 小时。1 个月为一疗程。

适应证：肝郁脾虚兼血瘀证。

治则：疏利肝胆、理气健脾、祛瘀化痰。

注意事项：对治疗药物及穴位贴过敏或者穴位贴敷区有皮肤病者禁用；部分患者可能出现局部瘙痒、红疹，可给予抗过敏药膏外用。

② 处方 2：中药复方：理气疏肝汤。（水飞蓟 30g、枸杞子 20g、柴胡

25g、山楂 25g、白芍 25g、胡黄连 20g、泽泻 20g、香附 20g、延胡索 15g、炙甘草 10g）

贴敷药物：川芎 30g、半夏 25g、水飞蓟 35g。贴敷取穴：肝穴、脾俞、神厥[22]。

用法：中药复方：诸药加 8 倍水浸泡 30 分钟，煎煮 30 分钟后过滤，滤渣加 6 倍水煎煮 30 分钟，取滤液，合并滤液，煎煮至 300mL，分早、晚两次服用。

贴敷：称取药物，打粉，加枣花蜜搅拌均匀为膏，均匀涂布于无纺布贴（5cm×5cm），无气泡，色泽均匀为宜，每日上午 8 时贴穴 2 小时。

适应证：肝郁脾虚证。

治则：疏肝健脾，行气活血。

注意事项：对治疗药物及穴位贴过敏或者穴位贴敷区有皮肤病者禁用；部分患者可能出现局部瘙痒、红疹，可给予抗过敏药膏外用。

（3）中药外敷联合中药复方内服。

处方：中药复方：柴胡疏肝散合逍遥散加减（醋柴胡 10g、郁金 10g、枳实 20g、白术 15g、白芍 15g、茯苓 15g、鸡内金 10g、垂盆草 15g、生山楂 20g、丹参 20g）。

随症加减：脘腹胀满加大腹皮、莱菔子；大便溏薄加木香、白扁豆、淮山药；乏力疲倦者加党参；伴湿热者加黄芩、黄连[23]。

外敷方：草决明 20g、荷叶 10g、泽兰 15g、生大黄 6g、延胡索 10g、乳香 15g、没药 10g、白芥子 15g。

用法：内服汤药。外敷药物研成细末和匀，用白酒加水调匀布包后在微波炉中热 6 分钟后外敷于肝区，每周 2 次，每次 30 分钟。

适应证：肝郁脾虚证。

治则：疏肝健脾，祛瘀消积。

注意事项：少数患者局部出现轻度皮肤瘙痒和红疹等过敏现象，涂用抗过敏药物或暂停后可消失。

（二）非药物外治法

1. 单个外治法

（1）针刺疗法。

① 取穴 1：刺血治疗：① 足三里、阴陵泉；② 委阳、阳陵泉；③ 丰隆、

曲泉[24]。

操作：双侧共 12 个穴位，每次选取 1 组双侧共 4 个穴位施术。

手法：选用大号三棱针 2.6mm×65mm，寻找穴位周围瘀阻脉络，于最明显处刺入 2～3mm，用烧杯盛取，记录出血量，4 个穴位总计出血量 150～200mL。

刺激量：每 3 周 1 次，连续治疗 12 周，总计出血量 600～800mL。

适应证：MAFLD 患者。

治则：改善血脂、脂质代谢。

注意事项：针刺时环境清洁，严格无菌操作，避免晕针。如出现晕针即停止操作，予平卧休息，指压人中、合谷穴，口服温开水或糖水后一般 2～4 分钟缓解，如反应严重应加强生命体征的检测。

② 取穴 2：第一组：关元、中极、复溜、足三里、三阴交、合谷。第二组：脾俞、肾俞、太溪、太冲、内关[25]。

操作：针刺常规选用 28 号，1.5～2.0 寸长的毫针，快速进针，得气后行提插捻转手法，一般患者用平补平泻法，以患者能忍受为度。运针 3 分钟后，留针 30 分钟左右，中间运针 2 次。两组穴位交替使用。每天 1 次，6 天后休息 6 天，再继续治疗。

适应证：MAFLD 患者（中老年）。

治则：补肾培元固本，健脾疏肝，行气化瘀。

注意事项：针刺时环境清洁，严格无菌操作，避免晕针。如出现晕针即停止操作，予平卧休息，指压人中、合谷穴，口服温开水或糖水后一般 2～4 分钟缓解，如反应严重应加强生命体征的检测。

③ 取穴 3：肾俞、关元、太溪、三阴交、复溜、内关、足三里、合谷、丰隆、太冲[26]。

操作：穴位常规消毒，使用规格为 0.30mm×40mm 的毫针，直刺进针，肾俞、关元、复溜、内关、足三里用提插补法，太溪、三阴交、合谷、丰隆、太冲用提插泻法，每次留针 30 分钟，每周治疗 3 次。

适应证：MAFLD 患者。

治则：补肝益肾，化痰祛瘀。

注意事项：针刺时环境清洁，严格无菌操作，避免晕针。如出现晕针即停止操作，予平卧休息，指压人中、合谷穴，口服温开水或糖水后一般 2～4 分钟缓解，如反应严重应加强生命体征的检测。

④取穴4：丰隆、足三里、三阴交、阳陵泉、内关、肝俞、足三里、丰隆、关元、合谷、肾俞[11]。

穴位加减：肝郁气滞者加太冲、行间，用泻法；痰湿困脾者加公孙、商丘，用泻法；瘀血内阻者加血海、地机，用泻法；肝肾两虚者加太溪、照海、复溜，用补法。

操作：1.5寸毫针刺入，每次取12个穴位，留针30分钟，每周3次，治疗3~6个月。

适应证：MAFLD患者。

注意事项：针刺时环境清洁，严格无菌操作，避免晕针。如出现晕针即停止操作，予平卧休息，指压人中、合谷穴，口服温开水或糖水后一般2~4分钟缓解，如反应严重应加强生命体征的检测。

⑤取穴5：关元、足三里、中脘、合谷、丰隆、太冲、内关[27]。

操作：穴位常规消毒，选1.5寸毫针，关元、足三里用提插补法，中脘、合谷、太冲、丰隆、内关用提插泻法，体质壮实病变较深者多用泻法，一般患者用平补平泻法。留针30分钟，中间行针2次。每日针灸1次，10次为1个疗程，疗程间休息3~5日，再继续治疗。疗程为3个月。

适应证：MAFLD患者。

治则：健脾化浊。

注意事项：针刺时环境清洁，严格无菌操作，避免晕针。如出现晕针即停止操作，予平卧休息，指压人中、合谷穴，口服温开水或糖水后一般2~4分钟缓解，如反应严重应加强生命体征的检测。

（2）电针疗法。

①取穴1：中脘、曲池、水分、滑肉门、大横、关元、气海、丰隆、三阴交、太冲、血海[28]。

操作：患者采取仰卧位，局部皮肤常规消毒，采用0.25mm×40mm一次性不锈钢针，针刺深度15~35mm。得气后接电子针疗仪，双侧大横接电针正极，滑肉门接负极，予疏密波，频率2 Hz/100 Hz，根据患者耐受程度不同，调节电流强度（1~10mA），留针30分钟。电针治疗每周3次（隔日1次，周日休息），疗程为12周。

适应证：痰湿瘀滞。

治则：健脾化湿祛痰、疏肝理气化瘀。

注意事项：电针治疗刺激量比较大，要防止晕针，体质虚弱、精神紧张的患者尤其注意电流不宜过大；调节电流时不可以突然增强，以防止引起肌肉的强烈收缩；电针疗法时，最大的输出电流应限制在 1mA 之内，防止触电；有心脏病的患者应该避免电流回路通过心脏，尤其是安装心脏起搏器的患者禁止使用电针；在接近延髓脊髓部位时，使用电针的电流不宜过大；使用电针疗法时应注意患者的针刺耐受现象是否发生，防止机体对电针刺激耐受而使治疗效果降低；使用电针仪器时需要检查性能是否完好，应定时检修、更换电池等。孕妇应该慎用电针。

② 取穴 2：六组腧穴水穴。取穴：大肠俞、小肠俞、膀胱俞、中膂俞；脊中、悬枢、命门、腰俞；中注、四满、气穴、大赫；胃仓、肓门、志室、秩边；复溜、阴谷、照海、交信；外陵、大巨、水道、归来[29]。

操作：每次选 1 组穴位，1 次/周，共治疗 12 周。根据腧穴的不同，选择仰卧位或者俯卧位，依次选择第一组到第六组腧穴，取单侧，6 周后再取第一组到第六组腧穴的另一侧。对所选穴位常规消毒后，用 0.35mm×55mm 毫针进行针刺，进行提插捻转泻法，留针 20 分钟，然后接入电子针灸治疗仪，模式选择低频率、疏密波，随时与患者沟通，刺激程度以患者最大耐受为准，留针 20 分钟，1 次每天，1 个疗程共 60 天。

适应证：脾虚痰阻证。

治则：温阳通络。

注意事项：电针治疗刺激量比较大，要防止晕针，体质虚弱、精神紧张的患者尤其注意电流不宜过大；调节电流时不可以突然增强，以防止引起肌肉的强烈收缩；电针疗法时，最大的输出电流应限制在 1mA 之内，防止触电；有心脏病的患者应该避免电流回路通过心脏，尤其是安装心脏起搏器的患者禁止使用电针；在接近延髓脊髓部位时，使用电针的电流不宜过大；使用电针疗法时应注意患者的针刺耐受现象是否发生，防止机体对电针刺激耐受而使治疗效果降低；使用电针仪器时需要检查性能是否完好，应定时检修、更换电池等。孕妇应该慎用电针。

（3）穴位埋线。

① 取穴 1：主穴：肝俞、脾俞、足三里、中脘、天枢[30]。

辨证加减：肝郁脾虚酌加章门；湿浊内停酌加丰隆；痰瘀互结酌加膈俞；

湿热蕴结酌加阳陵泉。

操作：患者仰卧位，暴露下肢足三里、丰隆、阳陵泉，用 0.5% 碘伏在上述施术部位由中心向外环行消毒，医者左手绷紧皮肤，右手持微创埋线针快速直刺入穴内，深度为 1.5～3.0cm，进针至肌层，当患者有酸胀麻感后，推动针芯将 PGLA 线体注入穴内，退出针头，查无线头外露，外贴创可贴。其次，患者仰卧位，取穴中脘、天枢，消毒进针 1～2cm。最后，患者俯卧，取穴肝俞、脾俞、膈俞，依照上述操作方法埋线，进针时与皮肤成 45°角、向脊柱方向斜刺。7 天埋线 1 次。

适应证：MAFLD 患者。

治则：疏肝健脾、祛湿化痰、祛瘀清热。

注意事项：埋线当天不要洗澡，埋线处尽量保持清洁干燥，避免伤口感染。凝血功能差者、羊肠线过敏者，禁用。注意羊肠线不得露出皮肤。

② 取穴 2：肝俞、太冲、丰隆、足三里、三阴交双侧（左右两侧交替使用）[31]。

操作：采用 7 号一次性无菌注射器的针头做针管，用 0.30mm×42mm 的平针做针芯，制成简易埋线针。将备好的 1.5cm 长的医用可吸收外科缝线植入针管，线头与针尖齐平。患者仰卧位，暴露下肢，取穴足三里、丰隆、三阴交，用 0.5% 的碘伏在上述部位由中心向外环行消毒，然后医者左手绷紧皮肤，右手持简易埋线针快速直刺入穴内，深度约 1.5～3cm，进针至肌层，施以提插捻转手法，当患者有酸胀麻感后，推动针芯将缝线注入穴内，退出针头，查无线头外露，外贴创可贴。再取穴太冲消毒，用 2% 的利多卡因于穴位处皮内麻醉，之后如上法直刺进针埋线。最后让患者翻身俯卧，取穴肝俞，依照上述操作方法斜刺进针埋线。肝俞、太冲、丰隆、足三里，均行提插捻转泻法，三阴交补法。7 天埋线 1 次。

适应证：肝郁脾虚、痰湿内阻证。

治则：疏肝理气解郁，健脾祛湿化痰。

注意事项：埋线当天不要洗澡，埋线处尽量保持清洁干燥，避免伤口感染。凝血功能差者、羊肠线过敏者，禁用。注意羊肠线不得露出皮肤。

③ 取穴 3：膈俞、肝俞、中脘、气海、足三里、阳陵泉、丰隆[32]。

操作：穴位局部用碘伏常规消毒，4 号羊肠线剪至 0.5，1cm 两种长度备用，按穴区厚薄选取相应长度的羊肠线。膈俞、肝俞、足三里、阳陵泉、丰隆选取长 0.5cm 的羊肠线，中脘、气海选取长 1cm 的羊肠线。用无菌眼科镊（1人1镊）将羊肠线穿进 6 号一次性针头后，刺入穴位，腹部穴位直刺达肌层注入肠线；背部穴位膈俞、肝俞斜向脊柱方向；余穴垂直刺入至肌层有酸胀重之针感后注入肠线，用针芯将羊肠线推至穴内（针芯由毫针剪成平头改成），针拔出后用消毒棉签按压针孔，创口无须做任何处理，即完成 1 次操作。每周埋线 1 次，4 次为一疗程，连续治疗 2 个疗程。

适应证：肝郁脾虚兼痰瘀内结证。

治则：健脾疏肝、利湿化痰、活血化瘀。

注意事项：埋线当天不要洗澡，埋线处尽量保持清洁干燥，避免伤口感染。凝血功能差者、羊肠线过敏者，禁用。注意羊肠线不得露出皮肤。

④ 取穴 4：中脘、气海、天枢（双）、脾俞（双）[33]。

操作：将 4-0 号医用外科可吸收羊肠线剪成 1.0~1.2cm，放入盛有 75% 酒精容器中冲洗后待用。将一次性 7 号注射针的针头与佳晨牌 40mm×40mm 一次性平头针灸针套成穿刺针头样待用，用镊子将消毒好的肠线插入肌注针针头的坡面孔中，聚维酮碘常规消毒患者穴位皮肤，快速刺入以上穴位 0.5~1.2cm，用针灸针从注射针头中将肠线推入皮下即可。2 周治疗 1 次，连续 12 周。

适应证：脾虚、痰湿壅盛证。

治则：健脾行气，祛瘀化痰。

注意事项：埋线当天不要洗澡，埋线处尽量保持清洁干燥，避免伤口感染。凝血功能差者、羊肠线过敏者，禁用。注意羊肠线不得露出皮肤。

（4）耳穴疗法。

① 取穴 1：主穴为肝、胆、脾、肾及饥点；辅穴可选胃、内分泌、三焦、交感、腹等[34]。

操作：以磁珠贴压耳穴。耳穴消毒后，使用耳穴探针选择耳穴敏感点（必须精确取穴，否则疗效难以保证），将耳穴贴压材料粘贴并固定于所选耳穴上，定时给予中等强度（感觉局部有酸、麻、胀、痛为佳）按压刺激，每天按压 3~5 次，按压时间每次 5~10 分钟，每次选取 5~8 穴，3~5 天更换 1 次，两耳交替进行，进行 8 周。

适应证：MAFLD 患者。

治则：降脂。

注意事项：贴压耳穴应注意防水，以免脱落；夏天易出汗，贴压耳穴不宜过多，时间不宜过长，以防胶布潮湿或皮肤感染；耳郭皮肤有炎症或冻伤者不宜采用；对过度饥饿、疲劳、精神高度紧张、年老体弱、孕妇按压宜轻，急性疼痛性病症宜重手法强刺激，习惯性流产者慎用。

② 取穴 2：肝、脾、内分泌、三焦[35]。

操作：以王不留行籽贴压耳穴，每天早中晚 3 次给予中等强度按压刺激，以耳部微热、酸痛、胀感为度，每次按压时间为 10 分钟，3 天更换 1 次，两耳交替进行。

适应证：痰湿内阻证。

治则：调理肝脾、化痰除湿。

注意事项：贴压耳穴应注意防水，以免脱落；夏天易出汗，贴压耳穴不宜过多，时间不宜过长，以防胶布潮湿或皮肤感染；耳郭皮肤有炎症或冻伤者不宜采用；对过度饥饿、疲劳、精神高度紧张、年老体弱、孕妇按压宜轻，急性疼痛性病症宜重手法强刺激，习惯性流产者慎用。

③ 取穴 3：主穴：神门、肝、脾、胆、肾。辅穴：内分泌、胃、交感、皮质下[36]。

操作：耳穴消毒后采用王不留行籽贴压，三餐和睡前均予中等强度刺激，以患者感觉酸、胀、麻、痛为宜，每次刺激 5~10 分钟，选择单侧耳穴，每周交替 1 次。

适应证：MAFLD 患者。

治则：疏肝解郁，降脂。

注意事项：贴压耳穴应注意防水，以免脱落；夏天易出汗，贴压耳穴不宜过多，时间不宜过长，以防胶布潮湿或皮肤感染；耳郭皮肤有炎症或冻伤者不宜采用；对过度饥饿、疲劳、精神高度紧张、年老体弱、孕妇按压宜轻，急性疼痛性病症宜重手法强刺激，习惯性流产者慎用。

（5）推拿按摩。

① 取穴 1：中脘、关元、水分、天枢[37]。

操作：手法平补平泻，每日 1 次，每次 20~30 分钟，1 个疗程共 30 天。

适应证：MAFLD 患者。

治则：疏肝健脾，活血化瘀。

注意事项：腹部不宜过饱；腹部疾病较重的患者禁用；根据患者体型适当

增减按摩力度。

② 取穴 2：以中脘穴为圆心[38]。

操作：患者仰卧位，术者位于患者左侧，用拱手状双手的掌面重叠扣放在中脘穴上，使右手掌大鱼际重叠在左手拇指的背侧面，左手拇指悬空不接触腹部，通过腕关节婉转回环的绕动，使右手掌小鱼际的尺侧、小指的尺侧、小指的指面、无名指的指面、中指的指面、食指的指面，顺沿至左手食指的指面、中指的指面、无名指的指面、小指的指面、小指的尺侧、小鱼际的尺侧，直至左手掌腕部、右手掌腕部依次接触腹部，此为双掌揉法一次揉动的完整动作。而后，再顺沿至右手掌小鱼际的尺侧，周而复始地操作；并以中脘穴为圆心在腹部逆时针方向旋转揉动。揉动频率宜缓，20~30 次/分钟，治疗时间约 15 分钟。每周治疗 5 次，共 12 周。

适应证：MAFLD 患者。

注意事项：腹部不宜过饱；腹部疾病较重的患者禁用；根据患者体型适当增减按摩力度。

（6）拔罐疗法。

取穴：神阙、天枢、大横、中脘、气海、关元穴[39]。

操作：每日留罐 20 分钟，第 1 个月 1 次/2 天，后 5 个月改为 1 次/4 天。

适应证：MAFLD 患者，尤其是腹围性肥胖的患者效果最佳。

治则：健脾祛湿，化痰降浊。

注意事项：女性月经期应严格避免拔罐，除此之外饱食、饥饿、情绪激动等情况下也不宜实施。

2. 联合外治法

（1）针灸联合疗法。

取穴：关元、复溜、足三里、三阴交、合谷；肾俞、太溪、太冲、内关[40]。

操作：穴位常规消毒，选 28 号 1.5 寸毫针，关元、复溜、足三里、肾俞用提插补法，三阴交、合谷、太冲、太溪用提插泻法，体质壮实病变较深者多用泻法，脾肾虚者多用补法，一般患者用平补平泻法。留针 30 分钟，中间行针 2 次。以上穴位灸关元与肾俞，用 2 段长约 5cm 艾条点燃，放入艾条盒内，每次 15~20 分钟，至局部皮肤潮红。不能俯卧者，可以取侧位，肾俞穴得气后，取长约 4cm 的艾条 2 支点燃后，置于针柄上，行温针治疗。两组穴位交替使用。每日针灸 1 次，10 次为一疗程，疗程间休息 3~5 天，再继续治疗。

适应证：MAFLD 患者（中年和老年）。

治则：调理脾肾，培元固本。

注意事项：针灸时环境清洁，严格无菌操作，避免晕针。如出现晕针即停止操作，予平卧休息，指压人中、合谷穴，口服温开水或糖水后一般 2~4 分钟缓解，如反应严重应加强生命体征的检测；患者在过饥、过饱、过劳等情况下不适宜艾灸；治疗后要注意保暖；对药物、姜或热过敏者，可适当缩短治疗时间。

（2）针罐联合疗法。

取穴：中脘、天枢、腹结、带脉、曲池、足三里、三阴交、太冲、丰隆。辨证加减：胃热湿阻加内庭、上巨虚；脾虚湿阻加脾俞、阴陵泉；肝郁气滞加血海、期门；阴虚内热加肝俞、肾俞、关元；脾肾两虚者加关元、太溪。

拔罐：腹部以任脉、带脉、足阳明胃经、足太阴脾经、足厥阴肝经为主定罐，在四肢一些较为肥胖的部位也可局部拔罐[41]。

操作：针刺：直刺入 1 寸左右，平补平泻，以得气为度。针刺结束后，治疗组腹部拔罐，拔罐时间在 20~25 分钟。

适应证：单纯性肥胖伴发脂肪肝者。

治则：疏肝理气，健脾化痰，活血化瘀，健脾益肾。

注意事项：针刺时环境清洁，严格无菌操作，避免晕针。如出现晕针即停止操作，予平卧休息，指压人中、合谷穴，口服温开水或糖水后一般 2~4 分钟缓解，如反应严重应加强生命体征的检测；女性月经期应严格避免拔罐，除此之外饱食、饥饿、情绪激动等情况下也不宜实施。

3. 药物+非药物外治法联合

（1）穴位埋线联合中药复方。

① 处方 1：祛瘀化浊汤（泽泻、丹参、海藻、山楂、鸡内金、浙贝母各 15g，柴胡 6g，决明子 10g，郁金 12g）。方药加减：兼湿热中阻者加竹茹 15g，薏苡仁 20g；瘀血阻络者加鳖甲、炮山甲 5g，牡蛎 30g（先煎），丹参加至 30g；肝肾阴虚者加生地、黄精各 20g，何首乌 15g。

取穴：八髎穴即上髎、次髎、中髎和下髎，左右共八个穴位[42]。

用法：方药：煎水 100mL，每天 1 剂，水煎内服，早晚各 1 次，30 天为 1 个疗程，共服 3 个疗程。

埋线：嘱患者俯卧，穴位严格消毒后，将 00 号医用羊肠线剪成 1cm 等长线段备用，再使用 12 号埋线针刺入约 3cm，将羊肠线放入针管，边推针芯，边退针管，埋线完成后局部以敷料包扎。埋线治疗第 1 月每周治 1 次，以后每半月治疗 1 次，疗程 3 个月。

适应证：痰瘀互结证并他兼证。

治则：祛瘀化浊，疏肝活血，内外合治，标本兼顾。

注意事项：注射部位出现硬结或感染等立即停止注射。

② 处方 2：四生降脂汤（生黄芪 15g、生山楂 15g、生荷叶 15g、生薏米 15g、陈皮 9g、茯苓 10g、泽泻 8g、丹参 15g、虎杖 15g、白术 12g、党参 10g、白芍 10g、山药 20g、蒲公英 15g、鸡内金 15g、柴胡 6g)[43]。

取穴：穴位取天枢、大横、阴陵泉、带脉、三阴交、足三里。

用法：方药：水煎后分两次服用，每日 1 剂，共治疗 1 个月。

埋线：将针刺入皮肤并缓慢推进，出现针感后，边退针管边推送针芯，将羊肠线埋植在肌肉层，针孔处贴创可贴。10 天埋 1 次，3 次为 1 个疗程，共治疗 2 个疗程。

适应证：痰湿内盛证。

治则：健脾祛湿兼活血。

注意事项：嘱咐患者埋线当天不可洗澡。

③ 处方 3：疏肝化痰中药（茯苓 20g，柴胡、泽泻、山楂、白术及丹参各 15g，陈皮、决明子、白芍、木香及法半夏各 10g)[44]。

取穴：足三里、阳陵泉、太冲、中脘、气海、丰隆以及肝俞。

用法：方药：加水煎至 400mL，1 剂/日，分早晚两次温服。3 个月为 1 个疗程，连续治疗 2 个疗程。

埋线：将 4-0 号可吸收外科缝合线剪裁成 0.5~1cm 长，置入一次性 6 号注射针头内，常规消毒皮肤后将针头刺入穴位，使线体埋入所需深度后出针留线。根据不同穴位选择合适长度的线体：气海穴选用 1cm 线，其余诸穴选用 0.5cm 线。背部穴位刺入时针头方向为斜向脊柱，其余穴位则垂直刺入，刺入深度以患者肌层感受到酸胀感为宜。埋线每 10 天 1 次，连续治疗 6 个月。

适应证：肝郁脾虚、痰浊内阻证。

治则：疏肝健脾，化痰祛湿。

注意事项：嘱咐患者埋线当天不可洗澡。

④ 处方 4：疏肝健脾汤（白芍、虎杖、决明子、泽泻、山楂、女贞子各 30g，柴胡 15g，枳壳、茯苓、白术、郁金、当归各 10g，陈皮、甘草各 6g）[45]。

取穴：肝俞、太冲、丰隆、足三里、三阴交。

用法：方药：中药材加水浸泡 1 小时后煎煮 2 次，1 剂/日，分两次于早晚饭后服用。疗程 12 周。

埋线：常规消毒穴位，选择 0.5cm 或 1.0cm 羊肠线（由穴区厚薄决定），经 7 号一次性针头中穿入羊肠线，再刺入相应穴位，缓慢退出，将羊肠线埋入穴位内，拔针后以酒精消毒局部皮肤，每周埋线 1 次。疗程为 12 周。

适应证：肝郁脾虚证（青少年）。

治则：疏肝理气解郁，健脾祛湿化痰。

注意事项：嘱咐患者埋线当天不可洗澡。

（2）中药离子导入联合推拿。

处方：大黄 8g，茵陈 30g，泽泻、垂盆草各 15g，丹参 10g，陈皮 20g。

取穴：正极选期门穴，负极选肝腧穴。另随症取穴：肝区疼痛选中脘、关元、大横。

循经推拿：腹部循"金"形，背部循华佗夹脊穴、膀胱经、肩胛下角线[46]。

用法：药物离子导入：患者取平卧位，在肝区前后主穴行药物离子导入，约 30 分钟；循经推拿约 10 分钟，1 次/天。两组疗程均为 2 个月。

适应证：肝郁脾虚兼痰瘀。

治则：疏肝健脾，活血化瘀，行气祛痰。

注意事项：注意患者肝区皮肤情况，避免起泡、破损。

（3）耳穴疗法联合药物。

① 处方 1：肌醇烟酸脂片[47]。

取穴：肝、肺、肾、三焦、内分泌、交感等耳穴。

用法：将王不留行籽粘在 0.6cm×0.6cm 大小的胶布中央，用镊子夹住贴在所选定的耳穴，每日自行按压 4~5 次，每次按压 5~10 分钟，双侧交替进行，3~5 日交换 1 次。

适应证：痰瘀互结。

治则：降脂，活血化瘀，化湿通络。

注意事项：贴压耳穴应注意防水，以免脱落；夏天易出汗，贴压耳穴不宜过多，时间不宜过长，以防胶布潮湿或皮肤感染；耳郭皮肤有炎症或冻伤者不宜采用；对过度饥饿、疲劳、精神高度紧张、年老体弱、孕妇按压宜轻，急性疼痛性病症宜重手法强刺激，习惯性流产者慎用。

② 处方 2：益气活血降脂散（黄芪、丹参、三七、山楂、荷叶按 3：2：1：3：1 份量配制）[48]。

取穴：神门、胃、大肠、肝、胆、脾、肾、内分泌、皮质下。

用法：中药复方：按规定剂量将黄芪、丹参、三七、山楂、荷叶烘干打粉，一勺约 6g/次，早晚各一次，白水送服，连服 3 个月，共 3 个疗程。

耳穴：用王不留行籽敷贴，4 次/天，三餐及睡前各 1 次，每次敷贴单侧耳穴，每周交替敷贴 1 次，疗程 1 年。

适应证：MAFLD 患者。

治则：益气活血降脂。

注意事项：贴压耳穴应注意防水，以免脱落；夏天易出汗，贴压耳穴不宜过多，时间不宜过长，以防胶布潮湿或皮肤感染；耳郭皮肤有炎症或冻伤者不宜采用；对过度饥饿、疲劳、精神高度紧张、年老体弱、孕妇按压宜轻，急性疼痛性病症宜重手法强刺激，习惯性流产者慎用。

（4）针药结合疗法。

处方 3：基本方：茵陈 15g、炒栀子 6g、藿香 10g、炒苍术 10g、鸡矢藤 20g、薏苡仁 20g、冬瓜仁 15g、姜黄 15g、虎杖 15g[49]。

随症加减：脾虚者加五指毛桃 30~60g，白术、茯苓各 15g；肝郁者加四逆散；阳虚者去虎杖、炒栀子，加蛇床子 10g、炒杜仲 15g。

取穴：曲池、内关、合谷、阳陵泉、足三里、三阴交等。

随症取穴及手法：偏虚体质者以补法为主，偏实体质者以泻法为主；阳虚质者，需同时灸足三里穴，可指导患者自行艾灸；气虚质者补足三里，泻阳陵泉，余穴用补法；痰湿质者加泻丰隆，补足三里，余穴用泻法；湿热质者加泻阴陵泉，补三阴交，余穴用泻法；瘀血质加泻血海穴，三阴交穴先补后泻，余穴用平补平泻；气郁质者加泻太冲穴，补三阴交，余穴用泻法。

用法：中药复方 1 剂/天，水煎两次共取汁 300~400mL，分早晚 2 次饭后 1 小时温服。

针刺：每周 3 次，每次针灸共留针 30 分钟，共行针 3 次，其中进针得气后第一次行针，开始留针，15 分钟后行针 1 次，再 15 分钟后第三次行针，稍停，出针。

适应证：痰湿。

治则：疏通经络，调和气血。

注意事项：针刺时环境清洁，严格无菌操作，避免晕针。如出现晕针即停止操作，予平卧休息，指压人中、合谷穴，口服温开水或糖水后一般 2~4 分钟缓解，如反应严重应加强生命体征的检测。

（5）刺络拔罐法联合中药。

处方：清脂颗粒：白术 12g、醋柴胡 15g、泽泻 15g、赤芍 30g、山楂 15g、枳椇子 10g、三七粉 10g、甘草 6g、茯苓 12g、猪苓 10g、丹参 15g、半夏 10g、白芍 12g。

取穴：足三里穴、脾腧穴、肝腧穴[50]。

用法：中药颗粒口服，每次 100mL，早晚各 1 次。

刺络拔罐：应用三棱针对各穴位进行 2~3 次点刺，待其微出血后实施拔罐，留罐 5 分钟，每隔 1 日治疗 1 次，治疗 30 日。

适应证：中重度脂肪性肝病患者。

治则：疏肝健脾、清热化湿法。

注意事项：严格无菌操作，防止局部感染；体位须适当，局部皮肉如有皱纹、松弛、疤痕凸凹不平及体位移动等，火罐易脱落；根据不同的部位，选用大小合适的罐，应用闪火法时，棉花球的酒精不要太多，以免酒精滴下烧伤皮肤；针刺皮肤的出血的面积要等于或略大于火罐的口径，出血量须适当，以每次不超过 10mL 为宜；虚证、孕妇、血液病患者不宜；局部皮肤有创伤及溃疡者，不宜使用本疗法。

参考文献

［1］ FOUAD Y，WAKED I，BOLLIPO S，et al.What's in a name？Renaming 'NAFLD' to 'MAFLD'［J］.Liver Int.，2020，40（6）：1254-1261.

［2］ 王银银，李鹏.非酒精性脂肪性肝病发病机制的研究进展［J］.贵州医药，2022，46（2）：182-184.

［3］ 周强，陶琳，张声生.代谢相关脂肪性肝病的中医认识及辨治［J］.中华中医药杂志，2021，36（11）：6380-6384.

［4］ MOHAMMED E，SHIV K S，VINCENT W-W，et al.The Asian Pacific Association for the Study of the Liver clinical practice guidelines for the diagnosis and management of metabolic associated fatty liver disease［J］.Hepatology International，2020（14）：1511-1520.

［5］ 张丽静.HO-1/CO 通过调控 TLR4/NF-κB 修复胆汁淤积肝损伤肠屏障破坏的研究［D］.大连：大连医科大学，2017.

［6］ 刘晨晨，李稳，王凌云.肠道菌群与非酒精性脂肪性肝病关系的研究进展［J］.胃肠病学和肝病学杂志，2017，26（10）：1103-1106.

［7］ XIA Q Y，LU D，ZHANG J M，et al.Intestinal flora polymorphisms with different lesional stages in an animal model of MAFLD［J］.Zhonghua Gan Zang Bing Za Zhi，2021，29（11）：1069-1070.

［8］ GALLETREGER L，HELOU D G，QUACH C，et al.Autophagy impairment in liver CD11c+ cells promotes non-alcoholic fatty liver disease through production of IL-23.［J］.Nature Communications，2022，13（1）：1-120.

［9］ HAMMOUTTENE A，BIQUARD L，LASSELIN J，et al.A defect in endothelial autophagy occurs in patients with non-alcoholic steato hepatitis and promotes inflammation and fibrosis［J］.J Hepatol，2020，72（3）：528-538.

［10］ ROEB E.Excess Body Weight and Metabolic（Dysfunction）-Associated Fatty Liver Disease（MAFLD）［J］.Visceral Medicine，2021，37（4）：1-8.

［11］ 张声生，李军祥.非酒精性脂肪性肝病中医诊疗专家共识意见（2017）［J］.临床肝胆病杂志，2017，33（12）：2270-2274.

［12］ 胡靳乐，杨化冰.易善复联合穴位注射治疗非酒精性脂肪肝疗效观察［J］.湖北中医药大学学报，2016，18（5）：96-98.

［13］ 曾志华，曾明慧，陈康，等.穴位注射对非酒精性脂肪肝胰岛素抵抗的影响［J］.重庆医学，2012，41（33）：3481-3482，3485.

［14］ 孔莹，周兆齐.消脂贴治疗非酒精性脂肪肝 30 例［J］.陕西中医，2013，34（10）：1325-1326.

［15］ 董宏强，赵玉清，康静."降脂膏"贴脐治疗非酒精性单纯性脂肪肝的疗效观察［J］.中医临床研究，2014，6（1）：92-94.

［16］ 汪梦，刘李斌.中药离子导入治疗非酒精性脂肪肝疗效分析［J］.实用中西医结合临床，2010，10（2）：27-29.

［17］ 魏君雄,方敏凤,马冠华,等.芒硝外敷联合维生素 E 对非酒精性脂肪肝疗效及血清瘦素水平的影响观察［J］.浙江中医杂志,2020,55(7):491-492.

［18］ 袁超,孔莹,李淑芳.结肠途径治疗机配合中药保留灌肠治疗非酒精性脂肪肝 40 例疗效观察［J］.现代中医药,2017,37(1):11-13.

［19］ 荀丹丹.调脂疏肝灸治疗非酒精性脂肪肝的临床研究［D］.济南:山东中医药大学,2018.

［20］ 陈枝俏,谢燕萍,许娇,等.穴位注射联合贴敷治疗痰瘀型非酒精性脂肪肝［J］.吉林中医药,2016,36(4):419-421.

［21］ 孙晓娜,于悦,许向前,等.泽泻泄浊颗粒配合穴位贴敷治疗非酒精性脂肪肝的临床观察［J］.中医临床研究,2016,8(35):1-4.

［22］ 李晓华,郭亚南,郭德洪.理气疏肝汤联合穴位贴敷治疗非酒精性脂肪肝的疗效及对肝功能、血脂和细胞炎症因子的影响［J］.中医研究,2021,34(11):46-49.

［23］ 林智平,邓仰刚,姜凌,等.疏肝健脾法联合中药外敷治疗肝郁脾虚型非酒精性脂肪肝的临床研究［J］.中国中医药现代远程教育,2018,16(23):98-99.

［24］ 李玥,刘新燕,方金,等.刺络泻血治疗肝郁脾虚痰瘀互结型非酒精性脂肪性肝病的临床研究［J］.中华中医药杂志,2016,31(11):4871-4875.

［25］ 徐惠芬.针刺治疗非酒精性脂肪肝 32 例［J］.浙江中医药大学学报,2007(6):752-753.

［26］ 孟胜喜.针刺治疗非酒精性脂肪性肝炎疗效观察［J］.中国针灸,2009,29(8):616-618.

［27］ 钱静娟,华忠,刘霞英,等.针灸治疗非酒精性脂肪肝疗效观察与护理［J］.现代中西医结合杂志,2012,21(9):998-999.

［28］ 董灿,张彩荣,薛博瑜,等.电针结合生活方式控制治疗肥胖型非酒精性脂肪性肝病:随机对照研究［J］.中国针灸,2020,40(2):129-134.

［29］ 费亚军,费璇.水穴电针治疗非酒精性脂肪肝的疗效观察及对肝脏 CT 值的影响［J］.成都中医药大学学报,2018,41(2):56-59.

［30］ 李永丰,谢冬梅,姚立红,等.穴位微创埋线治疗非酒精性脂肪性肝病的临床研究［J］.中西医结合肝病杂志,2019,29(6):550-551,558.

［31］ 黄振,宋双临.穴位埋线治疗非酒精性脂肪肝 60 例临床观察［J］.山东中

医药大学学报,2012,36(3):211-212.

[32] 刘旭东,王薆,李益忠.穴位埋线治疗非酒精性脂肪性肝炎疗效观察[J].中国针灸,2010,30(8):637-641.

[33] 龚秀杭.穴位埋线治疗非酒精性脂肪肝的临床研究[J].实用医学杂志,2012,28(11):1902-1904.

[34] 张年,刘继洪,鄢准兵.耳穴贴压联合生活方式干预对非酒精性脂肪肝的疗效[J].广东医学,2012,33(14):2179-2181.

[35] 王峻彦.耳穴贴压联合健康走治疗非酒精性脂肪肝疗效观察[J].上海医药,2018,39(8):29-31.

[36] 孔杜娟,周小娟,刘鹏飞,等.耳穴贴压联合阿托伐他汀治疗非酒精性脂肪肝40例临床观察[J].河北中医,2016,38(4):534-537.

[37] 陈建权,王倩,刘建平,等.腹部推拿治疗非酒精性脂肪肝疗效分析[J].四川中医,2014,32(6):162-163.

[38] 张玮,李华南,海兴华,等.揉腹法治疗非酒精性脂肪肝的疗效研究[J].辽宁中医杂志,2016,43(2):286-288.

[39] 冯舒婷,李嫦,孙凤凡,等.拔罐辅助治疗非酒精性脂肪性肝病临床疗效观察[J].上海针灸杂志,2017,36(12):1411-1414.

[40] 黎启娇.针灸治疗脂肪肝疗效观察[J].中国针灸,2004(4):23-24.

[41] 裴春勤.针罐结合治疗单纯性肥胖伴发脂肪肝的临床疗效观察[J].中国美容医学,2012,21(18):405-406.

[42] 黄鸿娜,黄晶晶,毛德文,等.八髎穴埋线联合祛瘀化浊汤治疗非酒精性脂肪性肝炎的临床研究[J].现代中西医结合杂志,2017,26(3):272-274.

[43] 阎晓悦,任鑫,王京奇,等.穴位埋线联合中药治疗非酒精性脂肪性肝病疗效观察[J].上海针灸杂志,2020,39(2):173-178.

[44] 梁炳君,沈维增,廖圣榕.穴位埋线联合疏肝化痰中药治疗非酒精性脂肪肝病疗效观察[J].山西中医,2019,35(4):36-37.

[45] 刘二兰,李悦,黄勇.疏肝健脾法结合穴位埋线治疗对青少年非酒精性脂肪肝(肝郁脾虚型)患者脂质代谢及炎症因子的影响[J].四川中医,2022,40(1):114-116.

[46] 杨韶华.中药离子导入联合推拿治疗非酒精性脂肪性肝炎疗效观察[J].山东医药,2014,54(30):91-92.

[47] 黄俊敏,王彦人,康霞,等.肌醇烟酸酯片联合耳穴贴压治疗非酒精性脂肪性肝病 43 例临床观察[J].河北中医,2012,34(10):1505-1506.

[48] 陈训梅.益气活血降脂散合并耳穴压豆治疗非酒精性脂肪肝的疗效观察[J].中医临床研究,2014,6(16):35-37.

[49] 胡鑫才,黄小冬,颜纯钏,等."手足十二针"联合中药治疗非酒精性脂肪肝的临床观察[J].中医药通报,2019,18(1):38-42.

[50] 王真权,杜明,骆璐璐,等.刺络拔罐法配合清脂颗粒治疗中重度脂肪性肝病临床研究[J].中医学报,2017,32(2):304-308.

≫ 第三节 自身免疫性肝病

一、概述

自身免疫性肝病包括自身免疫性肝炎（AIH）、原发性胆汁性胆管炎（PBC）、原发性硬化性胆管炎（PSC）。它起病隐匿，自然病程差异大，可逐渐进展为肝纤维化、肝硬化甚至肝衰竭，最终需要肝移植治疗。近年来自身免疫性肝病的发病率或检出率有所增加，已成为除病毒性肝炎外致肝硬化的又一主要因素，这可能与人们对本病的认识和自身抗体检测水平升高有关。该病在世界范围内均有发生，在欧美国家发病率相对较高，在我国其确切发病率和患病率尚不清楚，但国内文献报道的病例数呈明显上升趋势。本病多发于女性，男女之比为 1∶4。西医治疗多以激素、免疫抑制剂及对症治疗药物为主，无特效药物。

中医古籍无自身免疫性肝病病名的记载，根据自身免疫性肝病的临床表现如上腹部不适、胁肋隐痛、乏力、黄疸等，可列入中医的"黄疸""胁痛""鼓胀""虚劳"等范畴。中医外治，同样以辨证论治为基础，对缓解患者症状有一定作用。除针刺、艾灸、梅花针、火罐等传统外治法外，不少新的治疗方法与治疗技术如超短波等均在临床得以应用，其临床疗效不断得以验证。外治药物自脏器表投区、穴位、经络吸收入机体，可快速发挥药物作用，作用时间长，且避免胃肠刺激。耳穴和针刺，通过刺激穴位，达到通经络、调脏腑、祛病邪的目的。

中医内外治法结合，利用中药饮片煎煮后的药液进行熏洗、外敷、泡洗等，更加简便易操作，且安全经济。其原理为"透皮吸收"，通过皮肤局部给药，使药物透皮直接进入给药部位，药效通过血液的循环作用到达全身，充分起到活血化瘀、清热解毒、祛风止痛的功用，进而治疗自身免疫性肝病的皮肤瘙痒、黄疸、乏力、干燥等疾患。研究表明，中药局部外用具有多靶点、低毒性的重要优势，值得广泛关注。中医药研究者应以发展祖国医药为己任，进一步继承创新，拓宽辨证思路，根据临床需求创新出更多的证治方案以适应广大患者。同时，随着现代科学技术发展，可将药物有效成分进行适宜的提取分离，精确定量以制成合适剂型，研发出更合适的器具进行给药，从而可以进一步完善和发展中药外治体系，二者相辅相成，必将为具有中国特色的中医药发展和人类的健康事业作出更大贡献[1-2]。

（一）临床表现

大多数患者表现为慢性肝炎，约34%的患者无任何症状，仅因体检发现肝功能异常而就诊；30%的患者就诊时即出现肝硬化，8%的患者因呕血和（或）黑便等失代偿期肝硬化的表现而就诊，部分患者以急性甚至暴发性起病（约占26%），其转氨酶和胆红素水平较高，临床过程凶险。自身免疫性肝病患者常常出现疲乏、皮肤干燥瘙痒、腹痛、黄疸、发热、皮疹、关节炎、纳差、发热、头晕、目涩、胸胁部疼痛等临床表现。部分患者可出现腹痛、胆汁淤积性黄疸及门脉高压表现[1]。

（二）临床诊断

1. AIH 的发病机制

AIH 的发病机制尚未完全阐明，其诊断主要依据某些血清学标志物的检测，并且应排除其他原因引起的慢性肝病。急性发作的 AIH 需与急性病毒性肝炎和急性药物性肝损伤相鉴别，慢性表现的 AIH 需与导致慢性肝炎的疾病如慢性病毒性肝炎、遗传性肝病、代谢性肝病、胆汁淤积性肝病以及药物性肝病相鉴别，因此 AIH 的诊断也是一个排他性的诊断。

典型的 AIH 具备以下特征：

① 血清转氨酶水平显著升高。

② 高免疫球蛋白 G 和（或）γ-球蛋白血症。

③ 自身抗体阳性。

④ 肝穿刺活检存在典型的肝组织病理学表现，包括以淋巴-浆细胞浸润为

主的界面性肝炎、肝细胞呈玫瑰花环排列以及淋巴细胞穿入肝细胞三个特征性组织学改变。当然这些变化并非特异性的，药物性肝损伤以及病毒性肝炎也可能出现类似表现。

因此确诊 AIH 一定要排除其他原因引起的肝病，肝活检对于 AIH 的鉴别诊断具有重要的价值，2019 年美国肝病学会的 AIH 指南明确指出，17%～30% 的成人 AIH 患者中存在非酒精性脂肪性肝病（nonalcoholic fatty liver disease，NAFLD）的组织学特征，合并脂肪肝则会影响 AIH 的治疗效果。对于临床上怀疑 AIH 的患者，特别是与药物性肝损伤难以鉴别时，需要经过一定时间的密切随访才能获得最终诊断。药物性肝损伤一般呈一过性急性过程，而 AIH 则呈现慢性反复发作的过程，当然个别病例可能表现为药物诱导的 AIH，这类患者也需要按照 AIH 来进行处理[3]。

2. PBC 诊断主要依据。

① 碱性磷酸酶（alkaline phosphatase，AKP）升高。

② 血清 AMA/AMA-M2 或抗 sp100、抗 gp210 抗体阳性。

③ 肝组织病理学提示非化脓性破坏性胆管炎和小叶间胆管破坏等改变，对于可疑 PBC 病人需要与药物性胆汁淤积、酒精性肝病、梗阻性胆汁淤积、结节病、AIH、PSC 等鉴别。

临床上诊断的难点在于自身抗体阴性的 PBC 病人，这类病人确诊需要病理活检诊断。还有一些生化指标正常，仅有 AMA/AMA-M2 阳性的无症状病人，这类患者由于病情表现相对良性，目前可以采取观察随访[4]。

3. PSC 的诊断

PSC 是一种持续进展性疾病，从肝内外胆管炎症、胆管纤维化、肝硬化、肝功能衰竭直至死亡。多采用 Myens 标准，主要依据胆汁淤积性生化改变（ALP、GGT）和影像学特征（内镜逆行性胆道造影显示枯树枝样或串珠样胆道改变），并除外继发性硬化性胆管炎。小胆管 PSC 是 PSC 的一种特殊类型，具有典型的胆汁淤积和组织学改变，但胆管造影正常。此时须行肝活组织检查以明确。PSC 的肝活组织检查的阳性率不足 10%，典型的组织学改变很难看到。故肝活组织检查对 PSC 的诊断价值不大，但可提示 PSC 及其组织学分期[5]。

（三）病因病机

1. 西医病因

① 遗传因素。复杂的遗传结构是部分人群发生自身免疫性疾病的原因。

② 环境因素。某些药物（如呋喃妥因、米诺环素）可以诱发自身免疫性疾病。

吸烟、使用激素替代疗法以及反复尿路感染病史与 PBC 的发展相关，PBC 患者中复发尿路感染者较健康人更常见。

③ 免疫因素。肝脏组织对自身免疫反应失去耐受性时，免疫细胞识别抗原的能力发生变化，导致免疫活化的 T 细胞持续攻击自身肝脏组织。

病机：自身免疫性肝炎、原发性胆汁性胆管炎、原发性硬化性胆管炎发病机制均与遗传基因易感性、分子模拟（即免疫系统在清除外源病原体及其抗原分子的同时会攻击与之结构相似的自身成分）及自身免疫调控缺陷相关，但是自身免疫性肝病的确切发病机制有待于进一步深入研究[6]。

2. 中医病因

多由于情志不遂、肝郁脾虚和饮食不节所致。情志抑郁，肝失疏泄，导致气滞血瘀；肝郁脾虚，水液无以正常运化，津液聚而不输，继而出现积聚、鼓胀；饮食不节，肥甘碍脾，脾胃运化失职，湿邪内生，导致胆汁排泄不循常道，浸淫肌肤而发为黄疸。病理过程为：由于疫毒郁结于肝胆，肝气不通，血气运行不畅，从而导致气滞血瘀、热毒下注。因此，自身免疫性肝病的发生发展及疾病演变规律与"湿""瘀""毒""虚"密切相关，四者往往相互夹杂，互为因果。本病病程较长，以虚为主，虚久则生瘀，瘀血导致气滞，久病必虚，虚瘀相互缠绵，互为因果；湿毒二邪又会蕴结于脏腑经络，阻碍气机，气滞血行不利，阻滞于肝胆，形成瘀血，以瘀贯穿始终。故治疗上多采用活血化瘀、疏肝理气、清热解毒、健脾益肾之法。口服中药采取清利湿热、利胆退黄、疏肝理气、清热解毒、健脾祛湿之法，疗效显著。

病机：本虚淤毒。本是正气虚弱，以肾虚，阴虚为主；标是湿热瘀毒胶结，阻塞肝络所致。病理因素："湿""瘀""毒""虚"[1]。

（四）中医分型

目前自身免疫性肝炎的中医分型并未统一，临床证型以虚实夹杂证为多，单一证候较少，多以复合证候出现。现整理归纳如下：

1. 肝胆湿热型

主症：① 身黄；② 发热口渴；③ 心中懊恼；④ 口干而苦。

次症：① 恶心欲吐；② 腹满胁痛；③ 大便秘结或呈灰白色；④ 小便短黄。

舌脉：舌红，苔黄腻，脉弦数。

证型确定：肝胆湿热型。

治则：清利湿热，利胆退黄。

2. 湿困脾胃型

主症：① 黄色晦滞；② 头重身困；③ 胸脘痞满。

次症：① 恶心纳少；② 腹胀；③ 大便溏垢。

舌脉：舌淡胖，苔腻微黄，脉弦滑或濡缓。

证型确定：湿困脾胃型。

治则：健脾利湿退黄。

3. 热毒炽盛型

主症：① 发病急骤；② 伴有高热烦渴；③ 神昏谵语。

次症：① 见衄血；② 便血；③ 肌肤瘀斑。

舌脉：舌质红绛，苔黄而燥，脉弦滑数。

证型确定：热毒炽盛型。

治则：清热解毒。

4. 寒凝阳衰型

主症：① 病程较长；② 神疲畏寒；③ 口淡不渴。

次症：① 纳少脘闷；② 腹胀便溏。

舌脉：舌淡，苔白腻，脉濡缓或沉迟。

证型确定：寒凝阳衰型。

治则：助阳化气，温通经脉。

5. 肝肾阴虚型

主症：① 皮肤发黄瘙痒；② 胁肋疼痛；③ 头晕耳鸣；④ 失眠多梦。

次症：① 口干咽燥；② 眼睛干涩，视物不清。

舌脉：舌红，苔少，脉沉数。

证型确定：肝肾阴虚型。

治则：滋阴润燥[7]。

二、外治法

（一）药物外治

1. 中药外敷处方

① 处方1：生地、白鲜皮、紫草、苦参、防风、地肤子。

67

用法：上述药物用适量蒸馏水浸泡半小时后再添水至 500mL 后，加热并煮沸 30 分钟后停止加热，待其冷却并过滤后再次添加 200mL 蒸馏水煮 25 分钟，冷却过滤并混合 2 次滤液，将 2 次滤液加热浓缩并过滤至 100mL 制成敷液，将冷敷液降温至 10~15℃后开始冷敷瘙痒部位，10 天为一疗程。

适应证：自身免疫性肝炎的皮肤瘙痒。

治则：祛风止痒。

注意事项：少数患者局部出现轻度皮肤瘙痒和红疹等过敏现象，涂用抗过敏药物或暂停后可消失。注意保暖，避免受凉[8]。

② 处方 2：茵陈、苦参、黄柏、川楝子、赤芍、白鲜皮。

用法：上药加水浸泡 30 分钟，加热煮沸，再以小火煎煮 20 分钟，得到 2000mL 药液，以毛巾蘸取药液外敷瘙痒部位，每次外敷 20~25 分钟，3 次/天，半月为一疗程。

适应证：自身免疫性肝炎的皮肤瘙痒。

治则：清热利湿止痒。

注意事项：少数患者局部出现轻度皮肤瘙痒和红疹等过敏现象，涂用抗过敏药物或暂停后可消失[9]。

2. 穴位贴敷处方

处方：柴胡、郁金、茯苓、白术、丹参、山楂、泽泻、川楝子、延胡索、白及、冰片、酒大黄。

用法：上药共研细末，以蜂蜜调和。贴于双侧章门、期门、京门等肝胆经穴位，每日 1 次，30 次为 1 个疗程。

适应证：自身免疫性肝炎气滞血瘀证。

治则：行气活血化瘀。

注意事项：本散外敷后，如使用较久，少数患者局部皮肤可起红色皮疹瘙痒，停药即可逐渐消失[10]。

3. 中药灌肠处方

处方：大黄、厚朴、枳实、当归、党参、白术、茵陈。

用法：上药水煎，过滤，取浓汁 100mL，中药保留灌肠，保留 1~2 小时，每 2 日 1 次，疗程 2 周。

适应证：自身免疫性肝炎脾虚湿滞证。

治则：健脾利湿退黄。

注意事项：灌肠前，应嘱患者先排便，肛管粗细合适，药量适宜；灌肠操作时，手法宜轻柔，不易过快过猛。年老体弱、严重痔疮、下消化道出血患者不宜行中药直肠滴入；肛门、直肠和结肠等手术或大便失禁的患者不宜行中药直肠滴入；不能耐受或大便泄泻严重时停用[11]。

4. 脐火疗法处方

处方：黄芪、党参、白术、丹参、肉桂、薏苡仁、水蛭。

用法：将上药等份加工为细粉，应用前加水调和成直径 5cm、厚约 1cm 圆形药饼。在 20℃ 左右的室温下，患者取仰卧位，暴露腹部，用 75% 酒精棉棒消毒局部皮肤后，先将药饼置于脐部，再将药筒（由草纸和蜡组成，中间空心，高 7cm、直径 2.5cm）置于药饼之上，正对脐中心，在上端点燃，以患者感到温热舒适、无灼痛为度。自然燃烧，燃尽后换第 2 根，每次 10 根，治疗时间 30~45 分钟。每日 1 次，1 个月为一疗程。

适应证：自身免疫性肝炎脾虚湿滞证。

治则：益气健脾，活血祛湿。

注意事项：可能出现局部轻度皮肤瘙痒和红疹等过敏现象，涂用抗过敏药物可消失[12]。

5. 穴位注射处方

处方：丹参注射液穴位注射，取穴双侧肝俞、足三里、丰隆、太冲，选取一侧 4 个穴位，左右两侧交替使用，每穴 1mL，每日治疗 1 次，连续 6 天后休息 1 天，共治疗 8 周。

适应证：自身免疫性肝炎气滞血瘀证。

治则：活血行气，祛风止痒。

注意事项：注射部位出现硬结或感染等立即停止注射[13]。

6. 中药离子导入处方

处方：茵陈、柴胡、虎杖、红花。

用法：将上药浸泡 3 小时，煮开后文火煎熬 40 分钟，二煎同法，各取其滤液 250mL，相混淆后放入冰箱备用。取肝区附近的期门穴和肝俞穴作为导点，将药液浸润药垫，取出挤压，以不滴水为原则，平放于导点上，将电极套温水浸湿取出挤干，放于药垫上，再将电极板插入电极套内，外用塑料纸覆盖，压平，准备就绪，接通电源，调整电场强度 3~5mA，每日 1 次，每次 30 分钟，10 次为 1 个疗程，疗程间隔 2 天，一般做 2~4 个疗程。

适应证：自身免疫性肝炎肝胆湿热证。

治则：清热利湿，利胆退黄。

注意事项：开关电流及调整电流应缓慢，避免产生过强刺激电流。治疗过程中不能离开患者，随时观察患者的反应及时调节合适的电流量，注意控制电流，谨防电灼伤。检查治疗部位皮肤感觉有无异常、破损，如患者局部皮肤出现瘙痒、皮疹等皮肤过敏症状，可用皮炎平霜外涂局部，禁止搔抓；如果发生直流电灼伤，局部外涂 2% 龙胆紫或湿润烧伤膏，注意预防感染即可。通电开始时，电位器要从"0"位开始，缓慢调增到预定的电流强度。一般局部电流不超过 40mA，全身电流量不超过 60mA，小部位电流量不超过 10mA，面部电流量不超过 5mA。治疗结束时，也要将电位器逐渐调至"0"位才关闭开关，以免患者由突然通、断电而产生电击感。肝区或脾区局部皮肤红肿、起泡、硬结，应停用[14]。

7. 中药熏洗处方

① 处方 1：茵陈、苦参、薄荷、蛇床子、白鲜皮。

用法：上述诸药用水浸泡 1 小时，接着煮沸后再煎 20 分钟，然后煎制成 10L 的药液倒入浴罩内一干净澡盆中。患者坐在澡盆上（臀部和双脚放在澡盆的边缘上），让药液的蒸汽熏蒸皮肤瘙痒处。8~10 分钟后，除去浴罩，待药液温度降至 38℃ 左右（以手试温，以不烫手为准）时，将擦洗毛巾折叠成手套型，再用手里被中药浸湿的拧至半干的小毛巾，轻轻擦拭患者的皮肤瘙痒处 20~30 分钟，2 块毛巾交替使用，1 周为一疗程。

适应证：自身免疫性肝炎的皮肤瘙痒。

治则：清热解毒止痒。

注意事项：冬季熏洗时应注意保温，夏季要避免风吹。注意控制药液温度，温度不能过高，以免烫伤。在熏洗过程中严密观察病情，如发生头晕及不适时，应停止洗浴，卧床休息。老年人患者，熏洗时要有专人陪护，避免烫伤、着凉，或发生意外。熏洗后须用干毛巾擦干汗液及药液，注意保暖避风，预防感冒，忌下冷水。伴有高血压、心脏病患者禁用。皮肤溃疡或破损者禁用，以防伤口感染[15]。

② 处方 2：地肤子、黄柏、明矾、苦参、白鲜皮。

用法：上述诸药用水浸泡 1 小时，接着煮沸后再煎 20 分钟，然后煎制成 10L 的药液倒入浴罩内一干净澡盆中。患者坐在澡盆上（臀部和双脚放在澡盆的边缘上），让药液的蒸汽熏蒸皮肤瘙痒处。8~10分钟后，除去浴罩，待药液温度降至38℃左右（以手试温，以不烫手为准）时，将擦洗毛巾折叠成手套型，再用手里被中药浸湿的拧至半干的小毛巾，轻轻擦拭患者的皮肤瘙痒处20~30分钟，2块毛巾交替使用，1周为一疗程。

适应证：自身免疫性肝炎的皮肤瘙痒。

治则：清热利湿，解毒止痒。

注意事项：冬季熏洗时应注意保温，夏季要避免风吹。注意控制药液温度，温度不能过高，以免烫伤。在熏洗过程中严密观察病情，如发生头晕及不适时，应停止洗浴，卧床休息。老年人患者，熏洗时要有专人陪护，避免烫伤、着凉，或发生意外。熏洗后须用干毛巾擦干汗液及药液，注意保暖避风，预防感冒，忌下冷水。伴有高血压、心脏病患者禁用。皮肤溃疡或破损者禁用，以防伤口感染[16]。

③ 处方3：苦参、花椒、白鲜皮、黄柏、白蒺藜、土茯苓、蛇床子、地肤子、明矾、玄明粉。

用法：上述诸药用水浸泡1小时，接着煮沸后再煎20分钟，然后煎制成10L的药液倒入浴罩内一干净澡盆中。患者坐在澡盆上（臀部和双脚放在澡盆的边缘上），让药液的蒸汽熏蒸皮肤瘙痒处。8~10分钟后，除去浴罩，待药液温度降至38℃左右（以手试温，以不烫手为准）时，将擦洗毛巾折叠成手套型，再用手里被中药浸湿的拧至半干的小毛巾，轻轻擦拭患者的皮肤瘙痒处20~30分钟，2块毛巾交替使用，每日1剂，水煎先熏后洗2次，1周为一疗程。

适应证：皮肤瘙痒。

治则：杀虫止痒。

注意事项：冬季熏洗时应注意保温，夏季要避免风吹。注意控制药液温度，温度不能过高，以免烫伤。在熏洗过程中严密观察病情，如发生头晕及不适时，应停止洗浴，卧床休息。老年人患者，熏洗时要有专人陪护，避免烫伤、着凉，或发生意外。熏洗后须用干毛巾擦干汗液及药液，注意保暖避风，预防感冒，忌下冷水。伴有高血压、心脏病患者禁用。皮肤溃疡或破损者禁用，以防伤口感染[17]。

④ 处方4：大黄、蛇床子、大枫子、苦参、当归、肉苁蓉、黄柏、苍术、川芎、黄芩、玄参、冰片。

用法：上述诸药用水浸泡 1 小时，接着煮沸后再煎 20 分钟，然后煎制成 10L 的药液倒入浴罩内一干净澡盆中。患者坐在澡盆上（臀部和双脚放在澡盆的边缘上），让药液的蒸汽熏蒸皮肤瘙痒处。8～10 分钟后，除去浴罩，待药液温度降至 38℃左右（以手试温，以不烫手为准）时，将擦洗毛巾折叠成手套型，再用手里被中药浸湿的拧至半干的小毛巾，轻轻擦拭患者的皮肤瘙痒处 20～30 分钟，2 块毛巾交替使用，每日 1 剂，水煎先熏后洗 2 次，1 周为一疗程。

适应证：自身免疫性肝炎的皮肤瘙痒。

治则：清热解毒，杀虫止痒。

注意事项：冬季熏洗时应注意保温，夏季要避免风吹。注意控制药液温度，温度不能过高，以免烫伤。在熏洗过程中严密观察病情，如发生头晕及不适时，应停止洗浴，卧床休息。老年人患者，熏洗时要有专人陪护，避免烫伤、着凉，或发生意外。熏洗后须用干毛巾擦干汗液及药液，注意保暖避风，预防感冒，忌下冷水。伴有高血压、心脏病患者禁用。皮肤溃疡或破损者禁用，以防伤口感染[18]。

⑤ 处方 5：苦参、薄荷、荆芥、百部、徐长卿、蛇床、地肤子、青盐少许。

用法：上述诸药用水浸泡 1 小时，接着煮沸后再煎 20 分钟，然后煎制成 10L 的药液倒入浴罩内一干净澡盆中。患者坐在澡盆上（臀部和双脚放在澡盆的边缘上），让药液的蒸汽熏蒸皮肤瘙痒处。8～10 分钟后，除去浴罩，待药液温度降至 38℃左右（以手试温，以不烫手为准）时，将擦洗毛巾折叠成手套型，再用手里被中药浸湿的拧至半干的小毛巾，轻轻擦拭患者的皮肤瘙痒处 20～30 分钟，2 块毛巾交替使用，每日 1 剂，水煎先熏后洗 2 次，1 周为一疗程。

适应证：自身免疫性肝炎的皮肤瘙痒。

治则：清热解毒，杀虫止痒。

注意事项：冬季熏洗时应注意保温，夏季要避免风吹。注意控制药液温度，温度不能过高，以免烫伤。在熏洗过程中严密观察病情，如发生头晕及不适时，应停止洗浴，卧床休息。老年人患者，熏洗时要有专人陪护，避免烫伤、着凉，或发生意外。熏洗后须用干毛巾擦干汗液及药液，注意保暖避风，预防感冒，忌下冷水。伴有高血压、心脏病患者禁用。皮肤溃疡或破损者禁用，以防伤口感染[19]。

（二）非药物外治

1. 针刺

① 取穴 1：胆俞、解溪、曲池、支沟、足三里、三阴交、血海。

操作：其中胆俞穴向脊柱方向斜刺 0.5～0.8 寸，解溪穴直刺 0.5～0.8 寸，曲池穴直刺 1.0～1.5 寸，支沟穴直刺 0.8～1.0 寸，足三里支刺 1.5～2.0 寸，三阴交穴沿胫骨后缘直刺 1.5～2.0 寸，血海直刺 1.0～1.5 寸。所有穴位应缓慢进针，行针手法以捻转泻法为主，针刺得气后留针 30 分钟；每日 1 次，单侧取穴，隔日轮替左右侧取穴。

适应证：胆汁淤积性瘙痒。

治则：滋阴养血止痒。

注意事项：针刺处尽量保持清洁干燥，避免伤口感染。凝血功能差者禁用[20]。

② 取穴 2：太冲、三阴交、侠溪，腰酸、耳鸣配肾俞。

操作：针用补法，得气后留针 20 分钟，每 5～10 分钟捻针 1 次，每日针 1 次，15 天为 1 个疗程。

适应证：自身免疫性肝炎肝肾阴虚证。

治则：滋阴补肾养肝。

注意事项：针刺处尽量保持清洁干燥，避免伤口感染。凝血功能差者禁用[21]。

③ 取穴 3：曲池、血海、神门。

操作：针用补法。得气后留针 20 分钟，每 5～10 分钟捻针 1 次，每日针 1 次，15 天为 1 个疗程。

适应证：自身免疫性肝炎阴虚血热证的全身性瘙痒。

治则：养血安神，清热止痒。

注意事项：针刺处尽量保持清洁干燥，避免伤口感染。凝血功能差者禁用[22]。

④ 取穴 4：金津、玉液、廉泉、迎香、四白、曲池、三阴交。

操作：针用补法。得气后留针 20 分钟，每 5～10 分钟捻针 1 次，每日针 1 次，15 天为 1 个疗程。

适应证：阴虚津亏的干燥症。

治则：滋阴养血，止痒。

注意事项：针刺处尽量保持清洁干燥，避免伤口感染。凝血功能差者禁用[23]。

2. 温针灸

取穴：主穴为中脘、气海、双侧足三里、双侧阳陵泉。配穴为双侧曲池、合谷、三阴交。

操作：采用 0.35mm×50mm 毫针直刺 30~40mm，得气后施平补平泻手法，留针 30~40 分钟，每隔 10 分钟行针 1 次。取陈艾绒枣核大裹中脘、气海、双侧足三里、双侧阳陵泉（有腹水者加三阴交）针尾处点燃，依病情灸 5~7 壮，以知热、局部皮肤潮红为度。每日 1 次，15 次为 1 个疗程。休息 3~5 天继续第 2 个疗程。

适应证：自身免疫性肝炎脾虚湿滞证。

治则：健脾益气，温阳化湿。

注意事项：针刺处尽量保持清洁干燥，避免伤口感染。凝血功能差者禁用[24]。

3. 艾灸

取穴：百会、涌泉（双侧）、三阴交（双侧）、阳陵泉（双侧）和神阙。

操作：患者取坐位或卧位，暴露足部至小腿部。百会、涌泉、三阴交、神阙采用温和灸法，阳陵泉用雀啄灸法，均以皮肤温热发红为度，切忌烫伤皮肤，每穴约 10~15 分钟。每日 1 次，艾灸 5 日后间歇 2 日为 1 个疗程。

适应证：自身免疫性肝炎脾虚气滞证。

治则：健脾利湿。

注意事项：均以皮肤温热发红为度，切忌烫伤皮肤[25]。

4. 隔姜灸

用法：将生姜切成一分厚之薄片置于脐部，艾绒捏成宝塔糖样大小置于姜片上施灸，每次灸 3 壮，日 2 次，半个月为一疗程。

适应证：自身免疫性肝炎脾虚湿滞证。

治则：温补脾阳，行气祛湿。

注意事项：以皮肤温热发红为度，切忌烫伤皮肤；若艾灸部位烫伤起泡立即停止，须注意防止感染[26]。

5. 耳穴压豆

取穴：神门、肺、耳尖、肝、内分泌、心、胆、交感、肾上腺、风溪皮质下。

操作：每天选4~5个穴，用王不留行籽贴压，取双侧对称耳穴，嘱患者每天按压4~5次，每次5分钟，贴压1天；第2天换余下穴位，同法按压。10天为一疗程。

适应证：自身免疫性肝炎的皮肤瘙痒。

治则：行气止痒，活血化瘀。

注意事项：贴压耳穴应注意防水，以免脱落；夏天易出汗，贴压耳穴不宜过多，时间不宜过长，以防胶布潮湿或皮肤感染；耳郭皮肤有炎症或冻伤者不宜采用；对过度饥饿、疲劳、精神高度紧张、年老体弱宜轻[27]。

6. 超短波治疗

超短波经穴疗法，是应用波长为1~10m的超高频交流电作用于人体经络穴位，采用电子管振荡产生超短波高频电场，通过电容电极输出能量，将治疗部位置于电极之间，在高频电场的作用下，使病变部位的分子和离子在其平行位置振动，并互相摩擦而产生热效应。这种热效应使患部的表层和深层组织均匀受热，能增强血管通透性，改善微循环，调节内分泌，加强组织的新陈代谢，降低感觉神经的兴奋性，从而达到止痛、消炎、抑菌、解痉，促进血液循环、增强机体免疫力的治疗目的。

取穴：期门穴、大敦、行间、太冲。

操作：患者取仰卧位，用LDT-CD31落地式超短波电疗机（频率为40.68MHz，波长为7.3 m，最大输出功率为220W；20cm×29cm电极2个、固定带2根），将所需的电极一块置于患者右侧期门穴，另一块置于同侧大敦或行间、太冲穴，分别用固定带固定好电极板。"输出粗调"开关拨至2挡，电压选定在220V，电流强度选定在90~100mA。在治疗挡位设置一定的情况下，根据患者经穴对超短波的敏感性来调节"输出细调"，注意询问患者的感觉，以温热舒适为度。1次/天，20分钟/次，14次为1个疗程。

适应证：自身免疫性肝炎患者的胁痛。

治则：活血通络止痛。

注意事项：对过度饥饿、疲劳、精神高度紧张、年老体弱宜轻[28]。

7. 穴位注氧（气）

取穴：大椎、血海、三阴交、足三里、曲池、肾俞、三阴交、关元、长强、血海、风门穴。

操作：穴位为双侧者，则双侧交替取穴。穴位皮肤常规消毒后，用5mL一次性注射器，抽吸经过消毒的氧气或空气2mL，垂直刺入穴位，稍提插，得气后，回抽注射器无回血后注入气体1～2mL，拔针后按压针孔，隔日治疗1次。

适应证：自身免疫性肝炎患者的全身瘙痒。

治则：滋阴养血，祛风止痒。

注意事项：对过度饥饿、疲劳、精神高度紧张、年老体弱宜轻。手法位置宜准确，切勿注射至血管内而造成不良影响[29]。

8. 梅花针疗法

操作：在脊柱两侧触摸检查，如有条索状物或结节状物，有酸痛、麻木等感觉为阳性反应，用梅花针叩刺阳性反应区及足太阳膀胱经背腧穴，1天一次，严重者2次，配合中药内服外洗。

适应证：自身免疫性肝炎患者的全身瘙痒。

治则：活血通络止痒。

注意事项：对过度饥饿、疲劳、精神高度紧张、年老体弱宜轻。手法位置宜准确，切勿注射至血管内而造成不良影响[30]。

参考文献

［1］ 朱步坤,李刚,张玮.中西医药治疗自身免疫性肝病研究进展[J].实用肝脏病杂志,2020,23(3):453-456.

［2］ 萧焕明,施梅姐,谢玉宝,等.肝病中医外治法的临床应用思考[J].中医杂志,2020,61(16):1460-1462.

［3］ MACK C L, ADAMS D, ASSIS D N, et al. Diagnosis and man agement of autoimmune hepatitis in adults and children：2019 practice guidance and guidelines from the American Association for the Study of Liver Diseases [J].Hepatology,2020,72(2):671-722.

［4］ HIRSCHFIELD G M, DYSON J K, ALEXANDER G J M, et al. The British Society of Gastroenterology/UK-PBC primary biliary cholangitis treatment and management guidelines[J].Gut,2018,67(9):1568-1594.

［5］ KRONESE, GRAZIADEI I, TRAUNER M, et al. Evolving concepts inprimary sclerosing cholangitis[J].Liver Int,2012,32(3):352-369.

[6] 李尧,徐晓欧.自身免疫性肝病的发病机制及诊疗进展[J].医学综述,2021,27(9):1707-1711.

[7] 钱金花,徐庆武.中西医结合辨证分型对自身免疫性肝病抗体改变性的研究[J].辽宁中医杂志,2013,40(7):1418-1419.

[8] 吴俊华.中药冷敷结合常规护理治疗慢性胆汁淤积性肝病继发皮肤瘙痒的疗效观察[J].慢性病学杂志,2015,16(2):226-227.

[9] 邓传贤.中药外洗、拔罐联合西药治疗慢性胆汁淤积性肝病皮肤瘙痒随机平行对照研究[J].实用中医内科杂志,2014,28(11):102-104.

[10] 崔丽萍,张明香,侯岩,等.中药穴位贴敷治疗慢性病毒性肝炎的疗效观察[J].辽宁中医杂志,2008(1):90-91.

[11] 贾一江.当代中药外治临床大全[M].北京:中国中医药出版社,1994.

[12] 薛敬东,李粉萍,何瑾瑜,等.脐火疗法合西药治疗阳虚型鼓胀疗效观察[J].中国针灸,2014,34(5):495-498.

[13] 蔡庆春,刘建平.穴位注射治疗肝纤维化34例[J].河南中医,2006(8):66-67.

[14] 陆晓江.重症肝炎辨治的探讨[J].中国乡村医药,1998(3):24-25.

[15] 程雪花.中药熏洗治疗胆汁淤积性肝病患者皮肤瘙痒的疗效[J].上海护理,2011,11(2):51-52.

[16] 赵卫东.探讨穴位按摩结合中药熏洗治疗老年性皮肤瘙痒症的疗效[J].临床医药文献电子杂志,2017,4(21):4134.

[17] 李珊,卢玉.止痒洗剂治疗老年性皮肤瘙痒症[J].中医外治杂志,1997(4):45.

[18] 赵焕琴,周培卿,连石.止痒浴膏治疗老年皮肤瘙痒的疗效观察[J].首都医科大学学报,1996(1):66-68.

[19] 任小红.中药外洗穴位注气治疗皮肤瘙痒症45例[J].四川中医,2000(8):55.

[20] 卢维煜.清胆止痒方针刺治疗胆汁淤积性瘙痒症的临床疗效观察[D].福州:福建中医药大学,2018.

[21] 阮跃龙,米红,张立新,等.针刺综合疗法治疗乙型病毒性肝炎的临床观察[J].中国冶金工业医学杂志,2009,26(1):50-51.

［22］ 张慧蕊,韦凡.辛随成治疗全身性瘙痒症经验［J］.中国社区医师,2016,32
（26）:133-134.

［23］ 王颖.针灸治疗干燥综合症 15 例［J］.吉林中医药,2007(5):37.

［24］ 栗书元.温针灸治疗慢性乙型肝炎 50 例疗效观察［J］.山西中医学院学
报,2009,10(6):33-34.

［25］ 高婷婷,胡东胜.艾灸治疗乙型肝炎肝硬化患者失眠的疗效观察［J］.中国
肝脏病杂志(电子版),2016,8(2):123-126.

［26］ 储昌炳.隔姜灸脐法治疗肠结证附 33 例疗效分析［J］.湖南中医杂志,
1985(1):34-35.

［27］ 孙卓.耳穴压豆治疗慢性胆汁淤积性肝病继发皮肤瘙痒的疗效观察［J］.
中国中医药科技,2015,22(4):439-440.

［28］ 杨帆,邵冬珊,王瑶,等.超短波经穴疗法治疗慢性肝病胁痛 56 例临床观
察［J］.中西医结合肝病杂志,2015,25(2):112-113.

［29］ 任小红.中药外洗穴位注气治疗皮肤瘙痒症 45 例［J］.四川中医,2000
(8):55.

［30］ 何靖国,许爱珍.梅花针配合中药治疗老年性皮肤瘙痒症 65 例.［J］.湖北
中医杂志,1996(3):31.

≫≫ 第四节　肝囊肿

一、概述

肝囊肿是临床上比较常见的一种肝脏囊性疾病。肝囊肿包括两类,即寄生虫性肝囊肿和非寄生虫性肝囊肿。根据肝囊性病变的性质及发病机制分类,又可分为先天性、炎症性、创伤性和肿瘤性肝囊肿,其中先天性发育不良的肝囊性疾病主要包括单纯性肝囊肿、胆管错构瘤、先天性肝内胆管扩张、多囊肝等;炎症性的肝囊肿包括细菌性肝脓肿、阿米巴肝脓肿、真菌性肝脓肿等;肿瘤性肝囊肿包括胆管囊腺瘤/囊腺癌、肝癌囊变、囊性肝[1]。临床上最常见的类型是单纯性肝囊肿、多囊肝病（PLD）和肝包虫病。

（一）临床表现

单纯性肝囊肿一般都生长缓慢,可长期或终生无症状。肝囊肿较小时一般

不会出现不适症状，多在超声、CT 等影像学检查时发现[2]。其中女性患者多见。有研究显示，肝囊肿会随着年龄逐渐增长，当肝囊肿小于 3cm 时生长缓慢，当肝囊肿生长至 3cm 时，生长速度会比较快，生长到一定程度后会压迫邻近脏器，从而会使正常肝组织减少，相应的肝功能也会受到一定的影响[3]。当囊肿增大压迫胃、十二指肠和结肠时，会出现餐后饱胀、食欲减退、恶心呕吐的症状；大的肿块会引起上腹部鼓胀不适、隐痛或轻度钝痛。突发性剧痛或腹膜炎变现时，提示囊肿扭转、绞窄、出血或破裂等并发症出现；肝门附近的囊中压迫肝管或胆总管可引起轻度黄疸，其发生率较低。当肝囊肿增大到一定程度时，体格检查时可以触到右上腹肿块，肿块表面光滑，质地常较软，与良性肿瘤表现相类似，部分有囊性波动感，肿块位置随囊肿发生的部位而定，大多位于右上腹。

多囊肝的常见症状与单纯性的肝囊肿非常相似，如有腹痛、腹胀、食欲不振、恶心呕吐、腹部肿块或呼吸困难等症状，腹水在多囊肝中也时常发生[4]。多囊肝一般表现为无症状的肝脏肿大，仅有部分患者症状明显，表现为腹部包块、间歇性腹痛、上腹部沉重感和厌食。囊肿较多、范围较大的患者可出现平卧时呼吸困难及腹水和下肢浮肿。腹水多因为肝静脉受压或肝静脉细小分支闭塞所致，当肝脏纤维化致门脉高压、囊肿开窗术后以及严重的可因肝内小静脉被纤维蛋白样栓子栓塞而出现肝脏肿大、触痛和渗出性腹水[5]。少数患者会因门静脉和下腔静脉的受压和来自胆管压迫而出现黄疸等症状。在晚期的阶段，多囊肝病和常染色体显性遗传性多囊肾病患者的肝脏会大量增大，最终会导致失去功能的肝肿大。在患有肝肿大的患者中，通常又存在胃或十二指肠的压迫症状，尤其是左肝发生肿大的时候，导致餐后不适，胃食管反流和消化不耐受等。部分患者会出现肝功能的异常。会伴有多种并发症，与肝脏有关的死亡原因是囊肿感染。多种并发症包括：腹部膨隆致呼吸困难和胃肠受压的相应症状，下腔静脉、肝静脉的压迫症状，胆道梗阻以及门静脉高压致食管静脉曲张破裂。

肝包虫病常表现为逐渐加重的右上腹、中上腹疼痛，主要为胀痛。早期会出现间歇性疼痛，后期疼痛加重，皮肤巩膜黄染，食欲减轻，饭后恶心呕吐，皮肤瘙痒，剧烈腹痛并压痛反跳痛，胸部疼痛，突发咳嗽、咯血，低热，呼吸困难，甚至昏迷。多数患者有可能会出现烦躁、体重下降和机体慢性消耗的症状，如果不经治疗，绦虫还会侵袭入周围脏器，造成化脓性播撒或囊肿-胆管瘘，囊肿自发破裂导致感染物质进入腹膜腔内虽然极为少见，但是会引起极为严重过敏反应[6]。并且有时轻微的腹部钝伤也有可能会造成肝脏囊肿的破裂。严重时可因肝功能衰竭、胆系感染以及肺、脑等器官转移而致死。

（二）临床诊断

1. 先天性肝囊肿（参照肝脏良性占位性病变的诊断与治疗专家共识（2016版）[7]和2014年美国胃肠病学会《肝脏局灶性病变诊断和管理指南》解读[8]）

诊断要点：影像学特征：腹部超声、MDCT及MRI检查诊断率高。

① 单纯性肝囊肿：单纯性肝囊肿多表现为单个或多个散在囊性病变，无囊壁及分隔，通常直径小于1cm，但可大至30cm。MDCT值0～10HU；MDCT及MRI检查均无强化。同时在B超下表现为低回声、均质、充满液体、边缘光滑，CT、MRI也显示为均质、光滑、含水病灶，且不能为对比剂增强。单纯性肝囊肿不主张穿刺抽液检查，但是如果检测，囊液的CA19-9应为正常，细胞学检查阴性。

② 多囊肝：多囊肝多表现为肝内数量更多（通常大于20个）、直径更大的融合囊肿，常伴有多发性肾囊肿。B超、CT、MRI均可对多囊肝作出诊断，CT或MRI检查可以同时评估有无合并存在的肾囊肿。多囊肝女性多见，随着年龄的增加，囊肿会增大并出现症状，妊娠和雌激素也可能会导致囊肿增多增大。多囊肝的症状主要为肝肿大及腹部不适，如果囊肿与肝实质的比例大约为1:1，则可能出现破裂、感染、出血、压迫胆管或消化道等症状，极严重的情况会出现门静脉高压及肝功能不全。

2. 肝包虫病（参照肝包虫病的诊断与治疗进展[9]）

超声检查：B超检查下将肝囊型包虫病分为6型。Ⅰ型：囊型病灶（圆形或类圆形囊性暗区，囊内回声均匀，轮廓清晰，囊壁轻微、厚薄不均匀）；Ⅱ型：单囊型（特征性表现为"双壁征"的圆形或者类圆形囊性团块，囊壁完整光滑，两层囊壁间隙窄小且宽窄均匀。探头震动囊肿时呈"囊沙征"）；Ⅲ型：多子囊型（两个以上、各自孤立的形态、大小不一、内部回声不一的圆形液性暗区，形如"花瓣状"）；Ⅳ型：破裂型（内囊壁破裂，囊液外漏，呈"套囊征"，囊壁间隙宽窄不等；若部分内囊壁脱落则呈"天幕征"；若内囊壁完全脱落并塌陷，漂浮于囊液中卷曲皱褶则呈"飘带征"）；Ⅴ型：实变型（病灶实变呈球形，内部坏死、溶解，回声杂乱，强弱相间，囊壁增厚，边界清楚，呈"脑回状"或"洋葱状"）；Ⅵ型：钙化型（外囊壁肥厚并部分或完全钙化，呈"蛋壳样""瓦罐边"改变，内部无回声或回声不均匀，后方伴宽大声影）。肝泡型包虫病在 B 超检查下呈强回声，无包膜，边缘极不规则，与周围正常肝组织无明显界限，内部常有点粒状及小环状钙化，回声不均匀，后方伴有明显声衰减及声影。

CT 检查：肝囊型包虫病依据特征性的 CT 检查表现分为 5 型。① 单囊型：单个或多个圆形或类圆形的囊性低密度灶，大小不一，囊壁较光滑，厚薄不均匀，边界清楚，增强扫描后病灶无强化。② 多子囊型：单个母囊内有多个孤立子囊，子囊大小不一，密度更低，呈"囊内囊""蜂窝状"表现。③ 钙化型：母囊或者子囊的囊壁钙化呈条带状、环形或半环形高密度影，囊内内容物钙化呈点状、条带状高密度影，增强扫描后病灶无强化。④ 实变型：表现为实性软组织密度肿块影，病灶密度不均匀，增强扫描后病灶无强化。⑤ 内囊破裂型：内囊破裂，囊液外漏，内外囊分离呈"双边征"；内囊脱落，漂浮于母囊液中呈"水上浮莲征""飘带征"。肝泡型包虫病在 CT 检查下呈形态不规则、边界不清楚的低密度阴影或高低密度混合阴影，病灶内可有不规则钙化，但无囊壁钙化，增强扫描后病灶无强化，当病灶内部出现液化、坏死时呈现"岩洞样"征象，同时病灶周围出现大量的小囊泡（小泡征）。

（三）病因病机

肝囊肿的发生机制目前尚不完全明确。单纯性肝囊肿并非遗传性疾病，患者不存在基因组胚系突变，故以往学术界认为单纯性肝囊肿的发病与基因突变无关，其具体发病机制不清楚。对于单纯性肝囊肿的发病机制，大多医家都认为[10]与胚胎时期肝内胆管板发育不良，胆管上皮细胞异常扩增，胆管畸变堵塞，管腔增大，持续分泌液体导致管腔内容物滞留有关。多囊肝患者多为先天性发育导致，该类患者多伴有肾脏、胰腺脾脏等多脏器的多囊性改变[11]。多囊肝主要包括 3 类：伴发于常染色体显性多囊肾病（ADPKD）的 PLD、伴发于常染色体隐性多囊肾病（ARPKD）的 PLD 和独立型常染色体显性多囊肝病（ADPLD）。这 3 类 PLD 的发病主要是由于相应的致病基因发生不同类型的突变，导致重要蛋白功能异常引起的。其中，PC-1/PC-2 蛋白功能和（或）结构异常，从而导致纤毛的结构和（或）功能异常，随后会出现细胞内钙水平和环磷酸腺苷（cAMP）水平升高，进而促进胆管细胞的过度增殖，导致肝囊肿的形成。大多研究认为，伴发于多囊肾病的 PLD 主要由纤毛相关基因突变引起，少部分亦可由 ER 相关基因引起。肝包虫病又名棘球蚴病，主要有 2 种类型，即由细粒棘球绦虫的虫卵感染所致囊型包虫病和由多房棘球绦虫的虫卵感染所致泡型包虫病，感染方式主要是由于饮用或食用了含有虫卵的水或者食物，而后六钩蚴在上消化道内释放并附着、刺入到肠壁内进而进入到肝门静脉系统。

在中医学中，对肝囊肿尚无统一认识，但近代多根据其症状和体征，将其归属于中医学"胁痛""积聚""症瘕""痰饮""肝癖"等范畴。尤在泾《金匮要略心典》云："肝喜冲逆而主疏泄，水液随之上下也。"《素灵微蕴·卷四》亦谓："粪溺疏泄，其职在肝。以肝性发扬而渣滓盈满，其布舒之气，则冲决二阴，行其疏泄，催以风力，故传送无阻。"大多医家认为情志不畅、饮食不节等因素导致的肝郁气滞是发病的基础。在肝郁气滞的基础上，或因气滞而致血瘀，瘀血内结不散，遂成症瘕积聚；或因肝郁而致脾虚，如《素问·经脉别论》云："饮入于胃，游溢精气，上输于脾。脾气散精，上归于肺，通调水道，下输膀胱，水精四布，五经并行。"水湿运化不畅，水湿停滞，聚生痰湿。病情进一步发展，瘀血、痰湿、水饮等病理产物又成为新的致病因素，使病机更加复杂，或痰瘀互结，或湿郁化热，或饮停伤阳，虚实夹杂，多有兼挟，致使疾病反复发作，缠绵难愈。

（四）中医分型

参照《中药新药临床研究指导原则》[12]，肝囊肿中医分型大致可分为气滞血瘀型、脾虚湿盛型、痰瘀互结型、痰湿内盛型、肝郁脾虚型和肝肾亏虚型六型。

1. 气滞血瘀型

主症：腹有包块，固定不移，右胁胀满，甚则疼痛，走窜疼痛，情志抑郁，急躁易怒，刺痛拒按。

次症：食欲减退，脘腹作胀，消化不良，便排不畅，女性经前一二日或经期会出现小腹胀痛，拒按，经血量少，排出不畅，月经颜色紫黯有血块，血块排出则疼痛减轻，胸胁乳房胀痛。

舌脉：舌质暗，或有瘀点瘀斑，舌下静脉迂曲，脉弦。

治则：行气活血，化瘀消症。

方药：桂枝茯苓丸加减[13]或血府逐瘀汤加减[14]。

2. 脾虚湿盛型

主症：腹有包块，按之不坚，或时而作痛，脘腹痞满，肝区稍有不适。

次症：形体偏于肥胖，口中黏腻，自觉身重，疲惫倦怠，头晕，胃胀，反酸，腹胀，便溏，女子的白带量多、清稀，男子阴囊瘙痒、潮湿等。

舌脉：舌淡红，有齿痕，苔白腻，脉沉。

治则：健脾渗湿，散结消癥。

方药：六君子汤加减[15]。

3. 痰瘀互结型

主症：右胁部不适。

次症：上腹胀满、嗳气、食欲不振，咳嗽、咯白黏痰，痰稠厚，食欲不振，大便偏溏，胸闷，胸痛，头痛，四肢麻木不仁、疼痛。

舌脉：舌暗红，苔白腻，脉弦。

治则：化痰散瘀，消癥散结。

方药：犀黄丸加减[16]。

4. 痰湿内盛型

主症：右胁隐痛，胁胀。

次症：乏力，纳差，头晕，记忆力减退，耳鸣，听力下降，大便黏腻、不成型，小便不利、混浊，男性阴囊潮湿，女性出现月经不调。

舌脉：舌淡红，苔白腻，脉弦。

治则：通阳化饮，消癥散结。

方药：苓桂术甘汤加减[17]。

5. 肝郁脾虚型

主症：右胁部隐隐胀痛，胸闷不舒，善太息。

次症：纳呆食少，时有腹泻，喉中痰多，难咯，大便偏溏、不成型，小便尚可。

舌脉：舌淡红，苔白，脉弦。

治则：疏肝健脾，散结消癥。

方药：逍遥散加减[18]。

6. 肝肾亏虚型

主症：右胁肋部不适。

次症：头晕耳鸣，腰膝酸软，形体消瘦，口咽干燥，双目干涩，脱发，盗汗，手足心热，男子遗精，女子月经量少，或推迟甚至闭经。

舌脉：舌红少苔，脉细数。

治则：补益肝肾，散结消症。

方药：六味地黄汤加减[19]。

二、外治法

（一）药物外治法

1. 中药外敷

① 处方 1：八月扎、柴胡、丹参、元胡、姜黄、桂枝、泽兰、海藻、茯苓、泽泻、牵牛子、皂角刺、川楝子、南星、白芥子、川芎、青皮、三棱、莪术[20]。

用法：将上述药物制成胶瘤巴布膏，根据 B 超或 CT 检查提示的囊肿具体位置，取中药胶瘤巴布膏一贴，贴于囊肿对应的皮肤上，1 天 1 次，每次 12 小时，夜敷昼取（晚上 8 点到早上 8 点）。3 个月为 1 个疗程。共用 2~4 个疗程。根据不同证型配合中药汤剂口服。

适应证：肝囊肿。

治则：行气化瘀，消症散结。

注意事项：注意中药贴的硬度，防止烫伤；密切观察皮肤的情况，防止过敏。若出现皮肤发红、瘙痒、糜烂等状况立即停止用药，局部涂用抗过敏药物。

② 处方 2：当归、川芎、苍术各 40g，木香、乳香、没药、枳壳、元胡各 30g，皂刺 20g，三七粉 5g[21]。

用法：将上药装入白棉布袋，放入蒸笼文火蒸熟，首次蒸 1 小时后，放至适合温度，勿烫伤皮肤，将药包热敷于患处。以后使用时，每次蒸 40 分钟，再热敷于患处即可，1 天最少 2 次，1 副药可反复使用蒸敷 1 周。

适应证：肝囊肿痰湿型伴胁痛。

治则：行气化湿，消症止痛。

注意事项：药包放至合适温度后使用，防止烫伤皮肤。密切观察皮肤的情况，防止过敏。若出现皮肤发红、瘙痒、糜烂等状况立即停止用药，局部涂用抗过敏药物。

③ 处方 3：穴位敷贴-肝舒贴（主要由黄芪、莪术、穿山甲等药物组成）[22]。

用法：贴于肝区胁肋疼痛部位（期门、日月、章门）和肝俞、足三里处，

2~3 日 1 次，2 周为 1 个疗程。

适应证：肝囊肿伴胁痛。

治则：行气化瘀，消症止痛。

注意事项：密切观察患者的皮肤的情况，防止过敏。若出现皮肤发红、瘙痒、糜烂等状况立即停止用药，局部涂用抗过敏药物。

④ 处方 4：皂荚膏[23]。

用法：以大皂荚若干，烧存性研末备用，临用时再加 5 倍之荞麦粉（取其性黏易贴）兑水和成稠糊状，按略大于疼痛面积，厚约 0.5cm，平摊于布或牛纸上，贴于患部。

适应证：肝囊肿伴胁痛。

治则：行气化瘀，消症止痛。

注意事项：密切观察患者的皮肤的情况，防止过敏。若出现皮肤发红、瘙痒、糜烂等状况立即停止用药，局部涂用抗过敏药物。

2. 穴位注射

处方：双侧阳陵泉穴位[24]。

用法：用无菌注射器抽取 500μg 维生素 B_{12} 2mL 取双侧阳陵泉穴位，常规消毒皮肤后刺入，有酸麻胀重感后回抽无血即注入 1mL 药液，拔针后按压针孔片刻，按同法注射对侧穴位，1 次/天，5 天为 1 个疗程。

适应证：肝囊肿伴胁痛。

治则：行气化瘀，消症止痛。

注意事项：注意患者是否有不适感，若有不适，应及时停止。

3. 穴位贴敷

处方：自制行气止痛贴（当归、赤芍、柴胡、茯苓、白术、薄荷、川芎、香附、川楝子、延胡索、吴茱萸、青木香、乳香、没药、沉香、檀香、木香等）[25]。

用法：上药研细末过 120 目筛备用，用时将药末加透皮剂调成膏状，用胶布固定在中脘、神阙穴上。每次贴 8 小时，每天 1 次，5 天为 1 疗程。

适应证：肝囊肿伴胁痛。

治则：行气化瘀，消症止痛。

注意事项：密切观察皮肤的情况，防止过敏。若出现皮肤发红、瘙痒、糜烂等状况立即停止用药，局部涂用抗过敏药物。

（二）非药物外治法

1. 针刺

① 取穴 1：合谷、曲池、中脘、下脘、梁门、天枢、气海、关元、阳陵泉、足三里、上巨虚、阴陵泉、三阴交、太冲[26]。

操作：1 周针刺 1 次。

适应证：肝囊肿。

治则：散结消症。

注意事项：梁门穴过饱者禁针，肝大者右侧慎针或禁针，不宜做大幅度提插捻转；关元排尿后进行针刺。

② 取穴 2：同侧的尺泽和曲泽作为主要穴位，内关穴为辅助穴位，双侧疼痛取患者的双侧穴位[27]。

操作：患者取坐位，对所取穴位进行常规消毒，选择 28 号 2 寸毫针，稍微向上刺进穴位，这时让患者深吸一口气，吸气之后产生强烈的刺激，针感会向上进行传导，每隔 5 分钟针刺 1 次，然后留针 30 分钟。在留针期间嘱患者深呼吸，也可以随意运动胸廓，拔针时不用按住针孔。每天重复操作 1 次，以 7 天为 1 个疗程，治疗个 1 疗程后对患者的治疗效果进行评定。

适应证：肝囊肿伴有胁痛者。

治则：行气化瘀，消症止痛。

注意事项：观察患者情况，避免晕针。

③ 取穴 3：日月（右侧）、胆囊穴、期门（右侧）、阳陵泉[28]。

操作：采用克 6805-AI 脉冲式电针仪，电压恒定，连续波，输出调节指针为 3~4。脂餐后 2 小时进行电针治疗，连续电针 60 分钟，每 15 分钟加量 0.5，起针后口服 33% 硫酸镁溶液 30mL。

适应证：肝囊肿气滞型。

治则：行气化瘀，消症止痛。

注意事项：日月、期门平刺，应根据患者胖瘦，勿针刺过深伤及内脏，应沿着肋缘，避免刺及骨膜及肋间神经；胆囊穴、阳陵泉穴直刺。观察患者情况，避免晕针。

④ 取穴 4：阳陵泉、丘墟、太冲、胆囊穴、日月、期门、胆俞[29]。

操作：患者坐位，首先选穴定位，局部常规消毒。阳陵泉、丘墟、太冲等 3 穴分别用消毒的 2 寸、1 寸、1.5 寸毫针快速刺入皮下，达到理想深度后，采用捻转强刺激手法，待患者得气后，自觉胆囊区疼痛减轻舒畅时，每隔 3~5 分钟行针 1 次，每次留针时间为 20~30 分钟，余穴按常规刺法操作。每天 1 次，10 天为一疗程，休息 1 周后进行第 2 个疗程。

适应证：肝囊肿痰湿型。

治则：行气化痰，散结消癥。

注意事项：胆囊穴、阳陵泉穴直刺；日月、期门平刺，应根据患者胖瘦，勿针刺过深伤及内脏，应沿着肋缘，避免刺及骨膜及肋间神经。观察患者情况，避免晕针。

⑤ 取穴 5：主穴取日月、期门、支沟、阳陵泉、太冲、丘墟等，局部则取阿是穴[30]。

操作：局部阿是穴排针治疗，局部排针治疗以痛点为腧，1 寸为间距，沿肋间方向向前平刺 0.5 寸，此法可直刺邪留之处，增强对病灶局部的刺激，接续经气，疏经通络止痛。诸穴行针时提插、捻转两法配合使用，均取泻法，针刺得气后留针 30 分钟，隔日 1 次，10 次为 1 个疗程。

适应证：肝囊肿伴胁痛。

治则：行气化瘀，消癥止痛。

注意事项：日月、期门平刺，应根据患者胖瘦，勿针刺过深伤及内脏，应沿着肋缘，避免刺及骨膜及肋间神经。观察患者情况，避免晕针。

⑥ 取穴 6：患侧阳陵泉及痛点处[31]。

操作：患者取坐位、仰卧、侧卧位均可，常规消毒局部皮肤后，针刺患侧阳陵泉，予强刺激用泻法，要求必须有针感，针感可达到胁肋部放射至足部；同时要求患者行深呼吸、咳嗽、做举臂动作，或原来会引起疼痛加剧的动作。留针 20 分钟，期间不行针。然后在痛点处常规消毒，用梅花针叩刺，以皮肤潮红有少量出血为度，加拔火罐，留罐 10 分钟，出血量 5~10mL 为佳。对于年老体弱者不要求强刺激，有针感即可，5 次为一疗程，1 个疗程后观察疗效。

适应证：肝囊肿气滞型。

治则：行气止痛，散结消癥。

注意事项：注意伤口，避免感染。同时观察患者情况，避免晕针。

⑦ 取穴 7：实证者取穴肝俞、期门、阳陵泉、丘墟；肝气郁结配太冲；瘀血停着配三阴交；肝胆湿热配支沟；肝络失养虚证者取穴肝俞、肾俞、期门、丘墟[32]。

操作：皮肤常规消毒，针刺得气后用捻转泻法，每 5 分钟运 1 次针，留针 30 分钟，嘱患者深呼吸，做扩胸动作及腰部侧弯、旋转动作，幅度从小至大，之后做前屈、后伸动作，活动范围以能忍受为度。

适应证：肝囊肿伴胁痛。

治则：行气止痛，散结消症。

注意事项：观察患者情况，避免晕针。

2. 耳穴治疗

① 取穴 1：耳穴：两耳交感、神门、肝、胆、胃、十二指肠[33]。

操作：先将胶布剪成直径 0.6cm 的小方块，耳郭用 75% 酒精消毒，把王不留行籽粘在胶布中间，然后按压在穴位上，每次选 2~4 穴，两耳同时或交替使用，每日餐后轻轻按压 5 分钟，或逐穴按压，每穴按压 10~20 秒，疼痛发作时随时按压。

适应证：肝囊肿气滞型。

治则：行气止痛，散结消症。

注意事项：注意不可用力过度，以免损伤皮肤，以按压后出现酸、麻、胀、痛感为宜，2~3 天更换 1 次穴位。

② 取穴 2：耳郭取神门、肝、胆、胸 4 穴[24]。

操作：在耳郭上选取神门、肝、胆、胸 4 穴，取 2~3 穴，捻转中、强刺激、留针 20~30 分钟。

适应证：肝囊肿伴胁痛。

治则：行气止痛，散结消症。

注意事项：注意不可用力过度，以免损伤皮肤，以按压后出现酸、麻、胀、痛感为宜，2~3 天更换 1 次穴位。

3. 手法点穴

取穴：章门、中脘、中极、日月、足三里、胆囊穴、胆俞、上脘、脐中、渊腋、章门[34]。

操作：令患者仰卧位，两手放于体侧。医者双手成虎掌，从患者中脘穴向下至腹中极穴范围依次反复导引约 5~10 分钟，至腹中出现胃肠蠕动的肠鸣音为止。再用拇指或中指、食指对准胆区或结石区，做适度点按，以腕为轴，频率在每分钟 240 次以上。中脘、日月、足三里、胆囊穴至背部胆俞等，每穴约 2 分钟。再令患者侧卧，暴露右肋区，医者双手成空心掌，右手掌从上脘、脐中，左手掌从渊腋至章门，依次反复拍打。将结石震松、震碎，频率每分钟200次左右，力度以患者能耐受为度。约5分钟后，令俯卧，从背部大椎以下偏右侧，从上至下拍至肾俞，依次反复进行约5分钟后，结束治疗。每次治疗时间约3分钟。每日1次，10次为1个疗程。

适应证：肝囊肿气滞型。

治则：行气止痛，散结消癥。

注意事项：注意患者体位，注意患者所处的室内温度，观察患者情况。

4. 艾灸

① 取穴1：肝俞、胆俞；胆囊穴、足三里、阳陵泉；丘墟、太冲[35]。

操作：灸胆囊穴、足三里、阳陵泉：温和灸：将艾卷点燃后，靠近穴位熏烤，艾卷距穴位约3cm，如局部有温热舒适感觉，就固定不动，每次10~15分钟，以灸至局部稍红晕为度，隔日施灸1次，每月灸10次。瘢痕灸：足三里穴施艾炷瘢痕灸，可3天1次，每次各灸3~5壮，艾炷如麦粒、黄豆或半个枣核大。肝俞、胆俞灸常用温和灸。灸丘墟、太冲：隔姜灸：取俯卧位。用鲜姜片厚约0.4cm，放于穴位上，上置艾炷灸之。每次施灸5~10壮，艾炷如黄豆或小莲子大，隔日施灸1次，10次为一灸程。无瘢痕灸：取俯卧位。按艾炷无瘢痕灸法操作。每穴每次施灸3~5壮，艾炷如黄豆或小莲子大。

适应证：肝囊肿痰湿型。

治则：行气化湿，散结消癥。

注意事项：灸至灼痛则迅速更换艾炷，谨防起泡，防止感染。

② 取穴2：大椎，第八、九椎骨，上、中、下脘穴位，肝区前后各部穴位及发现包块的外圈周围[36]。

操作：用麝香制作的艾料做成中等桃核大小的艾壮。首先灸大椎，第八、九椎骨及胃上、中、下脘穴位。7日后再灸肝区前后各部穴位及发现包块的外圈周围。再过7日后逐步从包块外圈向内各取1寸处灸治。最后灸包块中间（同时服用徐党登巴、七美森赛等杀虫类药）。然后休息半月后再进行治疗，如此治疗3次为1个大疗程。1个大疗程后休息3个月，根据病情治疗2~3疗程即能治愈。

适应证：肝包虫病。

治则：杀虫止痛，散结消癥。

注意事项：灸至灼痛则迅速更换艾炷，谨防起泡，防止感染。注意饮食起居。

③ 取穴 3：肝俞、期门、阳陵泉，随证配穴：太冲、支沟、三阴交等[37]。

操作：75%酒精消毒皮肤，点燃灸条放于灸盒内并置于选定穴位处施灸，绷带固定艾灸盒，同时嘱患者避免大幅度活动。施灸温度 35~45℃，时间 30 分钟。30 分钟后取下艾灸盒。

适应证：肝囊肿伴胁痛。

治则：行气止痛，散结消症。

注意事项：及时取下艾灸盒，防止余灰烫伤。

5. 按摩

取穴：背俞穴的压痛点和结节或条索状阳性反应物[38]。

操作：在背俞穴上寻找压痛敏感点，找到后即以此为输行法、指揉法，得气为度。反复寻找，治疗 2~3 次，如遇有结节或条索状阳性反应物，可在此施以弹拨法、捋顺法、散法，手法轻重以患者能耐受为度，如无压痛敏感点及阳性反应物，则在胆俞穴上施术，每天 1 次。2 组都治疗 1 周。

适应证：肝囊肿伴胁痛。

治则：行气止痛，散结消症。

注意事项：注意患者体位，注意患者所处的室内温度，力度适中。

参考文献

[1] 杨小周,阳丹才让,张灵强,等.肝脏囊性病变硬化治疗研究现状[J].中外医学研究,2021,19(33):193-196.

[2] 吴彦,丁雄.非寄生虫性肝囊肿的临床治疗及复发原因探讨[J].现代医药卫生,2015,31(20):3124-3126.

[3] CAMPOS A R,SERNA S D L,UTRILLA A C.Simple liver cyst presenting with clinical signs and symptoms of right-sided heart failure[J].Revista Espanola de Enfermedades Digestivas Organo Oficial de la Sociedad Espanola de Patologia Digestiva,2019,111(11):893.

[4] 徐康赫.肝囊肿的临床特点及疗效分析[D].延吉:延边大学,2019.

[5] 崔振华.肝囊肿的临床治疗:附 137 例分析[D].济南:山东大学,2010.

[6] 李韬.单纯性肝囊肿的临床特点及手术疗效分析[D].济南:山东大学.2017.

［7］ 樊嘉,董家鸿,周伟平,等.肝脏良性占位性病变的诊断与治疗专家共识
（2016 版）［J］.中华消化外科杂志,2017,16(1):1-5.

［8］ 陈亚进,张磊.2014 年美国胃肠病学会《肝脏局灶性病变诊断和管理指南》
解读［J］.中国实用外科杂志,2015,35(1):20-24.

［9］ 李玉民,任志俭.肝包虫病的诊断与治疗进展［J］.中华消化外科杂志,
2018,17(12):1141-1145.

［10］ 吴少平,许文萍,张新,等.肝囊肿发病机制的研究进展［J］.国际消化病杂
志,2020,40(1):12-15.

［11］ 张泽宇,黄云,王志明.多囊肝的临床诊疗进展［J］.中国普通外科杂志,
2020,29(1):104-114.

［12］ 郑筱萸.中药新药临床研究指导原则［M］.北京:中国医药科技出版社,
2002.

［13］ 曹福凯,钱峻,金小晶.桂枝茯苓丸加味治疗肝囊肿 37 例［J］.湖北中医杂
志,2004(1):45.

［14］ 王振宏.血府逐瘀汤加味治疗肝囊肿疗效观察［J］.世界最新医学信息文
摘,2017,17(45):167,170.

［15］ 李涤尘.从痰饮论治先天性肝囊肿 2 例［J］.中西医结合肝病杂志,2002
(1):55.

［16］ 王世高,韩学礼,赵德珠.犀黄丸治疗非寄生虫性肝囊肿:附 10 例分析
［J］.中国中西医结合外科杂志,1999(2):61-62.

［17］ 赵福英.苓桂术甘汤加味治疗肝囊肿 17 例［J］.浙江中医杂志,2000(8):
7.

［18］ 黎壮伟,陈锐深.陈锐深教授用中药治愈乳腺癌术后肝囊肿 1 例［J］.江苏
中医药,2005(8):29.

［19］ 张天.肝囊肿治验［J］.江苏中医杂志,1986(9):13.

［20］ 李小梅,雷陵.雷陵以中药外敷为主治疗肝囊肿的经验［J］.中医外治杂
志,2018,27(6):61-62.

［21］ 杨聪亮,任引亭.归芎散外用治疗囊肿 183 例［J］.陕西中医,2004(3):
254.

［22］ 陈静,王灵台,赵钢.肝舒贴治疗慢性肝病胁痛的临床研究［J］.上海中医
药杂志,2004(10):6-8.

[23] 张正熹.皂荚膏外贴治脓肿初起及胁痛[J].中国民间疗法,1995(5):20.

[24] 薛梅.维生素 B_{12} 穴位注射配合耳针治疗胁痛的观察[J].实用护理杂志,2003,19(14):20.

[25] 余波,刁本恕.内外合治法治疗肝气郁结型胁痛 32 例[J].新中医,2006(6):76-77.

[26] 唐博祥,汪红兵,姚叙莹.中医针药并用治疗肝囊肿 115 例疗效观察[J].中国医药指南,2009,7(16):101-102.

[27] 李磊,赵淑婕.针刺治疗胁痛 200 例临床疗效观察[J].亚太传统医药,2015,11(9):66-67.

[28] 刁永红,韩秀华,马华,等.电针治疗胆石症的临床观察[J].针灸临床杂志,2010,26(9):36-38.

[29] 王琦,王志国.针药配合治疗胆结石症 112 例临床观察[J].针灸临床杂志,2005(10):22-23.

[30] 赵爱玲,徐亚莉,张蕊.徐亚莉副教授采用传统针灸疗法治疗胸胁痛的经验[J].甘肃中医学院学报,2011,28(6):18-20.

[31] 王建,王艳.一针一罐治胁痛 60 例[J].中国针灸,2008,28(S1):124.

[32] 王迪,谢学锋.针刺治疗急性胁痛 39 例[J].中国中医急症,2013,22(8):1402.

[33] 毛江明.中医综合疗法治疗老年胆石病疗效观察[J].辽宁中医药大学学报,2010,12(5):181-182.

[34] 姚锦科.胆石症的中医治疗进展[J].中国校医,2011,25(8):634-635,639.

[35] 郑金艳,郑金凤,李昕,等.艾灸治疗胆囊炎胆结石 1 例[J].黑龙江医药科学,2011,34(3):76.

[36] 马建军.藏医艾灸治疗肝包虫病 23 例临床体会[J].中国民族医药杂志,2000(1):17.

[37] 何胜男.消癥止痛膏穴位贴敷联合艾灸治疗肝胆疾病胁痛的临床护理研究[J].中西医结合心血管病电子杂志,2019,7(2):101.

[38] 李小红,苏洁.穴位按摩对缓解胁痛患者胁痛的疗效观察[J].中国伤残医学,2013,21(6):215-216.

≫ 第五节　肝硬化（代偿期）

一、概述

肝硬化（liver cirrhosis）是各种慢性肝病进展以至肝脏慢性炎症、弥漫性纤维化、假小叶、再生结节和肝内外血管增殖为特征的病理阶段，代偿期无明显症状，失代偿期以门静脉高压和肝功能减退为临床特征。病人常因并发食管胃底静脉曲张出血、肝性脑病、感染、肝肾综合征、门静脉血栓等多器官功能慢性衰竭而死亡。本章主要介绍肝硬化代偿期及其中医外治法。

（一）临床表现

肝硬化通常起病隐匿，病程发展缓慢。临床上将肝硬化大致分为肝功能代偿期和失代偿期。代偿期肝硬化大部分病人无症状或症状较轻，主要表现为乏力、食欲减退、腹部不适、恶心、消化不良和腹泻等症状，多呈间歇性，常于劳累、精神紧张或伴随其他疾病而出现，休息或服药后常可缓解。肝硬化代偿期病人营养状态尚可，肝脏是否肿大取决于不同类型的肝硬化，脾脏因门静脉高压常呈轻度或中度肿大。肝功能检查正常或轻度异常。或有皮肤色素沉着，面部黝黑，或出现肝掌、蜘蛛痣等。

（二）临床诊断

诊断内容包括确定有无肝硬化、寻找肝硬化的原因、肝功分级及并发症诊断。

1. 确定有无肝硬化

临床诊断肝硬化通常依据肝功能减退和门静脉高压同时存在的证据。影像学所见肝硬化的征象有助于诊断。当肝功能减退和门静脉高压证据不充分、肝硬化的影像学征象不明确时，肝活检若见假小叶形成，可建立诊断。

（1）肝功能减退。

① 临床表现：包括消化吸收不良、营养不良、黄疸、出血和贫血、不孕不育、蜘蛛痣、肝掌、肝病面容、男性乳房发育、肝性脑病及食管胃底静脉曲张出血等。

② 实验室：可以从肝细胞受损、胆红素代谢障碍、肝脏合成功能降低等

方面反映肝功能减退。

（2）门静脉高压。

① 临床表现：包括脾大、腹水、腹壁静脉曲张及食管胃底静脉曲张出血等。

② 实验室：血小板降低是较早出现门静脉高压的信号，随着脾大、脾功能亢进的加重，红细胞及白细胞也降低。没有感染的肝硬化腹水，通常为漏出液。合并自发性腹膜炎，腹水可呈典型渗出液或介于渗、漏出液之间。腹水细菌培养及药物敏感性试验可作为抗生素选择时参考。血性腹水应考虑合并肝癌、门静脉血栓形成及结核性腹膜炎等。

（3）影像学。

① 少量腹水、脾大、肝脏形态变化均可采用超声、CT 及 MRI 证实，显然较体检更加敏感而且准确。② 门静脉属支形态改变：门静脉高压者的门静脉主干内径常大于 13mm，脾静脉内径大于 8mm，多普勒超声可检测门静脉的血流速度、方向和血流量。腹部增强 CT 及门静脉成像术可清晰、灵敏、准确、全面地显示多种门腔侧支循环开放状态、门静脉血栓、血管海绵样变及动-静脉瘘等征象，有利于对门静脉高压状况进行较全面的评估。

（4）胃镜。

有助于鉴别肝硬化上消化道出血的具体原因，如食管胃底静脉曲张、门静脉高压性胃病、消化性溃疡、糜烂出血性胃炎及上消化道恶性肿瘤等。

2. 寻找肝硬化原因

诊断肝硬化时，应尽可能搜索其病因，以利于对因治疗。

3. 肝功能评估

包括对其肝脏合成功能中血清白蛋白、血浆凝血因子、胆固醇水平的评估；对丙氨酸氨基转移酶（alanineaminotransferase，ALT）和天冬氨酸氨基转移酶（aspartate aminotransferase，AST）的评估对及胆红素代谢的评估等。

（三）病因病机

导致肝硬化的病因有 10 余种，我国目前仍以乙型肝炎病毒（hepatitis B virus，HBV）为主；在欧美国家，酒精及丙型肝炎病毒（hepatitis C virus，HCV）为常见病因。

1. 病毒性肝炎

嗜肝病毒引起肝细胞的损伤，主要包括感染者的免疫应答因素和病毒因素。肝炎病毒进入肝脏后，激活机体的免疫反应，细胞毒性 T 淋巴细胞（CTL）可直接作用于肝细胞，也可分泌多种细胞因子如肿瘤坏死因子 α（TNF-α）、干扰素 γ（IFN-γ）等，引起肝细胞死亡；病毒感染后，肝组织局部的炎症细胞（中性粒细胞、巨噬细胞等）浸润可导致组织损害。乙型肝炎病毒（HBV）感染为肝硬化最常见的病因，其次为丙型肝炎病毒（HCV）感染。从病毒性肝炎发展为肝硬化短至数月，长达数十年。甲型肝炎病毒和戊型肝炎病毒感染所致肝炎一般不发展为肝硬化。

2. 酒精

长期大量饮酒导致肝细胞损害、脂肪沉积及肝脏纤维化，逐渐发展为肝硬化，营养不良、合并 HBV 或 HCV 感染及损伤肝脏药物等因素将增加酒精性肝硬化发生的风险。饮酒的女性较男性更容易发生酒精性肝病。

3. 免疫疾病

自身免疫性肝炎及累及肝脏的多种风湿免疫性疾病可进展为肝硬化。

4. 药物或化学毒物

长期服用损伤肝脏的药物及接触四氯化碳、磷、砷等化学毒物可引起中毒性肝炎，最终演变为肝硬化。

5. 胆汁淤积

任何原因引起的肝内、胆道梗阻，持续胆汁淤积，皆可发展为胆汁性肝硬化。根据胆汁淤积的程度，可分为原发性肝硬化和继发性胆汁性肝硬化。

6. 循环障碍

肝静脉和（或）下腔静脉阻塞（budd-chiari syndrome）、慢性心功能不全及缩窄性心包炎（心源性）可导致肝脏长期瘀血、肝细胞变性及纤维化，最终发展为瘀血性肝硬化。

7. 寄生虫感染

血吸虫感染在我国南方依然存在，成熟虫卵被肝内巨噬细胞吞噬后演变为成纤维细胞，形成纤维性结节。由于虫卵在肝内主要沉积在门静脉分支附近，纤维化常使门静脉灌注障碍，所导致的肝硬化常以门静脉高压为突出特征。华支睾吸虫寄生于人体肝内、外胆管内，所引起的胆道梗阻及炎症（肝吸虫病）可逐渐进展为肝硬化。

8. 遗传和代谢性疾病

由于遗传或先天性酶缺陷，某些代谢产物沉积于肝脏，引起肝细胞坏死和结缔组织增生。主要有：

（1）铜代谢紊乱。

铜代谢紊乱也称肝豆状核变性、Wilson病，是一种常染色体隐性遗传的铜代谢障碍疾病，其致病基因定位于13q14.3，该基因编码产物为转运铜离子的P型-ATP酶。由于该酶的功能障碍，致使铜在体内沉积，损害肝、脑等器官而致病。

（2）血色病。

因第6对染色体上基因异常，导致小肠障碍黏膜对食物内铁吸收增加，过多的铁沉积在肝脏，引起纤维组织增生及脏器功能障碍。

（3）α_1-抗胰蛋白酶缺乏症。

α_1-抗胰蛋白酶（α_1-antitrypsin，α_1-AT）是肝脏合成的一种低分子糖蛋白，由于遗传缺陷，正常α_1-AT显著减少，异常的α_1-AT分子量小而溶解度低，以致肝脏不能排至血中，大量积聚肝细胞内，使肝组织受损，引起肝硬化。

其他如半乳糖血症、血友病、酪氨酸代谢紊乱症、遗传性出血性毛细血管扩张症等亦可导致肝硬化。

9. 营养障碍

长期食物中营养不足或不均衡、多种慢性疾病导致消化吸收不良、肥胖或糖尿病等导致的脂肪肝都可发展为肝硬化。

10. 原因不明

部分病人难以用目前认识的疾病解释肝硬化的发生，称隐源性肝硬化。在尚未充分甄别上述各种病因前，原因不明肝硬化的结论应谨慎，以免影响肝硬化的对因治疗。

11. 发病机制及病理

在各种致病因素作用下，肝脏经历慢性肝炎、脂肪性变性、肝细胞减少、弥漫性纤维化及肝内外血管增殖，逐渐发展为肝硬化。

肝细胞可以下列三种方式消亡：① 变性、坏死；② 变性、凋亡；③ 逐渐丧失其上皮特征，转化为间质细胞，即上皮-间质转化。正常成年人肝细胞平均生命周期为200~300天，缓慢更新，但肝叶部分切除后，肝脏呈现强大的再生能力。在慢性炎症和药物损伤等条件下，成年人受损肝细胞难以再生。

炎症等致病因素激活肝星形细胞，使其增殖和移行，胶原合成增加、降酶减少，沉积于 Disse 间隙，间隙增宽。汇管区和肝包膜的纤维束向肝小叶中央静脉延伸扩展，这些纤维间隔包绕再生结节或将残留肝小叶重新分割，改建成为假小叶，形成典型的肝硬化组织病理特点。

肝纤维化发生的同时，伴有显著的肝内外血管异常增殖。肝内血管增殖使肝窦内皮细胞窗孔变小，数量减少，肝窦内皮细胞间的缝隙消失，基底膜形成，称为肝窦毛细血管化，致使：① 肝窦狭窄、血流受阻，肝窦内物质穿过肝窦壁到肝细胞的转运受阻，肝细胞缺氧、养料供给障碍，肝细胞表面绒毛消失，肝细胞功能减退、变性、转化为间质细胞、凋亡增加甚或死亡；② 肝内血管阻力增加，门静脉压力升高，在血管内皮生长因子（VEGF）及血小板衍化生长因子 B（PDGF-B）的正反馈作用下，进一步促进肝内外血管增殖，门静脉高压持续进展。肝内门静脉、肝静脉和肝动脉三个血管之间失去正常关系，出现交通吻合支等。肝外血管增殖，门静脉属支血容量增加，加重门静脉高压，导致食管胃底静脉曲张（esophageal-gastro varices，EGV）、脾大、门静脉高压性胃肠病等并发症。

12. 中医病因

肝硬化在祖国医学中属"胁痛""肝积""积聚""鼓胀""黄疸""虚劳"等范畴，肝在五行属木，木合春生之气而升发。肝具主疏泄、主藏血的功能。疏泄是肝气条达的具体表现，条达言肝木之性，疏泄论肝之功，人体的气血津液都必须在肝脏疏泄功能正常的条件下才能发挥各自应有的功能；若因情志不调，酒食不节，劳欲过度，黄疸失治等病因刺激，必然首先影响肝气之疏泄。若肝疏泄无力，则血行缓慢而为瘀血，若疏泄太过则血溢脉外，引起各种出血症状。肝体阴而用阳，喜升喜动，以血为体，并能够调节全身血液，基于肝与血的这种密切生理联系，决定了肝病必然会存在血瘀的病机。历代医家对肝硬化的病机多从瘀血阻络为主，瘀血滞留，着而不去，与痰湿蓄结成痞块，进而凝缩坚硬而为肝硬化。总体以本虚标实为主要病机，以肝气郁滞、血瘀阻络、水湿内聚为标，以脾肾虚衰为本。

（四）中医分型

基于《肝硬化中西医结合诊疗共识》[1]，根据肝硬化临床表现和病变特点，肝硬化代偿期中医证属"症积"范畴，分为以下证型：

1. 肝气郁结证

主症：① 胁肋胀痛或窜痛；② 急躁易怒，喜太息；③ 口干口苦，或咽部有异物感；④ 脉弦。

次症：① 纳差或食后胃脘胀满；② 便溏；③ 腹胀；④ 嗳气；⑤ 乳房胀痛或结块。

诊断：具备主症 2 项和次症 1 或 2 项。

2. 水湿内阻证

主症：① 腹胀如鼓，按之坚满或如蛙腹；② 胁下痞胀或疼痛；③ 脘闷纳呆，恶心欲吐；④ 舌苔白腻或白滑。

次症：① 小便短少；② 下肢浮肿；③ 大便溏薄；④ 脉细弱。

诊断：具备主症 2 项和次症 1 或 2 项。

3. 湿热蕴结证

主症：① 目肤黄染，色鲜明；② 恶心或呕吐；③ 口干或口臭；④ 舌苔黄腻。

次症：① 脘闷，纳呆，腹胀；② 小便黄赤；③ 大便秘结或黏滞不畅；④ 胁肋灼痛；⑤ 脉弦滑或滑数。

诊断：具备主症 2 项和次症 1 或 2 项。

4. 肝肾阴虚证

主症：① 腰痛或腰酸腿软；② 胁肋隐痛，劳累加重；③ 眼干涩；④ 五心烦热或低烧；⑤ 舌红少苔。

次症：① 耳鸣、耳聋；② 头晕、眼花；③ 大便干结；④ 小便短赤；⑤ 口干咽燥；⑥ 脉细或细数。

诊断：具备主症 2 项和次症 1 或 2 项。

5. 脾肾阳虚证

主症：① 腹部胀满，入暮较甚；② 大便稀薄；③ 阳痿早泄；④ 神疲怯寒；⑤ 下肢水肿。

次症：① 小便清长或夜尿频数；② 脘闷纳呆；③ 面色萎黄或苍白或晦暗；④ 舌质淡胖，苔润；⑤ 脉沉细或迟。

诊断：具备主症 2 项和次症 1 或 2 项。

6. 瘀血阻络证

主症：① 胁痛如刺，痛处不移；② 腹大坚满，按之不陷而硬；③ 腹壁青筋暴露；④ 胁下积块（肝或脾肿大）；⑤ 舌质紫暗，或有瘀斑瘀点；⑥ 唇色紫褐。

次症：① 面色黧黑或晦暗；② 头、项、胸腹见红点赤缕；③ 大便色黑；④ 脉细涩或芤；⑤ 舌下静脉怒张。

诊断：具备主症 2 项和次症 1 或 2 项。

二、外治法

（一）药物外治法

1. 脐火疗法

脐火疗法是脐疗和火疗相结合的一种方法，"脐""火""药""蜡"四者协同作用，而达到祛湿退黄，健运脾胃，治疗疾病的目的。脐是人体经脉的特殊部位，为任脉神阙穴，又为冲脉经过部位[2]。任脉统全身之阴，督脉司周身阳气，任督经气相通，与冲脉一源三岐，内连五脏六腑，外合筋骨皮毛，故有"脐为五脏六腑之体，元气归藏之根"之说。脐火疗法就是借助于脐（神阙穴），使药物以不同的途径进入体内，达到益气健脾、祛湿退黄的治疗作用。脐火疗法用于治疗阴黄，可起到祛除湿邪、振奋阳气、扶正固本、行气通络的作用，通过火、热及药物的刺激，激发潜能，使机体的整体功能得到调整。

药饼成分：黄芪、党参、白术、丹参、肉桂、薏苡仁等。

用法：先将药饼成分加工为细粉，加水调和成直径 2cm、厚 1cm 圆形药饼，置于脐部，再将高 7cm、直径 1.5cm 蜡筒（由草纸和蜡组成），中间空心置于药饼之上，正对脐中心，在上端点燃，自然燃烧，燃尽后换第 2 根，7 根为 1 次量，约 30 分钟。每日 1 次，1 个月为一疗程[3]。

适应证：（阴黄）乙肝肝硬化者。

2. 穴位贴敷法

中药穴位贴敷法是以中医经络和脏腑学说为理论基础，根据不同病症的需要，选用相应的治疗药物调膏，将其贴敷于治疗穴位上，用纱布、胶布等覆盖固定，或配合适当的灸疗或热熨，以达到预防、治疗疾病的目的。清代外治名医吴尚先在《理瀹骈文》中精辟地指出："外治之理，即内治之理；外治之药，亦即内治之药。所异者，法耳！医理药性无二，而法则神奇变化。"穴位贴敷法以中医学的整体观念和辨证论治思想为指导，运用各种不同的方法将药物施于皮肤、孔窍、腧穴等部位，以发挥其疏通经络、调和气血、解毒化瘀、扶正祛邪等作用，达到与口服药同等疗效。

（1）化积膏外敷。[4]

药物组成：水红花子 500g、醋白术 500g、炒水蛭 250g、藏红花 50g、败酱草 500g、郁金 500g、皂刺 250g、茵陈 500g、橘络 250g。

制法：以上九味，取白术、郁金置挥发油提取装置中提取挥发油，蒸馏后的残液另器收集；将水红花子、皂刺、橘络、败酱草、茵陈加 10 倍量水，浸泡 4 小时，煎煮，共 3 次，合并 3 次煎液，浓缩；将浓缩液与醋白术、郁金提油后的残渣合并，滤过，浓缩为膏状，喷雾干燥；水蛭、藏红花烘干成超微粉。上述细粉混合均匀，加入环胡精包合的挥发油，均匀，干燥，分装即得，密封备用。

用法：贴敷前将贴敷部位局部消毒。取上述药粉用姜汁适量调成膏状，平铺于纱布上，贴敷于肝、脾体表投上区，神阙穴、双侧足三里穴，后用胶布固定，以神灯照射 20 分钟，日 2 次，每 24 小时换药 1 次。次日用适量醋调膏，贴敷方法同上。疗程 1 个月。

本方根据祖国医学"内病外治"的理论，选用辛香走窜、引经活络、健脾散结之品制成膏药贴敷于神阙、足三里穴及肝、脾体表投影区，利用神灯照射上述部位，使药物温度恒定，皮肤血管扩张，通过皮肤渗透作用，将药物有效成分持续渗入皮下，通过经络传导影响内脏患处，达到软肝、缩脾、保肝降酶、调节免疫的作用。水红花子具有利尿和抗氧化作用；醋白术有抗菌、强壮作用，并可促进胃肠分泌，增强细胞免疫功能；败酱草保肝利胆，抗菌，抗病毒；茵陈具有保肝利胆和免疫调节作用；郁金具有抑制肝炎炎症反应和良好的抗损伤作用，且可促进白蛋白合成；藏红花通过改善微循环，促进胆汁分泌和排泄，起到保肝降酶的作用，并具有较好的提高免疫、清除乙肝病毒的作用。

（2）软肝膏穴位敷贴。[5]

软肝膏：由上海市针灸经络研究所提供（具体成分不详）。

穴位：期门、神阙穴。

（3）化痞膏结合电吹风强化治疗。[6]

化痞膏：邹氏祖传（具体成分不详）。

用法：在患者肝区或脐部相应穴位（如章门、日月穴等）擦上红花油，外敷消痞散同时撒上相应外敷药粉配合电吹风强化治疗 30 分钟后贴上化痞膏。

化痞膏系明代龚廷贤《万病回春》中神仙化痞膏加减而来，消积化痞，对临床积聚痞块、胸胁胀满、脘腹疼痛以及妇女癖血块和肝脾肿大等症有独到疗效。同时要根据患者体质及症状进行辨证加减，如虚寒者加干姜粉，实热者加大黄粉，肝脾肿大加芒硝粉，肝脾疼痛加肉桂粉等。

中药外治以疏肝、活血、散结、利水、逐水的药物外敷体表穴位配合电吹风吹治能起到解除肝郁、消除肝痛、运脾利水、鼓舞肾气的作用。肝区日月、期门两穴为足少阳胆经、足厥阴肝经之要穴，其经气与肝胆相通；任脉之神阙穴是经络的枢纽，经气汇聚之海，中药外敷以上诸穴加吹风强化透入可使中药之性味直入病所，从而发挥治疗作用。从现代医学观点看，通过上法治疗能增加肝脏血流量，促进肝细胞复活、再生，调整和增强机体免疫功能，有效地消除病毒、降低转氨酶和消除腹水。

（4）中药外敷配合红外线灯照射疗法。[7]

药物组成：柴胡 20g、香附 15g、川芎 15g、延胡索 10g、当归 10g。外敷在基本药物的基础上，再进行辨证施护，随证用药。气滞湿阻型加枳壳、陈皮各 10g；寒湿困脾型加干姜、白术各 9g；湿热蕴结型加龙胆草、栀子、黄芩、泽泻各 9g；肝脾血瘀型加大黄 15g，赤芍 10g；若胁下有症块，而正气未衰者，可加三棱、莪术各 15g，地鳖虫 10g；肝阴不足型加生地、枸杞子各 15g，沙参、麦冬各 10g。

制法：将上述药物混合，烘干研末，用饴糖调至糊状备用。药物与饴糖质量比为 1∶3。

用法：准备棉纸（22cm×16cm）、绷带、胶布、剪刀、压舌板等。将棉纸 3 张重叠，以宽为轴折叠成 16cm×11cm，然后揭开最上 1 层，用压舌板调药至第 2 层棉纸上，涂成长约 12cm、宽约 8cm、厚约 0.2cm 均匀的 1 层，将最上 1 层棉纸放下，盖在药上，将棉纸开口端向上敷于所需部位，用胶布固定于相应穴位上。然后用红外线烤灯照射膏药，每天早晚两次，每次 30 分钟。

穴位：一般敷于疼痛处或不适处。胁痛以日月、期门穴为主；胃脘痛以中脘穴为主；腹水及小便困难以神阙穴为主；伴下肢水肿加气海穴；亦可采用肝俞、胆俞为主外敷，也可循经远道取穴。

换药时间：夏秋季节天气炎热，可 1 天换药 1 次；冬春季节天气较冷，可每 2 天换药 1 次。

外敷基本药中的柴胡，味苦，性微寒，归肝胆经，有疏肝解郁之功，是肝胆病必用之主药；香附，入肝经，有镇痛解热作用，《本草纲目》载香附"止心腹、肢体、头目、齿耳诸痛"；川芎，味辛，性温，归肝胆经，有活血行气、祛风止痛的功效，为"血中之气药"；延胡索，味辛苦，性温，归肝经，有活血、利气、止痛的功效，李时珍《本草纲目》载本品"专治一身上下诸痛"；当归，味甘、辛、温，归肝经，有活血止痛的作用。上述五味药物均为辛味，辛能散能行，有利于疏畅气机，清除气滞。纵观诸药，以疏肝行气止痛药为主，活血养血药为辅。行气则可解郁、消胀、利水；而活血养血，意在气血同源，气为血帅、血为气母。诸药配伍，共奏行气活血、通络止痛之功。气滞湿阻型加枳壳、陈皮可加强行气作用；寒湿困脾型加干姜、白术可以振奋脾阳；湿热蕴结型加龙胆草可泻肝胆湿热，栀子、黄芩可清热泻火，泽泻、车前子可清热利湿；肝脾血瘀型加大黄、赤芍可以增强理气活血之功；若胁下有症块，而正气未衰者，加三棱、莪术、地鳖虫可增加破瘀消坚之效；肝阴不足型加生地、枸杞子以滋养肝肾，沙参、麦冬以养阴柔肝。

注意事项：敷药之前，局部皮肤可用75%酒精棉球擦拭，以起到去脂、扩张血管等作用，促进药物吸收；敷药时要四周贴紧，以防药物外溢；敷药后用红外线烤灯照射30分钟，照射后有利于药物发挥药效，且有助于行气，其效更佳。为防止发生烫伤，烤灯距离皮肤以30~50cm为宜；夏季不用烤灯照射。

（5）穴位注射+扶正化瘀胶囊。

穴位选取：双侧肝俞、足三里、三阴交、太冲。

药用：丹参注射液

治疗方法：口服扶正化瘀胶囊，5粒/次，3次/天。同时联合穴位注射，穴位选取双侧肝俞、足三里、三阴交、太冲穴，药用丹参注射液，用注射器抽取药液，在穴位处常规消毒，将针头快速刺入穴内，待有酸胀感后，抽无回血，即可将药物分别注入各穴内，每穴1mL，治疗1次/天，选取一侧四个穴位，左右两侧交替注射连续6天后休息1天。疗程为3个月。

肝硬化病理特征是肝内慢性活动性炎症反应导致肝组织持续受损，纤维结缔组织增生，肝纤维化，肝细胞再生结节形成，是临床常见病、多发病。有效控制肝纤维化，改善肝功能，是治疗肝硬化，控制病情进一步进展的关键。扶正化瘀胶囊方中桃仁活血化瘀；冬虫夏草补虚损，益精气；丹参助桃仁活血化瘀；松花粉益气润燥。共奏活血化瘀、益精养肝解表三功效。临床研究证实，该药具有抗肝纤维化作用。肝俞、足三里、三阴交、太冲穴位可以引起多系统的反应，尤其是对消化系统及血液生化的影响最为显著，并有扶正祛邪之效，可起到健运脾胃、疏肝利胆、活血化瘀的作用，对肝细胞有不同程度的保护修复和再生作用。丹参可改善肝脏微循环，降低HA，抑制胶原纤维增生，穴位注射通过药物的药理作用、穴位刺激和经络的感传作用，具有良好的抗肝纤维化作用[17]。

（6）耳穴压豆。

中医防治肝硬化及其并发症，除了中药辨证内服外，耳穴压豆等技术也广泛用于临床，且安全有效。耳穴压豆通过刺激耳穴，沟通人体表里上下、调整人体气机，使气血运行通畅，且作用持续和缓、效应累积，产生多靶点和多环节调节作用。

选穴：耳穴交感、脾、胃、肝、大肠、三焦。

操作方法：可用75%酒精消毒耳郭皮肤，并以探穴针确定，然后以王不留行籽分别贴于上述穴位，每次贴单侧耳穴，每天以拇指和食指指腹按压4次，力度以有酸胀热得气感为宜，隔天换药，双耳交替。

注意事项：按压的力度要适中，避免损伤耳部的皮肤；护理人员每日检查胶布是否潮湿污染以及脱落；压豆治疗后要检查是否有过敏现象，若有红、肿、痒等不适，要停止治疗，并对症处理。

所取耳穴中交感能调整胃肠、行气降逆、利水解毒；脾、胃能健脾和胃、降逆化浊；肝能行气疏郁、通络止痛；大肠行气通腑；三焦能下气消食、利水化浊。诸穴相配，共奏疏肝健脾、行气利水、和胃降逆之功[18]。

3. 中药灌肠法

祖国医学认为肝硬化是由于肝脾肾三脏功能失调，气滞、瘀血、水饮互相搏结所致，治疗当用疏肝理气、活血化瘀、清热利湿、滋养肝肾等方法。中药经结肠途径治疗既保持了中药的特点，又结合了现代医学的方法，使药物能更好地吸收，不但能改善患者的腹部症状、活动能力，在调节患者情感，缓解焦虑情绪方面也有帮助。

药物组成[8]：大黄30g、赤芍30g、生地黄30g、生牡蛎30g、茯苓30g、桃仁30g、川芎15g、黄连15g、厚朴15g。

制法：上九味，浓煎剂200mL灌肠。

用法：灌注前患者先排空大小便，使用前药液及过滤好的清水先加温至37℃，病人取左侧卧位，双膝稍屈曲，臀部垫高，液体石蜡油润滑导管后，探头外管插入直肠10cm，然后插入内管50cm，先用过滤好的清水5000mL清洗肠腔，再缓慢灌入药液，保留药液。隔天1次。疗程为4周。

本方由大黄、黄连、赤芍、川芎、桃仁、生地、生牡蛎、茯苓、厚朴组成，方中大黄、黄连泻下攻积、清热解毒；赤芍、川芎、桃仁活血祛瘀；生地黄清热凉血、养阴生津；生牡蛎平肝潜阳、软坚散结、收敛固涩；茯苓利水渗湿、健脾安神；厚朴燥湿、行气、消积、平喘。

（二）非药物外治法

1. 针刺

代偿期肝硬化患者临床症状具体表现多为胁肋疼痛、脘腹胀痛、腹泻、失眠、乏力等，影响患者生活质量。目前临床治疗肝硬化的方法中，针灸疗法是比较常用的一种，可有效缓解患者临床症状，提高患者生活质量。国外相关研究表明，针灸疗法与西药联合治疗肝硬化，可达到标本兼顾、取长补短的作用，为临床治疗肝硬化开辟了新道路。

（1）选穴：取水分、气海、关元、中极、双侧足三里、太冲、肾俞、三阴交、阴陵泉穴。

操作方法：患者俯卧位，针刺双侧肾俞，再取平卧位，采用平补平泻法行针，并于水分、气海、关元、中极、足三里、三阴交、阴陵泉、太冲穴进行针刺治疗，直刺 1~2 寸，采用平补平泻法行针，留针 30 分钟。每日 1 次，1 周为 1 个疗程，连续治疗 4 个疗程。

针灸具有补元气、助阳利水的功效，对患者全身气的运行具较好的调节作用，能够促进水液代谢；足三里是足阳明胃经的合穴，为全身强壮要穴，有调和肠胃、扶正补虚的作用，肾俞穴具有健脾理气、温补肾阳气的作用；将以上诸穴联合，具有健脾温肾、气化水湿、助阳利水的作用，对改善肝硬化患者临床症状效果显著[9]。

（2）选穴：双侧上巨虚、下巨虚、足三里、天枢、中脘及关元穴。操作方法：常规消毒后，采用 0.30mm×40mm 毫针进行针刺，行提插捻转平补平泻法，得气后留针 30 分钟。每日 1 次，30 日为 1 个疗程，共治疗 1 个疗程。

本方法取上巨虚、下巨虚、足三里、天枢、中脘、关元穴，遵循虚补实泻的原则。其中上巨虚、下巨虚是大小肠合穴，针刺可达中和理气、调节肠胃的目的；足三里为足阳明胃经合穴，多数胃肠道疾病均与此穴有密切关联，针刺该穴能调和脾胃、健脾益气；天枢为大肠募穴，汇聚了大肠腑气，针刺该穴可中和理气、降逆止呕、调节肠胃；针刺中脘和关元穴的目的在于补气止痛。诸穴共用，可达健脾、疏肝、理气等功效[10]。

2. 艾灸+拔罐

肝硬化患者临床常表现为乏力，根据该病的临床特点、发病机制，抓住

"肝主筋"的生理特点及中医的经络学说，配合艾灸疗法和拔罐疗法，临床证实获得良好疗效。

（1）艾灸疗法。

取穴：足三里、犊鼻（内外）、血海、阳陵泉、阴陵泉。

患者平卧位，双腿平行放于床上，并拢，医者站立于患者肢体一侧，先取艾条（市售）两支各分为三段，长短大致相同，放入艾灸箱（长33cm，宽23cm，高12cm，内网距底部5cm）内点燃，将艾灸箱置于足三里、犊鼻（内外）、血海、阳陵泉、阴陵泉。治疗过程中应注意根据患者的感觉调整艾灸箱高度或者减少艾条段数，防止烫伤。以患者感温热度为准，以达到温经通络、补气养血、化瘀解乏之功效。上述治疗方法每日一次，每次30分钟。

（2）拔罐疗法。

取穴：委中、承山、承筋。

患者取俯卧位，双下肢伸直，医者站于患者一侧，准备好95%酒精棉球和火罐（中型4个，小型2个），用闪火法行局部拔罐，取穴委中、承山、承筋，每次留罐15分钟，每日一次。

以上两种方法同时使用，先行艾灸治疗，再行拔罐治疗，15天为一疗程[11]。

选穴中的足三里、犊鼻均为足阳明胃经的主要穴位。内经有治痿独取阳明之说，阳明经多气多血，阳明经旺又善能滋生气血，气血健旺，经络充盈，其痿自起。足三里所入为合，内合于脾胃脏腑，外联络于经脉，诚治痿之要穴也。血海为足太阴脾经，具有活血化瘀、补血养血、引血归经之功。阳陵泉为足少阳胆经，为足少阳经"合"穴，阴陵泉属足太阴脾经，为足太阴经"合"穴，两者均属八合穴，具有强壮的作用，为保健的要穴。阳陵泉，又名筋会、阳陵、阳之陵泉，是足少阳之脉所入为合的合上穴，为筋之会穴，为筋气聚会之处；具有舒筋和壮筋的作用。通过温经通络、补气养血、活血化瘀从而改善症状。

3. 穴位埋线

肝硬化患者常有不同程度的食欲不振、恶心、腹胀等消化不良症状，这种情况为肝性胃肠功能障碍，其中以胃肠运动障碍表现最为突出。穴位埋线的特殊效应在治疗肝硬化并胃动力障碍中发挥了重要的作用。穴位埋线是针灸的改良与延伸，寓粗针透穴、放血、穴位注射、组织疗法于一体，具有"长刺激、久留针"的治疗效果，可避免长期针刺对局部的不良刺激和反应，具有止痛、调和气血、疏通经络、扶正祛邪、平衡阴阳，调节机体使有关脏腑器官功能趋于平衡，达到良性、双向性调整的作用。因此，穴位埋线可以在针刺发挥效应的基础上，更加有效地治疗肝硬化并胃动力障碍。实验证明，穴位埋线患者治疗后肝功能指标明显好转，胃电节律改善明显。

选穴：肝俞、脾俞、中脘、足三里。

操作方法：穴位局部用碘酒常规消毒，把 4 号羊肠线剪短至 0.5cm 备用，用无菌眼科镊（1 人 1 镊）将羊肠线穿进 7 号一次性针头后，刺入穴位。中脘直刺达肌层注入肠线，如遇腹部明显胀满者则行平刺手法；背部穴位肝俞、脾俞斜向脊柱方向；足三里垂直刺入至肌层有酸胀的针感后注入肠线。用针芯将羊肠线推至穴内（针芯由毫针剪成平头改成），把针拔出用消毒棉签按压针孔止血，血止后创口无须做任何处理，即完成 1 次操作，羊肠线不得露出皮肤。每周埋线 1 次，4 次为一疗程。

为达到健脾疏肝、理气和胃的治疗原则，所以选取肝俞、脾俞、中脘、足三里为治疗本病的穴位处方。其中，肝俞为肝之背俞穴，脾俞为脾之背俞穴，两穴合用共奏健脾疏肝、行气解郁之用；中脘为腑会又是胃之募穴，可理气和胃、降逆止呕；足三里为胃之下合穴，可壮人身之元阳，健脾益气。而现代医学研究证实，足三里对消化系统有明显的调整作用，且能有效提高细胞免疫功能。以上诸穴合用可以起到健脾疏肝、理气和胃、降逆止呕的作用。从而改善临床症状[12]。

4. 推拿按摩

（1）子午流注理论是以阴阳、藏象理论为基础，研究人体阴阳、经脉、气血随时辰改变而产生盛衰变化规律的一种理论，基于此理论指导的中医护理技术在改善肝硬化患者的焦虑抑郁状况等方面取得了较好的临床效果。子午流注择时穴位按摩可缓解肝硬化患者焦虑、抑郁的情绪，改善肝硬化患者的生活质量，且操作简单易行，具有良好的临床应用价值，值得推广应用。

按照子午流注理论所阐述的人体气血循环的时间规律，已时脾经当旺，脾病传肝；根据五腧穴电阻值在十二时辰中的变化，对于肝病的治疗也可以选择在申时；戌时心包经当令，通畅心脑气血，气血运行畅通则心情舒畅。因此选择巳时（上午 9 时至中午 11 时）、申时（下午 3 时至下午 5 时）、戌时（晚上七时到晚上九时）进行穴位按摩。

选穴：内关、合谷、肝俞、百会、头维、风池穴。

操作方法：患者采取舒适体位，全身放松，操作者准确定位后，用拇指或食指在相应的穴位进行点压、按揉等手法。先点按穴位半分钟，然后顺时针按3分钟。按摩时，动作应协调一致，前后连贯，手法力量应持久、有力，以局部酸麻胀痛为佳，每次按摩30分钟。同时辅以心理疏导，每日与患者进行沟通，了解患者的身体变化，缓解患者的心理负面情绪。促使患者产生一个良好的治疗心态，给患者积极的心理暗示，提高他们做治疗的信心，缓解患者焦虑抑郁的情绪[13]。

（2）慢性肝病病人普遍存在各种形式的睡眠障碍，肝硬化病人发生率更高，约占70%。目前，失眠主要采用药物治疗，如苯二氮类受体拮抗剂，但副作用大。近年来，中医技术穴位按摩逐渐用于肝硬化失眠病人的治疗并取得了较好的疗效。

选穴：足三里、三阴交、阳陵泉、风池穴。

操作方法：施术者剪短指甲，洗净双手，协助病人取舒适卧位，站于病人右侧，双侧大拇指指端同时依次按摩病人足三里、三阴交、阳陵泉、风池穴。由轻而重向下按压，使病人感觉酸、胀为度，后改为按摩，先顺时针按摩30次，再改为逆时针，每穴按摩3分钟，按摩过程中尽量保持按摩穴位准确，手指不可移动。以上操作每天2次，2周为1个疗程。

足三里是"足阳明胃经"的主要穴位之一，是胃经合穴、下合穴。传统中医认为，按摩足三里有调节机体免疫力、增强抗病能力、调理脾胃、补中益气、通经活络、疏风化湿、扶正祛邪的作用。阳陵泉与风池均属于足少阳胆经的重要穴位，肝与胆相表里，且胆气通于心，胆脉"上肝，贯心"，可见胆胃与心神关系密切。三阴交为足太阴脾经、足厥阴肝经和足少阴肾经的交会穴，素有养血调血作用，可起到养血安神之功效，临床上也有针刺三阴交恢复脑功能的作用。因此，选用足三里、三阴交、阳陵泉、风池穴，既和失眠涉及脏器有关，又和肝硬化的疾病密切相关，可以达到改善睡眠的作用[14]。

5. 艾灸

艾灸疗法是祖国医学传统治法，《本草纲目》中记载："艾叶苦辛……能透诸经而除百病"，有驱寒温经、疏通经络、活血行气、软坚散结以及养生保健的功效。

（1）肝硬化常表现出不同程度的食欲减退、早饱、嗳气、反酸、腹胀、腹痛等消化不良症状，重者胃肠道分泌、吸收、屏障、循环等功能均出现异常。目前无针对性的特效治疗，现代医学给予胃肠动力药对症处理及饮食护理指导，临床效果仍然不够满意。中医学防治肝硬化及其并发症，除了中药辨证内服外，艾灸等技术也广泛用于临床，且安全有效。

选穴：神阙、关元、足三里、脾俞。

操作方法：采用艾条施灸上述穴位，施用温和灸、回旋灸法，热感以患者能耐受为度，每穴灸 5~8 分钟，每天 1 次。

注意事项：护理人员在实施时，掌握患者皮肤温度，忌烫伤皮肤，若对艾灸敏感，或不耐热者，要停止干预。

所选穴位中神阙温阳救逆、健运脾胃、利水固脱，关元培补元气、健脾利湿，足三里健脾和胃、扶正培元、通经活络、升降气机，脾俞健脾和胃化浊。艾灸上述诸穴，可起到健脾益肾、运脾和中、化湿利水之功。耳穴压豆通过刺激耳穴，沟通人体表里上下、调整人体气机，使气血运行通畅，且作用持续和缓、效应累积，产生多靶点和多环节调节作用[15]。

（2）肝硬化除了右上腹部疼痛不适、乏力、恶心、纳差等常见症状外，失眠较为多见，发病率高达 50%~65%，中医特色疗法艾灸治疗失眠，相较药物疗法无肝脏代谢负担，为临床所推荐并广泛应用。

选穴：百会、涌泉（双侧）、三阴交（双侧）、阳陵泉（双侧）和神阙。操作方法：患者取舒适体位，暴露足至小腿部皮肤。用艾条燃烧一端插入单穴艾灸器中固定至各穴位上，以皮肤感到温热并微微发红为度，切忌烫伤皮肤，每穴 15 分钟，每天 1 次，7 天为一个疗程，连续治疗 2 个疗程。

依据"见肝之病当先实脾"、"肝肾同源"和局部取穴原则，选取足少阴肾经涌泉、足太阴脾经三阴交和督脉百会，同时配取阳陵泉和神阙。巅顶之百会，足心之涌泉，一上一下，两者配合，具有沟通阴阳、宁心安神之功，三阴交有疏肝和胃理气、调冲任养肝肾的功用，为柔肝疏肝治疗失眠经验效穴。百会与三阴交配穴对于失眠的治疗效果较好。阳陵泉，病在肝者取之胆，有利胆以疏肝、表里同治之效；配合调冲任养肝肾之三阴交穴，则为古今医家治疗不寐之效穴。神阙隶属任脉，配合督脉之百会，阴阳相贯，阴入于阳，精神乃安[16]。

参考文献

［1］ 刘成海,危北海,姚树坤.肝硬化中西医结合诊疗共识［J］.中国中西医结合
消化杂志,2011,19(4):277-279.

［2］ 顾亚娇,赵文霞.赵文霞教授应用外治法治疗肝硬化的学术思想初探［J］.
中西医结合肝病杂志,2018,28(5):304,311.

［3］ 韩捷,顾亚娇.脐火疗法治疗阴黄(乙肝肝硬化)15例［J］.中国针灸,2012,
32(6):490.

［4］ 王伟明,谢涌涛.化积膏外敷治疗肝硬化的临床研究［J］.中医外治杂志,
2009,18(4):6-8.

［5］ 蔡伊梅,邓琳,余敏杰,等.中药软肝膏穴位敷贴治疗肝硬化的临床研究
［J］.上海针灸杂志,1994(3):99-101.

［6］ 邹逸天,季晨.中药外治法治疗慢性肝炎、肝硬化1012例［J］.南京中医学
院学报,1993(2):53-55,72.

［7］ 王雁,张福运,韩玉华,等.外敷方配合红外线照射治疗肝硬化30例［J］.陕
西中医,2008(9):1110-1111.

［8］ 唐臻.扶正化瘀胶囊联合穴位注射治疗肝硬化疗效观察［J］.中国现代药物
应用,2012,6(1):12-13.

［9］ 何润明,吕永慧.泻下攻积、清热解毒类中药灌肠治疗肝硬化60例［J］.陕
西中医,2009,30(9):1117-1118.

［10］ 冯彩华,夏会敏,姚波,等.针刺联合水飞蓟素治疗肝硬化临床观察［J］.上
海针灸杂志,2019,38(6):592-596.

［11］ 李菁,骆劲超,傅红明,等.针刺配合四君子汤治疗肝硬化的临床研究［J］.
上海针灸杂志,2019,38(4):369-373.

［12］ 王晓.中医外治治疗肝硬化双下肢乏力疗效观察［J］.医药论坛杂志,2008
(19):84-85.

［13］ 王薆,盛庆寿,陈黎,等.穴位埋线治疗肝硬化患者胃动力障碍的疗效观察
［J］.世界科学技术-中医药现代化,2014,16(2):421-424.

［14］ 蔡艺,李琳,熊振芳,等.子午流注择时耳穴贴压联合穴位按摩对肝硬化患
者负性情绪的影响［J］.时珍国医国药,2021,32(3):651-653.

［15］ 梅花,秦秀芳,张雅丽.双侧同步穴位按摩对肝硬化失眠病人的干预效果

观察[J].护理研究,2014,28(23):2878-2880.

[16] 陈瑞霞,赵安静.耳穴压豆联合艾灸治疗对肝硬化消化道症状影响的疗效
分析[J].新中医,2020,52(22):172-175.

[17] 陈琳,安颂歌,魏方,等.艾灸联合耳穴压丸治疗乙型肝炎肝硬化肝肾阴虚
型失眠的临床观察[J].中西医结合肝病杂志,2021,31(4):349-351.

[18] 陈瑞霞,赵安静.耳穴压豆联合艾灸治疗对肝硬化消化道症状影响的疗效
分析[J].新中医,2020,52(22):172-175.

》》 第六节　肝硬化腹水

一、概述

　　肝硬化腹水(cirrhotic ascites)是失代偿期肝硬化患者常见且严重的并发症之一,同时也是疾病自然进展的重要标志,出现腹水后患者的 1 年病死率约为15%,而 5 年病死率最大可达85%[1]。作为肝硬化患者最常见的并发症,腹水初次出现的治疗方式并不复杂,充分休息、限盐限水饮食、利尿剂及补充白蛋白等措施即可促进其消退。然而由于肝硬化和肝损伤的持续存在,腹水极易反复发作。长此以往,限盐、利尿、放腹水等基础治疗将不再具有显著疗效,疾病将会发展成为难治性或顽固性并发症,从而进一步加重病情,陷入恶性循环。大量腹水可导致呼吸困难、饮食行动不便及脐疝,如治疗不当可出现酸碱平衡紊乱、肝性脑病(hepatic encephalopathy,HE)、肝肾综合征(hepatorenal syndrome,HRS),甚至导致死亡。腹水的治疗不仅能改善患者的生活质量,且可减少自发性腹膜炎和严重感染等并发症的产生[2]。

　　本病可归属于中医学"鼓胀""黄疸""积聚"和"胁痛"范畴。虫毒感染、酒食不节、黄疸、胁痛、积聚失治等均是肝硬化腹水产生的主要病因。情志所伤、劳欲过度常是本病诱发和加重的危险因素。肝失疏泄、脾失健运、肾失气化是形成鼓胀的关键病机;气滞、血瘀、水停是形成鼓胀的基本病理因素。由于本虚标实是本病的基本特性,治疗时当以权衡虚实,慎用峻下逐水药为基本原则[3]。顽固性腹水多见于肝硬化病情骤重或晚期患者,宜采用中西医结合治疗的方式,扶正兼以祛邪,待病情缓解之后也应注意培固正气。中医药

治疗肝硬化腹水多采用辨证论治，而非单纯利尿，因此更具有整体调节的作用。既能活血化瘀、抗肝纤维化、恢复肝功能，又可疏肝、健脾、补肾，通过缓和利尿有效消除腹水，使得患者的一般状况逐渐恢复，而无电解质紊乱等不良反应发生。中医外治法通过特定的手段作用于体表皮肤、黏膜、经络、穴位等部位，来达到祛除疾病的目的，在肝硬化腹水的治疗中占有重要地位，尤其针对顽固性肝硬化腹水[4]。

（一）临床表现

肝硬化腹水患者以腹部胀满、小便短少、腹大如鼓、皮色苍黄、脉络暴露为主要临床表现，四肢肿不甚明显。腹水出现前常有腹胀，大量腹水使得腹部膨隆、腹壁绷紧发亮，状如蛙腹，患者行走困难，有时膈显著抬高，出现端坐呼吸和脐疝。部分患者伴有胸水，多见于右侧，系腹水通过膈淋巴管或经过瓣性开口进入胸腔所致。晚期患者方伴有肢体浮肿，每兼见面色晦暗，面颈部出现朱痣赤缕，胁下坚硬，腹皮青筋显露等。

（二）临床诊断

肝硬化腹水的诊断方式包括症状、体征诊断和影像学诊断。当肝硬化患者近期出现乏力、食欲减退或原有症状加重，或新近出现腹胀、双下肢水肿、少尿，或查体见腹壁静脉曲张、腹部膨隆，或腹腔内液体量超过200mL时可诊断腹水。肝硬化腹水可以分为一级、二级、三级，分别对应少、中、大量腹水。少量的腹水病人通常没有症状，腹水主要位于腹腔内各间隙，如肝脏周围、肠管间隙内，查体移动性浊音阴性，超声腹水的深度小于3cm；中量的腹水深度应该在3~10cm，腹水可以淹没肠管；大量腹水时，超声腹水的深度大于10cm，全腹均存在腹水且移动性浊音检查呈阳性。移动性浊音阳性可提示患者腹腔内液体大于1000mL，但阴性时也不能除外腹水的可能。最常用的影像学检查手段是腹部超声，其具有安全、无创、便捷、价廉等特点，可以确定有无腹水及腹水量，初步判断腹水的来源、位置并辅助穿刺定位。其次还包括腹部CT和MRI等检查[5]。

诊断性腹腔穿刺也是腹水诊断及评估的重要环节，通过对腹水的理化性质、微生物学和细胞学等分析，可明确腹水的性质并及早发现潜在的感染。若患者有发热、腹部疼痛、不明原因的肝性脑病等症状，临床怀疑腹腔感染时，应在使用抗菌药物治疗之前留取腹水样本，并及时进行床旁腹水细菌培养和厌氧菌培养[6]。

1. 腹水常规、生化、脱落细胞学检查

腹水常规及生化检查包括腹水颜色、透明度、李凡他试验、乳酸脱氢酶、总蛋白、腺苷脱氨酶、葡萄糖、胆固醇等相关检查，完善上述检查后可初步判断腹水的性质或病因。其中李凡他试验及腹水总蛋白可用于判断腹水为漏出液还是渗出液。李凡他试验是一种浆液黏蛋白的定性测定试验，阳性提示渗出液、阴性提示漏出液；腹水总蛋白主要由白蛋白构成，根据胡氏诊断标准腹水总蛋白大于 16g/L 考虑为渗出液，小于 16g/L 则为漏出液。

2. 肿瘤标志物

CEA 是一种广谱类肿瘤标志物，最早被发现于结肠癌和胎儿肠道组织中，后发现在泌尿系肿瘤、肺癌、胰腺癌、胃癌、乳腺癌等恶性肿瘤中均可升高。AFP 在原发性肝癌、腹腔转移癌、生殖腺胚胎瘤、妊娠、冠心病中亦可升高。尽管各项肿瘤标志物在部分良性疾病中可以升高，但主要以恶性肿瘤中升高明显，相关研究表明血清和腹水 CEA、CA199、CA153 可用于恶性腹水及良性腹水的鉴别。

3. 其他指标

血管内皮生长因子（vascular endothelial growth factor，VEGF）可以促进血管的生成，增加血管的通透性，引起血浆蛋白、纤维蛋白渗出到细胞外间隙，从而产生腹水。近年来发现 VEGF 是一种非常重要的促肿瘤血管生成因子，与肿瘤的生长及迁移密切相关。研究发现恶性腹水中 VEGF 水平明显高于良性腹水，且以卵巢癌中升高最为明显。基质金属蛋白酶（matrix metalloproteinase，MMPS）可通过破坏细胞外基质促使肿瘤浸润和转移，并能诱导新生血管形成。在恶性肿瘤中，MMPS 活性增高并高度表达，尤其是 MMP-2 和 MMP-9 与肿瘤的侵袭、转移关系最为密切。研究发现端粒酶、人类白细胞抗原系统-G（HLA-G）在恶性肿瘤中也会升高。干扰素 γ（IFN-γ）主要由 CD4+T 淋巴细胞产生，结核性腹水时，CD4+T 淋巴细胞明显升高，因此检测腹水中 IFN-γ 可以升高，而在恶性腹水中主要表现为低水平的 IFN-γ。

4. 影像学检查

超声是检测腹水的主要检查方法之一，CT 和 MRI 在临床上也应用于对腹水的检测，且存在一定鉴别诊断意义。表现为肝脏外形改变（肝脏体积缩小、肝脏表面粗糙、呈波浪状改变、肝裂增宽等）伴不同程度的腹水，通常还会兼见门静脉增宽、脾脏增大、侧支循环形成，胃底食管、脾门、腹膜后血管曲张等表现。

5. 腹膜活检

临床中鉴别结核性腹水及恶性腹水存在困难，但当结核病灶累及腹膜或肿瘤病灶转移及种植到腹膜时，腹膜可出现不规则弥漫性增厚，因此可对腹膜进行穿刺活检检查。

6. 腹腔镜

腹腔镜技术在临床中已趋于成熟，应用范围广泛，临床中当常规实验室及影像学检查、经皮腹膜穿刺活检均未明确腹水病因时可选择腹腔镜检查。

7. 经自然腔道内镜（natural orifice transluminal endoscopic，NOTES）

NOTES 是近年来发展迅速的新兴微创技术，主要通过人体的自然腔道到达腹腔建立操作通道，从而在内镜下完成各种盆腹腔手术及腹膜活检技术。经胃腹腔内镜活检是其中的诊疗技术之一，主要是利用经胃腹腔内镜，通过胃壁造口进入腹腔，对腹水原因待查患者进行腹膜活检明确诊断。

（三）病因病机

肝硬化时腹水的形成常是几个因素联合作用的结果，门静脉高压是腹水形成的主要原因、始动因素及必然结果。其形成机制为水、钠的过量潴留，与下列腹腔局部因素和全身因素相关：

1. 低白蛋白血症

肝硬化时肝细胞发生变性坏死，形成大量纤维组织，在肝脏内形成假小叶，导致正常的肝细胞不能正常的工作。在这种情况下，肝细胞合成白蛋白的功能下降，血清白蛋白水平亦会随之降低。血清白蛋白低于30g/L时，可以导致血管内胶体渗透压下降，血液成分外漏，形成腹水。

2. 门静脉压力增高

肝硬化的病人，由于纤维组织大量增生，导致肝内的血管受压扭曲变形以及狭窄，形成肝窦瘀血，大大降低了肝血流量。输入量明显大于输出量使得门静脉压力增高。门静脉压力增高后，来自胃肠道、肠系膜、腹膜等器官的血流回肝受阻，血管的通透性增高，形成腹水。

3. 淋巴液生成过多

淋巴液回流障碍，肝硬化的病人不仅仅是门静脉压力增高，同时淋巴管内的压力也会增高，管腔扩张，淋巴液流出道障碍导致淋巴液外漏，在这种情况下也可以形成腹水。

4. 内分泌功能失调

醛固酮和抗利尿激素等，一般都是在肝脏内进行灭活。当存在肝硬化的时候，醛固酮和抗利尿激素的灭活作用大大降低，其含量继发性增高，从而使排尿量减少，造成水钠潴留，也可以加重腹水的形成。

5. 有效循环血容量不足

肝硬化导致门静脉压力升高、血浆胶体渗透压降低，同时导致肾交感神经活动增强，前列腺素、心房肽、激肽释放酶-激肽活性降低，从而导致肾血流量、排钠和排尿量减少。

综上所述，肝硬化导致肝内血管变形、阻塞、门静脉血回流受阻、门脉系统血管内压增高，水分漏入腹腔形成腹水。同时门脉高压会引起脾脏和全身的循环改变，肾素-血管紧张素-醛固酮系统（renin angiotensin aldosterone system，RAAS）活性增强，导致水钠潴留，也是腹水形成与不易消退的主要原因。其他血管活性物质如心房肽、前列腺素、血管活性肽等分泌增多及活性增强使脾脏小动脉广泛扩张，促使静脉流入量增加，同时引起小肠毛细血管压力增大和淋巴流量增加，也可产生钠潴留效应。低蛋白血症引起血浆胶体渗透压降低，促使液体从血浆中漏入腹腔，或肝硬化时肝内血管阻塞，肝淋巴液生成增多，当回流的淋巴液超过胸导管的引流能力时，亦可引起腹水[7]。

（四）中医分型

肝硬化腹水作为多种疾病的常见并发症之一，可以根据其特征性的临床表现，将其归纳于"鼓胀""黄疸""积聚""胁痛"等范畴之内。目前国内专家对于肝硬化腹水的中医证型分类暂未达成共识，但结合 2011 年中国中西医结合学会消化系统疾病专业委员会修订的《肝硬化中西医结合诊疗共识》[8]及《中医内科学》[9]中对相关病名的中医证型分类，大致可将腹水分为以下 4 种证型：

1. 水湿内阻证

主症：腹胀如鼓，按之坚满或如蛙腹；胁下痞胀或疼痛；脘闷纳呆，恶心欲吐；舌苔白腻或白滑。

次症：小便短少；下肢浮肿；大便溏薄；脉细弱。

治则：疏肝理气，除湿散满。

2. 湿热蕴结证

主症：腹胀如鼓，按之坚满或如蛙腹；目肤黄染，色鲜明；恶心或呕吐；

口干或口臭；舌苔黄腻。

次症：脘闷纳呆；小便黄赤；下肢浮肿；大便秘结或黏滞不畅；胁肋灼痛；脉弦滑或滑数。

治则：清热利湿，攻下逐水。

3. 瘀血阻络证

主症：胁痛如刺，痛处不移；腹大坚满，按之不陷而硬；腹壁青筋暴露；胁下积块（肝或脾肿大）；舌质紫暗，或有瘀斑瘀点；唇色紫褐。

次症：面色黧黑或晦暗；头、项、胸腹见红点赤缕；大便色黑；脉细涩或芤；舌下静脉怒张。

治则：活血化瘀，行气利水。

4. 脾肾阳虚证

主症：腹部胀满，入暮较甚；大便稀薄；阳痿早泄；神疲怯寒；下肢水肿。

次症：小便清长或夜尿频数；脘闷纳呆；面色萎黄或苍白或晦暗；舌质淡胖，苔润；脉沉细或迟。

治则：温补脾肾，化气利水。

以上证候诊断具备主症 2 项和次症 1 或 2 项，参考舌脉，即可诊断。

二、外治法

本病的一般治疗包括病因治疗（如抗病毒治疗及戒酒等）、饮食限钠、利尿剂、避免应用非类固醇类抗炎药及进行肝移植评估等。常见的西医外治法包括：腹腔穿刺放液、经颈静脉肝内门体分流术、腹腔-颈静脉引流术、腹水超滤浓缩回输及肾脏替代治疗、门静脉高压症的外科治疗、肝脏移植手术等。而中医外治法在治疗肝硬化腹水方面，主要是通过经络感传、药物透皮、神经系统调节等作用机制，使药物经体表内达入血，通过激发经络穴位的神经-内分泌-免疫系统，改善脏腑机能，发挥消退腹水的作用。根据治疗工具的不同，大致可分为药物外治法和非药物外治法两种类别[10]。

（一）药物外治法

1. 敷脐

中药敷脐[11]是中医学独具特色的外治疗法之一。它以中医经络学说和脏腑学说为理论基础，根据不同的病证需要，选择相应的治疗药物，制成丸、散、膏、丹、糊等剂型，将其贴敷于脐中，用胶布、纱布等覆盖固定，或配合适当的灸疗，或热熨，以达到预防、治疗疾病的目的。早在春秋战国时期《五十二病方》中即有肚脐填药、涂药、敷药的记载，而敷脐治疗腹水则最早见于明代《本草纲目》："商陆，治肿满小便不利者，以赤根捣烂，入麝香三分，贴于脐心，以帛束之，得小便利即肿消。"其主要功效可以概括为行气、利水、活血。

神阙穴位于人体脐部，有着转枢上下、交合阴阳的作用。现代医学认为，其表皮布有丰富的静脉网和腹下动脉分支，与筋膜、腹膜直接相连，尤其在门脉高压的病理状态下，脐静脉建立开通侧支循环，腹壁静脉与上下腔静脉形成通道，药物更容易透皮内达，避免肝肠循环。敷脐能够通过药物起到双向调节作用，不仅限于腧穴和药物两者功能的简单相加，还可使治疗效应叠加扩大，即使小剂量的药物也能达到较强的疗效[12]。

敷脐所使用的药物可以是单味药，也可以是中药复方，亦可与PTD灯照射仪、红外线射频仪、离子导入仪等配合使用[13]。将肝硬化腹水患者大致分为虚实两类，虚证者常用黄芪、附子、肉桂等益气温阳之药。实证者多采用大黄、水蛭、莱菔子、芒硝等理气活血之品。攻逐水饮则常用商陆、甘遂、牵牛子等逐水药物。

（1）甘遂敷脐。

甘遂味苦气寒，具有攻下逐水、消肿散结的作用。其虽善下水除湿，但性偏阴毒，故临床内服慎用，而外敷可缓和泻下之功，更为安全有效。

甘遂加醋和适量甘油作赋形剂调制成膏，先用碘伏做脐部消毒，再用医用纱布裹适量（5~10g）膏剂敷于脐上，最后使用胶布或绷带固定，每日更换1次，并配合PTD照射治疗，每次30分钟，早晚各1次，10天为一个疗程，疗效显著[14]。

用75%酒精脐部消毒，甘遂研末用蜂蜜调成糊，无菌敷贴裹适量（5~10g）敷于脐部神阙穴固定，注意药物厚薄均匀，平均厚度2cm，每日更换1次。该法治疗肝硬化腹水的疗效明显，研究认为其作用机制可能与白蛋白上升，肾素、血管紧张素Ⅱ、醛固酮、心房利钠肽的水平持续下降有关[15]。

采用"桂甘遂散"腹敷治疗，药物组成为：桂枝、附子、吴茱萸、甘遂、大黄、麝香，前5种药物比例为1：1：1：2：2，麝香每次0.5g，以米醋调和，做成5cm×4cm，厚约0.3cm药块。同时予PTD灯合理控制温度，保证药物温度为 35~45℃，可根据患者对温度感觉情况调节，腹敷时间为 2~3 小时，每日 1 次，5 天 1 个疗程，住院期间完成 1~2 个疗程。和常规西医治疗肝硬化腹水相比，使用该方法治疗的患者临床总有效率为 96.7%[16]。

（2）芒硝敷脐。

芒硝外用可以行气止痛、消肿软坚。现代药理研究[17]发现芒硝的主要成分是硫酸钠，外敷可使局部组织血管扩张，增强机体单核细胞的吞噬功能。芒硝敷脐治疗肝硬化腹水的疗效系统评价[18]显示其可以明显降低腹水量、腹围及体质量，改善肝硬化患者的肝功能。

采用芒硝外敷联合温针灸[19]的治疗方式，将芒硝碾碎，取 500g/次，装入 30cm×15cm 长方形棉布袋，平摊于患者腹部，敷 1 时/次，2 次/天，定期更换芒硝。该治疗手段可以改善患者微循环、胃肠道蠕动，总有效率可达 80.4%，且无不良反应发生。

（3）复方敷脐。

根据不同的中医辨证分型，可以使用针对性的中药复方敷脐，充分发挥了中医药因人制宜的治疗优势。

"水臌贴"源自全国名老中医王灵台教授治疗肝硬化腹水的效验专方，由黄芪、砂仁、肉桂等药物组成，已申请专利。运用"水臌贴"敷脐[20]联合西药治疗脾肾阳虚型肝硬化腹水患者，每次 3 小时，每日 1 次，疗程为 2 周。治疗后患者在中医证候积分、24 小时尿量、腹围等方面明显好转。王灵台教授认为，早中期肝硬化腹水主要病机为肾气不足、肾阳亏虚，晚期难治性腹水的病机则多以肾阴亏虚为主。故早中期腹水之治重在益气温阳，力求血行湿祛。方中黄芪补气健脾、利尿消肿；砂仁行气化湿；肉桂补火助阳、引火归元，全方共奏益气温阳、活血利水之功。

苓桂术甘汤合三甲散（茯苓 20g、桂枝 15g、白术 18g、甘草 6g、穿山甲 9g、鳖甲 30g、龟甲 30g）口服，配合中药脐贴[21]。

具体操作如下：甘遂、芫花、莱菔子等份为末，取适量以生姜汁调糊状置于一次性胶贴上，胶贴置于肚脐，贴敷时间为 8 小时，每日更换 1 次，15 天为一疗程。该法治疗脾肾阳虚型肝硬化腹水，可有效改善患者的临床症状、促进肝功能恢复、提高患者的生活质量，其作用机制可能与改善门静脉血液流速、降低门静脉压力密切相关。

2. 穴位贴敷

药物外敷常用穴位包括期门、章门、日月、足三里、涌泉、关元等。期门为肝之募穴，章门为脾之募穴，日月为胆经要穴，均具有疏肝健脾、和胃降逆之功效；足三里为胃之下合穴，有健脾和胃、固本培元、通经活络之功；涌泉穴是足少阴肾经的常用腧穴之一，有固本培元、通利小便等功效；关元穴是小肠经募穴，有培肾固本、调节回阳的作用[22]。

（1）茵陈散复方（茵陈、泽泻、桂枝、土茯苓、栀子、鳖甲等）药物以纱布封包，清水浸泡半小时，后放锅中蒸 1 小时，取出放至温度合适，外敷于患者关元穴，嘱患者以手捂住药包，如药包变凉及时加热，需热熨约 0.5 时/次，4 周为 1 个疗程[23]。

（2）自制软肝膏（三棱、莪术、穿山甲、土鳖虫、桃仁、水红花子、丹参）外敷日月、期门等穴位。同时微波照射配合药物贴敷，2 个疗程（4 个月）后，患者症状、体征及肝功能情况明显改善[24]。

（3）注意事项：如果贴敷期间局部皮肤出现剧烈红肿、水泡、瘙痒等不良反应症状，需及时将膏药去除。敷药前将穴位处清洗干净，以便药物吸收；敷后应注意固定，以免药物移动或脱落。当日忌食辛辣热气、发物、海鲜鱼虾蟹等食物，最好不要洗冷水澡，同时贴敷当天不要剧烈运动。

3. 中药灌肠

中药复方灌肠疗法主要是将药物直接作用于肠道，提高肠黏膜对中药的吸收效率，不需要经过全身循环代谢就可以发挥药效。这样不仅可以避免中药对胃黏膜的刺激，又无口服中药汤剂的痛苦。灌肠疗法同样也可以与其他中医药内外治法配合使用。

（1）自制清肝利肠方（生大黄、生地、厚朴、赤芍、蒲公英、茵陈）浓煎至 100mL 装袋制成灌肠液。使用前将灌肠液加热至 37～40℃，注入一次性灌肠袋内。患者取单侧膝胸卧位，输液器连接灌肠袋并排气，关闭调节器，将输液器针端剪掉，并用石蜡油润滑，缓慢插入肛门 15～20cm，将药液 20 分钟左右滴完。每周保留灌肠 5 次，一疗程为 3 周。用此法治疗湿热蕴结证型的肝硬化腹水患者，可以更好地改善肝功能、缩短凝血时间、减轻腹水量[25]。

（2）自拟中药汤剂（桃仁、红花、刘寄奴各15g，牡蛎先煎、茯苓、泽泻、车前子各30g，大黄10g，芒硝后下、附片各6g）保留灌肠，同时配合使用腹水超滤回输治疗肝硬化腹水。嘱患者排便后取左侧卧位，屈曲双下肢，用结肠途径治疗系统进行保留灌肠。治疗基础上按肝郁气滞血瘀、脾肾阳虚血瘀、肝肾阴虚血瘀 3 型辨证论治，可加用白花蛇舌草、土茯苓、槐花、赤芍、白茅根等，控制水温在 38~40℃。此法在改善临床症状、减轻体质量、缩小腹围、增加尿量、改善肝功能等方面有一定的优势[26]。

（3）中药外敷配合保留灌肠，以逐水散（甘遂、大戟、芫花各 10g，研为细末过 100 目筛，加蜂蜜调为糊状，涂于直径 3cm 的医用无菌纱布上）外敷神阙穴，每日 1 次，每次贴敷 12 小时。同时应用消胀散保留灌肠方（大黄 25g，黄连 20g，乌梅 20g，牡蛎 30g）水煎取汁 200mL，温度控制在 37~39℃，嘱患者侧卧位抬高臀部，灌肠管进入肛门约 25~30cm，滴入中药保留 30 分钟后排出，每日 1 次，1 个月为 1 个疗程[27]。

（4）自制大黄煎剂，由醋制大黄 30g、乌梅 30g 组成，浓煎成 100mL，灌肠液温度保持在 39~40℃，用 50mL 注射器抽取，连接 14 号肛管，患者取单侧膝胸卧位，石蜡油润滑后将肛管轻柔插入直肠 20~25cm，缓慢注入灌肠液，使药物在肠内尽量保持 2 小时以上，每天 2 次，以 1 周为 1 个疗程，连续治疗 3 个疗程。临床实践表明，大黄煎剂灌肠具有多种优点：大黄苦寒泻下，佐以乌梅生津润肠通便，具有直肠透析作用；抑制肠道病菌生长，减少氨和其他代谢产物从肠道再吸收，有效地防治自发性细菌性腹膜炎、肝性脑病等；提高药物的生物利用度，克服因胃肠道反应重不能口服的弱点，并减少药物经肝脏代谢的负担；大黄下水不排钾，肠液含钾量少，所以较利尿剂消腹水更为安全[15]。

4. 中药塌渍

中药塌渍疗法是用中药煎成汤剂，借助中频脉冲治疗仪作用于人体肝区、脾区等部位，通过中药离子导入，靶向给药，调节人体气血津液平衡，产生活血化瘀、舒筋通络等效用。而中药塌渍配合红外线照射法可以提高中药和皮肤温度，能更有效地促使中药有效成分渗入肌表，调节全身机能状态，提高机体免疫力，增强疗效。

（1）自拟方[28]（茯苓、猪苓、泽泻、芦根、白茅根、商陆）中药塌渍腹部并配合红外线照射同时进行常规治疗。嘱咐患者不可在空腹或饭后 30 分钟内采用该方法治疗，避免发生不良反应，并在治疗前先排空二便，稍多饮水。考虑到患者身体状况的差异及对热的耐受力不同，在实施塌渍的过程中应时刻注意温度，严格控制红外线照射的距离（一般在 50cm 以上，以患者腹部感觉温和为宜），防止高温烫伤带给患者不必要的伤害。照射时间一般为 20~30 分钟，以免时间过长导致皮肤抵抗力下降出现破损等情况。在塌渍过程中，如发现患者有不适情况，应先停止红外线照射，并及时向医生反映患者症状以采取相关措施。

（2）国家级名老中医刘铁军教授经验自拟方"七消饮"加味配合中药溻渍治疗肝硬化腹水，中医诊断为鼓胀（气虚血瘀证）的患者。药物组成为芦根 30g、白茅根 30g、大腹皮 10g、猪苓 10g、泽泻 10g、土茯苓 20g、商陆 10g。以上药物打碎研磨，加入少量姜汁及蜂蜜调至糊状，用保鲜膜及纱布制作成大小 16cm×16cm 的方形溻渍贴。将其贴于腹部（脐周），配合红外线照射治疗，每次 30 分钟，2 次/天。该治疗方案在消退腹水、减轻体重、缩小腹围、改善中医部分症状、改善肝功能等方面有显著效果[29]。自拟方在补气、化瘀的前提下，加用利水药，为水液代谢做出充足准备。方中加用大黄，不仅起到了通肠泻热的作用，同时还有化瘀之用。

5. 穴位注射

选穴采用针刺治疗的基本处方，使用丹参注射液或维生素 B_1、维生素 B_{12} 注射液，每穴每次注射 0.5~1mL，每日 1 次，10 次为 1 疗程[9]。

6. 艾灸

艾灸疗法是中医学传统治疗方法之一，通过灸火燃烧时产生的热量，穿透皮肤，以扶助正气、滋温脾肾、行气利水，可治疗腹中结块、水肿，也通利小便[30]。《外台秘要》提出以"先灸中脘七壮""灸脐中"治疗鼓胀。现代研究[31]显示，中药联合艾灸疗法通过中介物质将药物透过皮肤，直达组织深部及脏腑，可提高机体免疫功能，达到消退腹水的目的。

（1）艾炷隔姜灸，施灸部位多选择任脉中的关元（腹正中线，脐下 3 寸）、气海（腹正中线，脐下 1.5 寸）、神阙等穴位。操作方法：取生姜 1 块，切取 0.3cm 厚 1 片，覆盖于关元、气海、神阙等穴位上，将艾绒点燃置放姜片正中，观察施灸后的效果，并做好解释工作，消除患者紧张、恐惧的心理，施灸应每日 1 次，1 个疗程为 15 天。

（2）艾灸联合药物的方式治疗肝硬化腹水，可改善患者临床症状、增加 24 小时尿量、缩短腹水消退时间。施灸安排在午休后，嘱患者排空小便，平卧位，先指压按摩穴位，选择任脉中的关元（腹正中线，脐下 3 寸）、气海（腹正中线，脐下 1.5 寸）、水分（腹正中线，脐上 1 寸）等自上至下，按任脉走行方向循序渐进地按摩，使患者全身肌肉放松，消除恐惧与紧张心理后，行隔姜灸。用艾炷隔姜灸神阙、中极 2 穴，隔日 1 次，15 日为 1 个疗程[32]。

（3）腧穴热敏灸联合中药汤剂（赤石脂20g、禹余粮20g、制附子6g、炮姜6g、黄芪20g、党参20g、芡实20g、炒白术20g、茯苓20g、猪苓20g、泽泻20g、车前子30g）口服治疗肝硬化腹水患者[33]。取神阙、关元、气海、足三里、三阴交及肝俞、脾俞、肾俞等穴。操作方法：神阙穴、关元穴、气海穴等分别给予回旋灸2分钟、雀啄灸1分钟、循经往返灸2分钟，最后行单点温和灸25分钟，使患者温热感扩散至满腹部。肝俞穴、脾俞穴、肾俞穴等的操作同上，使患者温热感扩散至腰背部。足三里、三阴交穴等行双点温和灸，使患者的感觉传到达腹部。每天治疗1次，共治疗4周。

（4）艾炷隔姜灸联合五苓散（茯苓、猪苓、白术、泽泻各15g，桂枝10g）治疗肝硬化腹水的作用机制，可能与机体免疫力、渗透压提高和局部血液循环改善相关[31]。在中药五苓散治疗的基础上，加用艾炷隔姜灸神阙、三阴交、足三里3穴，隔日1次，30日为1个疗程，共治疗3个疗程。

（5）隔姜灸联合温阳逐水膏穴位贴敷法治疗肝硬化腹水患者。选择穴位：神阙、关元、水分、气海、天枢。温阳逐水膏制备：制附子30g、肉桂15g、牵牛子15g、甘遂6g、冰片6g、麝香10mg装瓶密封，常温下保存。治疗时将混合好的中药取出20g，应用蜂蜜、温水和透皮促进剂调和，制10cm×8cm，厚0.3cm放置于敷贴剂中，贴敷于上述穴位。保留2~4小时后揭下，每日1次。注意在穴位贴敷前需先行隔姜灸治疗。隔姜灸操作：选取新鲜生姜一块，沿生姜纤维纹理切成厚约0.5cm的薄片，中间用三棱针穿刺数孔，然后将姜片放置在相应的腧穴部位，施灸时将艾炷放在姜片上点燃。当患者出现局部灼痛感时，略略提起姜片或更换艾炷继续施灸。每次灸5壮，以局部皮肤潮红不起泡为度。观察结果显示，该疗法在改善脾肾阳虚型肝硬化腹水患者的腹围、体重、24小时尿量、腹水深度及腹水等级方面疗效突出，能有效地消退腹水并明显改善肝功能的主要指标[34]。

（6）使用温和灸法[19]，取天枢（双侧）、神阙和足三里（双侧）为主穴。患者先取俯卧位，取艾条1支，将艾条的一端点燃，对天枢、神阙和足三里穴由上到下依次艾灸，每穴艾灸5分钟。在施灸时，使患者局部有温热感而无灼痛，至皮肤稍起红晕为度，施灸者可将食、中两指置于施灸部位两侧来测知局部受热程度，以便随时调节施灸距离，掌握施灸时间，防止烫伤，每日1次。

（二）非药物外治法

1. 针灸

关于针灸治疗鼓胀，《灵枢·经脉篇》最早提及："厥气上逆则霍乱，实则肠中切痛，虚则鼓胀，取之所别也。"认为治疗鼓胀一病，可以针刺足太阴络穴——公孙穴。经络是人体内运行气血津液、联系体内各部分的主要干线，机体正常的生理功能运行，必须依靠水谷精微化生的气血濡养灌溉，而气血想布达周身，则必须通过经络运行不息，因此通过针刺穴位调节经脉即可达到治疗目的。

本病的病位主要在于肝脾，久则及肾，病机重点为肝脾肾三脏功能失调，气滞、血瘀、水饮互结于腹中，病性总属本虚标实。疾病初期多为肝郁脾虚，中期累及于肾导致气血水互结，晚期水湿之邪，郁久化热，内扰心神，引动肝风，甚者卒见神昏、惊厥、出血等危象。因此针灸治疗本病的基本处方可选取肝俞、脾俞、水分、中脘、阴陵泉和三阴交。其中肝俞、脾俞可疏肝理气，健脾利湿；水分，功擅利水；腑会中脘，通调腑气；配伍脾经阴陵泉、三阴交，加强化湿利水之功。

随症化裁，见气滞湿阻证可加用太冲、阳陵泉以疏肝理气、除湿散满，针用泻法，余穴平补平泻法或加灸法；寒湿困脾证加用气海、章门、天枢、大横以温中利水，针用补法；湿热蕴结证加曲池、内庭以清热利湿、攻下逐水，针用泻法；肝脾血瘀证加膈俞、血海以活血化瘀、行气利水，针用平补平泻法；脾肾阳虚证加命门、神阙、关元以温补脾肾、化气利水；肝肾阴虚证加肾俞、太溪、太冲、血海以滋养肝肾，诸穴针用补法；昏迷实证者，急取水沟、劳宫、十二井穴（3~5穴）、丰隆以醒神开窍；昏迷虚证者，重灸关元、神阙以回阳救逆[9]。

2011年中国中西医结合学会消化系统疾病专业委员会发布的《肝硬化中西医结合诊疗共识》[8]中推荐针灸治疗可选穴如下。肝气郁结证：期门、内关、太冲，泻法；水湿内停证：阳陵泉、水分、气海，平补平泻；脾虚湿盛证：脾俞、中脘、足三里、阴陵泉、水分，平补平泻；脾肾阳虚证：脾俞、肾俞、水分、足三里、气海，平补平泻；肝肾阴虚证：肝俞、肾俞、阴陵泉、三阴交、足三里，平补平泻。

现代研究[35]使用数据挖掘的方式，探讨针灸治疗肝硬化腹水的选穴与配伍规律。发现针灸治疗本病最常用的穴位是气海、足三里、水分；取穴以任脉为主，具有俞合相配、近远相配、上下共用的配穴特点；同时重视募穴和背俞穴等特定穴的使用。关联分析结果显示，具有强关联性的前3组穴位依次是气海-天枢-中脘、足三里-脾俞-肾俞、足三里-脾俞-气海。"气海"意为先天元气汇聚之处，具有培补元气、益肾固精、疏理下焦的功能。气行则水行，气滞则水停，针灸气海穴可调畅全身气机，推动水液代谢输布。足三里是足阳明胃经合穴，《针灸大全》有言："肚腹三里留"，诸腹部疾患皆可取之足三里穴。总而言之针灸足三里、气海、水分等穴可以显著缓解腹胀、乏力等不适症状，同时可以减少腹水量[36]。

有研究者通过动物实验[37]发现，电针足三里可通过降低肝组织肿瘤坏死因子-α含量和下调血浆谷丙转氨酶的活性来起到保护肝脏的作用。水分穴是分利水液之主穴，水肿、小便不利等水液输布异常病证皆可取此穴为用。《外台秘要》云："主水病腹肿。"《针灸聚英》曰："当小肠下口，至是而泌别清浊，水液入膀胱，渣滓入大肠，故曰水分。"

针灸透穴治疗肝硬化腹水患者，取水分、气海、中极、关元、足三里，以平补平泻法针刺，留针30分钟，日一次；取针后予脐透消鼓方外敷神阙穴6～8小时，日一次，2周为一疗程，患者的临床症状明显改善[38]。

腹针疗法[39]治疗本病也有一定的优势与特色，以"引气归元"为主方思路的腹针治疗，选取中脘、下脘、气海、关元为主穴，气滞湿阻者加滑肉门、外陵、水道；寒湿困脾者加双大横；湿热蕴结者加水分、气旁、水道；肝脾血瘀者加滑肉门、外陵、上风湿点；脾肾阳虚者加上风湿点、三阴交、足三里；肝肾阴虚者加右上风湿点、足三里。根据腹部脂肪层及患者体型的胖瘦，选用不同规格的薄氏腹针专用针具及针刺深度，每次留针30分钟。该法在改善腹胀症状、体重、腹围、尿量、腹水量等方面明显优于单纯西医常规治疗。

2. 耳针治疗

取肝、胆、脾、胃，分区毫针浅刺，每次留针30分钟，每日1次；或用王不留行籽贴压穴位。

参考文献

［1］ PLANAS R，MONTOLIU S，BALLESTÉ B，et al.Natural history of patients hospitalized for management of cirrhotic ascites［J］.Clin Gastroenterol Hepatol,2006,4(11):1385-1394.

［2］ 高方博,白朝辉,林苏,等.《2020年英国胃肠病学会与英国肝病学会指南：肝硬化腹水管理》摘译［J］.临床肝胆病杂志,2021,37(2):302-303.

［3］ 周仲瑛.中医内科学［M］.北京:中国中医药出版社,2004.

［4］ 俞媛,张建良,陆云飞,等.中医外治法在肝硬化腹水中的应用进展［J］.临床肝胆病杂志,2016,32(4):781-784.

［5］ 徐小元,丁惠国,李文刚,等.肝硬化腹水及相关并发症的诊疗指南(2017,北京)［J］.中华胃肠内镜电子杂志,2018,5(1):1-17.

［6］ HUANG L-L,XIA H-X,ZHU S-L.Ascitic fluid analysis in the differential diagnosis of ascites:focus on cirrhotic ascites［J］.Journal of Clinical and Translational Hepatology,2014,2(1):58-64.

［7］ KRAG A,BENDTSEN F,HENRIKSEN J H,et al.Low cardiac output predicts development of hepatorenal syndrome and survival in patients with cirrhosis and ascites［J］.Gut,2010,59(1):105-110.

［8］ 刘成海,危北海,姚树坤.肝硬化中西医结合诊疗共识［J］.中国中西医结合消化杂志,2011,19(4):277-279.

［9］ 石学敏.中医内科学［M］.北京:中国中医药出版社,2009:245

［10］ 孙卫,刘光伟.中医外治法在肝硬化顽固性腹水中的应用现状［J］.世界最新医学信息文摘,2019,19(37):139-140.

［11］ 南京中医药大学.中药大辞典［M］.上海:上海科学技术出版社,2006.

［12］ 张恺,张永太,冯年平.中药脐部给药制剂的研究进展［J］.中国中药杂志,2017,42(9):1652-1658.

［13］ 王兵,唐乾利,黄欣,等.中医外治法在肝硬化腹水中的应用研究［C］//第九次全国中医外治学术年会暨"耳穴诊疗技术防治疾病应用"学习班论文汇编.［出版者不详］,2013.

［14］ 刘菊容,米绍平,向未,等.甘遂敷脐联合 TDP 照射治疗肝硬化腹水临床观察［J］.实用中医药杂志,2012,28(9):756-757.

［15］ 李晏杰,毛德文,黄雪霞,等.加用甘遂末敷脐联合中药灌肠治疗肝硬化腹水的临床研究［J］.广西中医药,2015,38(2):9-11.

［16］ 陈悦文,唐广明,罗连平,等.桂甘遂散腹敷配合西医治疗肝硬化腹水的临床研究［J］.海峡药学,2015,27(5):206-207.

［17］ 纪才书,欧阳钦.大黄、芒硝脐敷对肝硬化腹水患者血清 IL-6、TNF-α 的影响［J］.中国中医药科技,2015,22(3):260-261.

［18］ 张文文,祁兴顺,郭晓钟.芒硝敷脐治疗肝硬化腹水的 Meta 分析［J］.临床肝胆病杂志,2015,31(6):947-950.

[19] 干秀萍,何碧云,桑海进,等.温灸联合芒硝外敷治疗肝硬化腹胀 46 例[J].中国中西医结合消化杂志,2013,21(8):436,441.

[20] 高司成,夏莉,赵钢,等."水臌贴"敷脐联合西药治疗脾肾阳虚型肝硬化腹水随机安慰剂对照临床研究[J].上海中医药杂志,2015,49(2):28-30,33.

[21] 郭敏,郑华,刘光伟,等.苓桂术甘汤合三甲散联合脐贴治疗脾阳虚证肝硬化腹水[J].中成药,2014,36(12):2482-2486.

[22] 罗永芬.腧穴学[M]上海:上海科学技术出版社,2001.

[23] 张阳,薛淑英,管蕾蕾.茵陈散热敷关元穴治疗肝硬化腹水 133 例临床观察[J].社区医学杂志,2008(20):56-57.

[24] 李夏亭,倪才珍,翟德芳,等.软肝化痞膏外敷治疗慢性病毒性肝炎 120 例临床观察[J].中国煤炭工业医学杂志,2002(12):1211-1212.

[25] 许文君,李秀惠,勾春燕,等.清肝利肠方灌肠治疗肝硬化腹水 40 例临床观察[J].北京中医药,2013,32(7):522-524.

[26] 陈国梁,陈敏,殷玉梅,等.中药汤剂保留灌肠联合腹水超滤回输治疗肝硬化腹水的疗效观察[J].中西医结合心血管病电子杂志,2015,3(1):5-6,8.

[27] 王宇亮,党中勤,赵长普,等.中药外敷加保留灌肠治疗肝硬化腹水 40 例[J].中国民间疗法,2011,19(1):23-24.

[28] 李琳.中药塌渍配合红外线照射在干预乙肝肝硬化腹水治疗中的分析研究[J].世界最新医学信息文摘,2016,16(86):226,233.

[29] 曾靖.七消饮加味配合中药塌渍治疗肝硬化腹水(气虚血瘀证)的临床观察[D].长春:长春中医药大学,2016.

[30] 李文香,王佳斌.艾灸联合药物治疗脾胃阴虚型肝硬化腹水腹胀临床观察[J].中国中医药现代远程教育,2019,17(10):87-88.

[31] 李泽福,温玉华.五苓散配合艾灸治疗肝硬化腹水的临床研究[J].哈尔滨医药,2014,34(4):316.

[32] 张琴.艾灸联合药物治疗肝硬化腹水的临床观察[J].浙江中医药大学学报,2010,34(5):744.

[33] 王红霞,党志博,党中勤,等.加味赤石脂禹余粮汤联合热敏灸治疗肝硬化腹水并顽固性腹泻疗效观察[J].广州中医药大学学报,2015,32(2):255

−258.

［34］ 赵玲玲.隔姜灸联合温阳逐水膏穴位贴敷治疗肝硬化腹水的临床疗效评价［D］.郑州:河南中医药大学,2016.

［35］ 彭红叶,王一冲,李磊,等.基于数据挖掘的针灸治疗肝硬化腹水的选穴规律研究［J］.中医药导报,2021,27(7):181-185.

［36］ 孙奕纯.针灸联合中药穴位贴敷治疗肝硬化腹水的临床观察［J］.国际护理学杂志,2018,37(5):711-713.

［37］ 胡森,宋琪,王海滨,等.电针足三里对内毒素所致大鼠肝损伤保护机制的研究［J］.中国中西医结合急救杂志,2007(5):296-298.

［38］ 叶盈盈,柯洪奎.针灸透穴治疗肝硬化腹水 50 例临床观察［J］.中西医结合心血管病电子杂志,2019,7(20):161.

［39］ 余丹丹.腹针治疗肝硬化腹水的疗效评价［D］.广州:广州中医药大学,2013.

》》 第七节　肝硬化肝性脑病

一、概述

肝性脑病（hepatic encephalopathy，HE）临床表现常以各种轻重程度不同的神经精神异常为主,是由肝功能严重损伤或门静脉-体循环分流所致的代谢紊乱性疾病。近年来,随着基础和临床研究的进展,人们对 HE 有了更进一步的认识。依据基础肝病的类型,HE 分为 A、B、C 三型。A 型 HE 发生在急性肝衰竭基础上,进展较为迅速,其重要的病理生理学特征之一是脑水肿和颅内高压;B 型 HE 是门体分流所致,无明显肝功能障碍,肝活检提示肝组织学结构正常;C 型则是指发生于肝硬化等慢性肝损伤基础上的 HE。此节主要针对由肝硬化引起的 HE 即 C 型 HE,不包括急性肝衰竭以及其他原因门体分流所致的 A/B 型 HE[1]。

根据 HE 出现的精神、意识、神经症状,可以把这些症状的强度变化分为以下四种不同的等级。

1. 定向力失调期

对时间及地理位置的定向有轻度障碍而无意识朦胧。记忆力减弱,理解力及反应性受干扰，此期也可称淡漠期。

2. 嗜睡期

定向力紊乱，睡眠规律异常，仍能唤醒，仍保有部分记忆力。昏睡指睡眠无中断，精神情绪应答极度降低。

3. 半昏迷期

类似深睡，大声唤其名字时仍能应答. 对强刺激仍有反应。

4. 昏迷期

对任何刺激均无反应，呈木僵状，失去表情。从大脑病变性质来看，把这些神经、精神症状称为"脑病"是合适的。

（一）临床表现

肝性脑病的临床表现因基础肝病、肝细胞损害的轻重缓急和诱因不同而很不一致。主要包括脑病和肝病两大方面，可出现多种临床表现。早期常无明显临床症状，只有通过神经心理测试才能发现，即轻微型肝性脑病；进一步可发展为肝性脑病[2]。

HE 是一个从认知功能正常、意识完整到昏迷的连续性表现。目前国内外应用最广泛的仍是 West-Haven HE 分级标准，它将 HE 分为 0~4 级。该分类标准主要缺陷是：对于 0 级，可能是轻微肝性脑病（minimal hepatic encephalopathy，MHE）及 1 级判别的主观性很强。MHE 为没有能觉察的人格或行为异常变化，神经系统体征正常，但神经心理测试异常。而 1 级 HE 临床表现中，欣快或抑郁或注意时间缩短等征象难以识别，只有了解患者性格的细心亲属才能洞悉患者轻度认知功能异常变化，在临床实践及多中心研究中重复性和可操作性较差。在近年 ISHEN 提出的肝硬化神经认知功能变化谱分级标准中，将 MHE 和 West-Haven 分类 0、1 级 HE 统称为隐匿性肝性脑病（covert hepatic encephalopathy，CHE）；若出现性格行为改变等精神异常、昏迷等神经异常，属于 West-Haven 分类 2~4 级 HE，称为显性肝性脑病（overt hepatic encephalopathy，OHE）。需要注意的是，1 级 HE 患者存在轻微认知功能障碍，少数扑翼样震颤阳性的患者按 SONIC 标准属于 OHE。过去，临床上曾用"亚临床肝性脑病""早期肝性脑病"等词语描述肝硬化 0 级 HE 患者，也就是无精神、神经异常表现的患者。1998 年，第 11 届世界胃肠病大会一致通过将其命名为MHE。MHE 是 HE 发病过程中的一个非常隐匿的阶段，其定义为肝硬化患者出现神经心理学/神经生理学异常而无定向力障碍、无扑翼样震颤等，即认知功能正常；其发病率高达 25%～39.9%，发病率的高低与年龄、性别、吸烟及受教育程度无关，而与 Child Pugh 分级有明确关系。MHE 尽管无明显的临床症状和体征，但其临床预后及生活质量均较肝硬化神经心理测试正常者差。在临床随访中，MHE 3 年累计发生 OHE 占 56%，且其他并发症发生率和病死率显著增加。OHE 恢复后，MHE 可能持续存在。另外，这些患者的健康相关的整体生活质量、驾驶安全性、工作效率及社会经济地位显著降低。如果没有得到有效治疗，部分患者可进展成为 OHE。因此，临床的重点是在肝硬化等终末期肝病患者中筛查 MHE。

表 2.7.1　HE 的分级及症状、体征

HE 分级标准	神经精神学症状（即认知功能表现）	神经系统体征
无 HE	正常	神经系统体征正常，神经心理测试正常
轻微肝性脑病（MHE）	潜在 HE，没有能觉察的人格或行为变化	神经系统体征正常，但神经心理测试异常
HE1 级	存在琐碎轻微临床征象，如轻微认知障碍，注意力减弱，睡眠障碍（失眠、睡眠倒错），欣快或抑郁	扑翼样震颤易引出，不需要做神经心理测试
HE2 级	明显的行为和性格变化；嗜睡或冷漠，轻微的定向力异常（时间、定向），计算能力下降，运动障碍，言语不清	扑翼样震颤通常无法引出，踝阵挛、肌张力增高、腱反射亢进，不需要做神经心理测试
HE3 级	明显定向力障碍（时间、空间定向），行为异常，半昏迷到昏迷，有应答	扑翼样震颤通常无法引出，踝阵挛、肌张力增高、腱反射亢进，不需要做神经心理测试
HE4 级	昏迷（对言语和外界刺激无反应）	肌张力增高或中枢神经系统阳性体征，不需要做神经心理测试

（二）临床诊断

1. OHE

依据临床表现和体征，按照 West-Haven 分级标准，OHE 诊断并不困难，

一般不需要做神经心理学、神经生理学及影像学等检查。诊断要点：① 有引起 HE 的基础疾病，严重肝病和（或）广泛门体侧支循环分流；② 有临床可识别的神经精神症状及体征；③ 排除其他导致神经精神异常的疾病，如代谢性脑病、中毒性脑病、神经系统疾病（如颅内出血、颅内感染及颅内占位）、精神疾病等情况；④ 特别注意寻找引起 HE（C 型、B 型）的诱因，如感染、上消化道出血、大量放腹水等；⑤ 血氨升高。

2. MHE

由于患者无明显的认知功能异常表现，常常需要借助特殊检查才能明确诊断，是临床关注的重点。符合以下主要诊断要点：①、②及（③~⑥）中任意一条或以上，即可诊断为 MHE。主要诊断要点：① 有引起 HE 的基础疾病，严重肝病和（或）广泛门体侧支循环分流；② 传统神经心理学测试指标中的至少 2 项异常；③ 新的神经心理学测试方法中（ANT、姿势控制及稳定性测试、多感官整合测试）至少 1 项异常；④ 临界闪烁频率（CFF）检测异常；⑤ 脑电图、视觉诱发电位（VEP）、脑干听觉诱发电位（BAEP）异常；⑥ fMRI 异常。

鉴别诊断要点。HE 需与以下疾病鉴别：① 精神障碍，以精神症状如性格改变或行为异常、失眠等为唯一突出表现的 HE 易被误诊为精神障碍。因此，凡遇有严重肝脏疾病或有门体分流病史的患者出现神经、精神异常，应警惕 HE 的可能。② 颅内病变，包括蛛网膜下腔、硬膜外或脑内出血、脑梗死、脑肿瘤、颅内感染、癫痫等。通过检查神经系统定位体征或脑膜刺激等体检，结合 CT、腰穿、动脉造影、脑电图、病毒学检测等做出相应诊断。③ 其他代谢性脑病，包括酮症酸中毒、低血糖症、低钠血症、肾性脑病、肺性脑病等。可通过相应的原发疾病及其血液生化分析特点，做出鉴别诊断。④ 韦尼克脑病，多见严重酒精性肝病患者，维生素 B_1 缺乏导致，补充维生素 B_1 后患者症状可显著改善。⑤ 中毒性脑病，包括酒精性脑病、急性中毒、戒断综合症、重金属（汞、锰等）脑病，以及精神药物或水杨酸盐药物毒性反应等。通过追寻相应病史和（或）相应毒理学检测进行鉴别诊断。⑥ 肝硬化相关帕金森病。⑦ 肝性脊髓病，多发生在肝硬化基础上，以皮质脊髓侧束对称性脱髓鞘为特征性病理改变，临床表现为肢体缓慢进行性对称性痉挛性瘫痪，肌力减退，肌张力增高，痉挛性强直，腱反射亢进，常有病理反射阳性，部分患者有血氨升高。⑧ 获得性肝脑变性，少见且大部分为不可逆性神经功能损害，是慢性肝病引起的一种不可逆性锥体外系综合征。表现为帕金森综合征、共济失调、意向性震颤、舞蹈症等运动障碍以及精神行为异常和智能障碍等神经心理学改变，fMRI 有较好鉴别价值[3]。

（三）病因病机

1. 西医对肝性脑病病因病机的认识

脑病的病因多种多样，常见致病因素包括退化性因素、低氧血症、代谢性因素、中毒性因素、创伤性脑病等，常见于大脑硬化、高血压糖尿病、低钠血症、酸中毒、碱中毒等。不同病因所致脑病的治疗、预后是不同的。在鉴别诊断时必须加以特别重视。对于肝硬化来说，我国发病的主要病因为慢性乙型肝炎和慢性丙型肝炎，其次为酒精性肝病及药物性肝病，在临床上自身免疫性肝病如原发性胆汁性胆管炎也在逐年上升。在长江流域，血吸虫病也曾是肝硬化的主要病因。近年来，有研究表明肝硬化患者伴 HE 的发生率为 30%～45%，而在进展期可以提高发生率。关于 HE 发病机制的研究，以经历百余年历史但迄今为止仍尚无明确定论[4]，大致上可归纳为以下学说：

（1）氨中毒学说。

氨中毒学说于 1952 年提出，并逐渐确定其为肝性脑病发病的关键机制。但血氨浓度与肝性脑病病情并不存在正相关，所以各学者提出各种因素可能促进 HE 的发生，如低钠血症、氧化应激反应、炎症细胞因子等。

氨是氨基酸的代谢产物，以气体或离子形式存在，主要产生于小肠。当蛋白质及氨基酸等在大肠内被细菌分解时也可产生氨。当体力活动时，从肌肉中也可以分解出较多的氨。正常情况下，肾脏可以产生少量氨，但当低钾血症及碱中毒时，产氨量则大大增加。在肝内，产氨主要是蛋白质的裂解、氨基酸的脱氨作用，这些氨可即刻被解毒。在动脉血中，氨含量大于 $100\mu mol/L$，即认为是病理状态。肝脏主要是以促使尿素及谷氨酰胺的合成为主，促进氨的解毒。在不同的肝腺泡带解毒能力也不同，门脉周围的肝细胞解毒氨的能力很强，亲和力较低。反之，中心静脉周围的肝细胞是合成尿素和谷氨酰胺最特异的部位，肝硬化患者的尿素和谷氨酰胺合成能力大大降低。约五分之一的尿素在大肠内形成氨，再循环到肝内解毒；少部分氨被肌肉利用；大部分氨则在尿素循环中被解毒。其余的氨通过谷氨酰胺合成酶而转变成谷氨酰胺，从肾脏排出。低钾血症可增加肾脏谷氨酰胺酶的活性，促进谷氨酰胺的分解而使氨浓度上升，高氨血症还可以刺激醛固酮系统，加重低钾血症，导致恶性循环。

血氨进入脑组织使星状胶质细胞合成谷氨酰胺增加，导致细胞变性、肿胀及退行性病变，引发急性神经认知功能障碍。氨还可直接导致兴奋性和抑制性神经递质比例失调，产生临床症状，并损害颅内血流的自动调节功能。

（2）炎症反应损伤。

目前认为，高氨血症与炎症介质相互作用促进 HE 的发生发展。炎症可导致血脑屏障破坏，从而使氨等有毒物质及炎性细胞因子进入脑组织，引起脑实质改变和脑功能障碍。同时，高血氨能够诱导中性粒细胞功能障碍，释放活性氧，促进机体产生氧化应激和炎症反应，造成恶性循环。另外，炎症过程所产生的细胞因子又反过来加重肝损伤，增加 HE 发生率。此外，HE 发生还与机体发生感染有关。研究结果显示，肝硬化患者最为常见的感染为：腹膜炎、尿路感染、肺炎等。

（3）氨基酸失衡学说。

在氨基酸的代谢中，肝脏起到极为重要的作用。严重肝病或者肝外改变（如胰高血糖素、乳酸盐酸中毒等）时都能导致氨基酸水平改变。肝功能严重受损时，肝脏对苯丙氨酸及酪氨酸的摄取能力及分解代谢能力均下降，加之从肌肉也可释放出来大量芳香氨基酸同时苯丙氨酸羟化酶活性下降，均会使这类氨基酸大量增高。作为低白蛋白血症的结果，会使游离的色氨酸明显上升。浓度升高的短链脂肪酸也会抑制白蛋白与色氨酸的结合，使游离的色氨酸进一步升高。大脑内色氨酸的升高，会增加五羟色胺的形成，这类物质是一种抑制剂，可引起患者疲倦、嗜睡。大脑内芳香胺类物质的增高，会抑制酪氨酸单一加氧酶，促进假性神经介质（如章胺、苯丙乙醇胺）的形成。色氨酸等芳香物质在小肠内经细菌作用，可产生吲哚、甲基吲哚，使肝硬化患者的粪便臭秽。肝性脑病患者，可能是高氨血症时引起的胰岛素分泌增加，间接造成亮氨酸、异亮氨酸及缬氨酸的清除而降低。这些支链氨基酸可与芳香氨基酸竞争通过血-脑屏障的载体系统，由于支链氨基酸的降低，会使更多的芳香氨基酸进入大脑。

（4）其他学说。

① 假性神经递质学说。在神经细胞之间和神经细胞与其他细胞的质膜交界处的突触内有突触间隙，将突触前部分与突触后部分隔开。神经传导介质：去甲肾上腺素、多巴胺、五羟色胺等从突触前部位释出，进入间隙并启动突触后膜对离子的通透性改变，这种生物膜上的生化反应过程会激起动作电位的去

极化。传导介质有类似酶学的作用，随之而来的是膜上的复极化作用。迄今，在大脑内已经测出大约有八十余种神经传导系统，主要有：γ 氨基丁酸系统、谷氨酸系统、多巴胺系统、5-HT 系统等。兴奋性与抑制性神经传导介质均有其相应受体。发生 HE 的患者，在这两个系统之间失去平衡，可能是抑制性传导介质占据优势。

② 锰中毒学说。有研究发现，部分肝硬化患者血和脑中锰含量比正常人高 2~7 倍。当锰进入神经细胞后，低价锰离子被氧化成高价锰离子，通过锰对线粒体特有的亲和力，蓄积在线粒体内。同时，锰离子在价态转变过程中可产生大量自由基，进一步导致脑黑质和纹状体中脑细胞线粒体呼吸链关键酶的活性降低，从而影响脑细胞的功能。

③ 脑干网状系统功能紊乱。严重肝硬化患者的脑干网状系统及黑质-纹状体系统的神经元活性受到不同程度的损害，导致 HE 发生，产生扑翼样震颤、肌张力改变；且脑干网状系统受损程度与 HE 病情严重程度一致。

总之，迄今尚未证明任何单一物质是肝性脑病的病因。上述所有物质及其机制在 HE 的发生中均起到部分作用，但两个先决条件（严重肝病及门体静脉侧支循环）是必须存在的。HE 不是单一的代谢性疾病，其病因可能是多因素协同或相互作用的结果[5]。

2. 中医对肝性脑病病因病机的认识

常见病因为外感疫疬之邪，邪犯心营，或黄疸、鼓胀等病日久，正气虚弱，复因饮食不洁、失治误治、情志刺激、外感时邪等而诱发。其病机总属清窍失灵，神明失用，但其中有邪闭清窍与神明不守之分，前者属实，如痰浊、邪热、风阳等致使气机逆乱，神明被蒙，而出现行为异常甚至昏迷，属闭证的范畴；后者属虚，如气血虚损，阴阳亏耗，不能相互维系，清窍失于濡养，而神无所依的昏迷，此情况更多出现于晚期，属于脱证的范畴[6]。临床上常常为虚实夹杂，闭脱互现。痰浊、瘀血、邪热是其基本病理因素，浊阴上逆，清窍被蒙，或痰火邪热内扰，清窍失灵，或阴阳两脱，清窍失养，神明不用是本病的主要病机特点。其病位以心、脑为主，波及肝、肾[7]。

（四）中医分型

肝性脑病，乃心脑受扰而致，根据其临床证候，试分为五种证型，论述于下：

1. 热毒炽盛，内陷心包

主证：高热口渴，烦躁谵语。

次证：面目深黄，腹胀满，大便秘结，小便黄赤。

舌脉：舌红绛，苔黄腻或黄燥，脉滑数或细数。

2. 湿热蕴蒸，上扰神明

主证：神昏谵语，或昏迷不醒。

次证：发热口渴，目黄身黄，恶心呕吐，或腹部胀满，斑疹衄血。

舌脉：舌质绛，苔黄腻，脉弦数。

3. 痰火上盛，上蒙清窍

主证：烦躁谵语，躁扰如狂，喉有痰声。

次证：发热面赤，黄疸，鼓胀，呼吸气粗，大便秘结，小便短赤。

舌脉：舌质红，苔黄，脉滑数。

4. 湿浊蒙蔽，清窍不利

主证：面色晦滞，精神淡漠。

次证：黄疸，鼓胀，嗜睡懒言，言语不清，甚至神志模糊，昏不知人。

舌脉：舌苔浊腻，脉弦滑。

5. 气阴两竭，昏迷不醒

主证：神志昏迷，气息低微。

次证：两手抖动，汗出肢冷。

舌脉：舌质淡，脉微细。

二、外治法

（一）药物外治法

1. 中药灌肠疗法

根据"肝-肠-脑"循环系统，大肠为"传导之官、变化出焉"，传化糟粕，实为对小肠泌别清浊功能的承接，因此采用中药灌肠可使药液在大肠吸收，起到通腑开窍、降浊解毒的作用。临床研究发现[8-9]：中药灌肠可显著降低血氨水平，改善扑翼样震颤、神昏等症状，促进患者清醒，加快肝、脑恢复。肝性脑病的患者大都因意识失常而出现或昏睡或狂躁等症状，无法配合中药口服，因此保留灌肠是目前治疗肝性脑病的重要疗法之一。

灌肠方法：灌肠前需将灌肠液水浴加热至 38～40℃，为增加保留灌肠时间，灌肠前需嘱患者排完大小便。为保证患者的舒适性，嘱患者取左侧卧位，双膝屈曲。灌肠时用石蜡油润滑灌肠管前端，充分润滑灌肠管后，右手持灌肠管自肛门轻柔插入直肠中，为使药物在肠道中停留较长时间，插管深度为20~22cm，缓慢注入药液。拔管后用纱布压迫肛门括约肌5分钟，以防止药液外泄，5分钟后患者转为右侧卧位，使药物尽量达到右半结肠，保留灌肠时间至少60分钟，每日1次。

（1）大黄相关煎剂。

① 单味大黄。

药物组成：单味大黄30g。

用法用量：单味大黄30g，煎汤200mL，待温后保留灌肠，每日1~2次，以10日为1个疗程。

大黄可以泻下攻积、清热泻火、止血、解毒、活血祛瘀、利胆退黄，用于大便秘结、胃肠积滞，可减少内毒素的吸收。单味大黄煎汤保留灌肠治疗和针对性护理对改善肝性脑病患者临床症状、提高生活质量具有较好的效果[10]。

② 大黄煎剂。

药物组成：醋制大黄30g、乌梅30g。

用法用量：醋制大黄30g、乌梅30g，煎煮15分钟，取药液200mL，加热至40℃，肛管插入30cm，中药汤液缓慢注入，面朝右侧躺好，保留120分钟。

酸为肝的本味，醋制大黄是将生大黄放入醋中浸泡，酸味入肝，有助于大黄治疗肝脏疾病。乌梅具有敛肺止咳、涩肠止泻、生津止渴、安蛔止痛的作用。两药合用，一方面，乌梅涩肠止泻，可防止大黄泻下攻积作用太过；另一方面，乌梅能酸化汤液，使煎剂成弱酸性，促使游离氨与氢离子结合形成铵根离子，减少血氨的蓄积和吸收，从而起到清除毒物、降低血氨，治疗肝性脑病的作用[11]。大黄煎剂保留灌肠治疗轻微型肝性脑病可有效降低内毒素及血氨水平，改善肝功能[12]。

③ 大黄合剂。

药物组成：大黄40g、黄连20g、乌梅30g。

用法用量：大黄40g、黄连20g、乌梅30g，加水浓煎取汁150mL，加入50mL食醋，加温至37℃，保留灌肠。患者取左侧卧位，臀部抬高10cm，于一次性肠道冲洗袋内注入大黄合剂，将肛门管插入患者肠道位置控制在20cm左右，以每秒1滴的滴速行保留灌肠治疗，治疗频率为每日2次。

大黄合剂联合门冬氨酸鸟氨酸注射液能够有效改善患者肝功能，降低血氨、血清内毒素（LPS）、肿瘤坏死因子-α（TNF-α）、白细胞介素-18（IL-

18）、白细胞介素-6（IL-6）水平，减轻肠源性内毒素血症及相关炎症反应，缓解患者病情[13]。

④ 复方大黄煎剂。

药物组成：生大黄 60g、野菊花 60g、蒲公英 60g。

用法用量：生大黄 60g、野菊花 60g、蒲公英 60g 水煎取 200mL，每次 100mL 保留高位灌肠，每天 1 次，5~7 天为 1 个疗程。

复方大黄煎剂 pH 值为 5，药液抵达结肠后迅速改变肠道 pH 值，阻止氨的形成和吸收；同时血中氨向低 pH 值的肠道内渗透，形成难以吸收的铵盐，随粪便排出[14]。本药液还具有较强刺激性导泻和容积性导泻作用，在结肠内能吸附大量毒素并排出体外，达到清除内毒素、抑制肠道菌群的目的。

（2）促醒汤。

药物组成：生大黄 50g、厚朴 30g、枳实 30g、乌梅 20g、人参 3g。

用法用量：生大黄 50g、厚朴 30g、枳实 30g、乌梅 20g、人参 3g，煎汁 200mL，温度降低至 40℃时加入 50mL 食用醋制成促醒汤，间隔 12 小时，早晚各灌肠 1 次，治疗 1 周。

促醒汤保留灌肠联合西药疗效显著高于单用西药；缩短扑翼样震颤消失时间及苏醒时间。通过保留灌肠还能利用下段肠黏膜对药物进行直接吸收，降低药物对整个消化道的刺激作用，且可以直接刺激肠道，促进排便，无不良反应发生[15]。

（3）通腑开窍方。

药物组成：煅牡蛎 40g、煅龙骨 40g、醋大黄 30g、蒲公英 20g、败酱草 20g。

用法用量：煅牡蛎 40g（先煎）、煅龙骨 40g（先煎）、醋大黄 30g、蒲公英 20g、败酱草 20g，以上药物加入食醋 50mL，浸泡 30 分钟，加水适量，文火煎取 250mL，加生理盐水 250~500mL，250mL/次直肠滴入灌肠，每天 2 次。

该方由煅牡蛎、煅龙骨、醋大黄、蒲公英和败酱草 5 味药组成，以大剂量煅牡蛎、煅龙骨为用，取其镇静安神、平肝潜阳之性，达到镇静以醒神、平肝风而止拘颤的效果；醋大黄泻热通腑、祛湿解毒，能化浊消滞而升清，与煅牡蛎、煅龙骨共用其通腑开窍之力尤效；蒲公英、败酱草化脓排浊，且为常用的清热解毒之品，其中蒲公英能治一切热毒诸症；食醋有散积消瘀解毒之功，使诸药入肝经、血分，引药下行，同时缓和药性，最终达到引诸邪下达肝经、肠腑，加强化淤积、解毒作用[16]。

现代药理显示煅牡蛎、煅龙骨可抑制惊厥反应，具有明显镇静、抗惊厥作用[17]，煅牡蛎有保肝、抗病毒、抗氧化、提高免疫力作用，在脑卒中的治疗中有积极作用[18]。此外，通腑开窍方中的大黄、败酱草、蒲公英均能起到广泛抑菌作用，从而控制感染、降低肠道氨的吸收和生成能力，同时也能促进胆汁分泌及胆红素排泄、防止肝细胞变形，使肝功能恢复正常[13]。此外，有学者发现食醋在刺激肠蠕动和清除含氨物质方面效果较好，能使肠道 pH 值维持在 5~6，提示酸性肠道能降低血浆氨水平[19]。

（4）参菊饮。

药物组成：苦参、菊花、连翘、紫花地丁、红藤各 30g，

用法用量：苦参、菊花、连翘、紫花地丁、红藤各 30g，浓煎 100mL 保留灌肠，每天一次。

参菊饮由苦参、红藤、连翘、紫花地丁、菊花 5 味药物组成，全方共奏清热解毒之功。此方具有减少氨的生成、抑制肠道细菌的生长、增强肠蠕动、有效解除毒素对大脑的损伤等作用[20]。

（5）清开颗粒。

药物组成：颗粒 10g/包，相当于原药材：大黄 15g、败酱草 30g、石菖蒲 15g。

用法用量：生理盐水 80mL 加清开颗粒 10g，温度保持 37℃。将配制好的 37℃清开颗粒灌肠液倒入无菌输液瓶内，将输液管与尿管连接，将茂菲氏滴管下端输液管盘成环状置于热水袋（水温 50~55℃）下保温。患者取左侧卧位，抬高臀部 10cm，润滑尿管，经肛门插入 25~30cm，调整为 80 滴/分，以患者感觉舒适、无便意为度，每天一次，治疗 7 天。

清开颗粒组方中大黄攻积导滞，泻热通便，凉血解毒，逐瘀通经；石菖蒲豁痰开窍，理气醒神；败酱草清热解毒，泻火排毒。三药合用，上可清热豁痰以开窍，下则荡涤肠胃以消邪毒，内能清热解毒以安五脏[21]。现代药理研究表明，大黄具有导泻、保肝、抗菌作用；石菖蒲具有抗惊厥作用，直接作用于中枢神经系统改善神经精神症状；败酱草有抗菌、抑制内毒素产生。清开颗粒治疗肝性脑病可以促进患者清醒、降低血氨。此方通过其泄浊、抗菌而发挥其对肠道的去污作用，从而减少肠源性内毒素的产生和吸收，减少氨的产生并促进氨的排泄；通过调节免疫功能，减轻肝脏损伤，使内环境稳定，从而有效地

治疗肝性脑病。

（6）化浊解毒醒脑液。

药物组成：酒大黄（后下）20g、石菖15g、藿香15g、郁金20g、生山楂30g、蒲公英30g、连翘15g、白花蛇舌草30g、白芍20g、牡蛎50g。

用法用量：上述诸药水煎40分钟，取汁200mL。高位保留灌肠，1日1~2次。10天一疗程。

方中以大黄为君通腑泄浊，推陈致新，引邪下行，且可解毒化瘀。据临床观察大黄可有效地消除腹胀，防治肠道感染、消化道出血和排除肠道积血，清除肠源性内毒素和抑制氨的吸收，还可抗炎保肝，疏肝利胆，这对于消除肝脏炎症，促进肝细胞再生有重要作用。辅以石菖蒲、藿香，芳香健脾，化浊开窍；郁金，《本草汇言》中说："郁金，清气、化痰、散瘀血之药也。"其性轻扬，能散郁滞，顺逆气，上达高颠，善行下焦，心肺肝胃气血火痰郁遏不行者最验。古今用于热病神昏、癫狂、惊痫的治疗无不效验。并且有利胆退黄，行气活血之功。三药用芳香化浊，行气活血，开窍醒脑。生山楂、白芍酸甘化阴，柔肝息风，取二药味酸，其煎液可酸化肠道，降低肠道 pH 值，减少肠道氨的产生及吸收。山楂具有活血散瘀之功，可改善肝功能，抗菌、扩张内脏血管、增加肝脏血流量，使肝脏微循环得到改善，促进肝细胞再生与修复。牡蛎，平肝潜阳，配白芍以平肝息风。蒲公英、连翘、白花蛇舌草清热解毒。诸药合用，化浊以升清，通腑以降浊，解毒化瘀，平抑肝风，从而使瘀毒以行，痰湿浊邪得化，故有开窍醒神的作用[22]。

（7）大承气汤。

药物组成：生大黄、枳实各24g，厚朴30g，芒硝18g。

用法用量：芒硝待前三味药水煎取汁400mL后冲入。每日分2次保留灌肠，间隔8小时，治疗7日为1疗程。

大承气汤由大黄、芒硝、厚朴和枳实组成，具有通腑泻热、荡涤胃肠、活血行滞的功效，对于肝性脑病患者的便结、腹胀、热盛神昏、发狂等症状具有明显作用。但此汤属峻剂，羸弱者不宜服用。保留灌肠则利用下段肠黏膜直接吸收药物，减少其对整个消化道的刺激作用，又能直接刺激肠道，促进排便，减少肠内毒物如氨的吸收，达到降低血氨的效果[23]。

（8）通腹泄热合剂。

药物组成：生大黄、蒲公英、乌梅各30g，厚朴、枳壳各15g。

用法用量：通腹泄热合剂是西安市中医院院内制剂，250mL瓶。将通腹泄热合剂250mL加温至37~40℃，倒入灌肠袋中，进行灌肠，每天一次。

通腑泄热合剂中大黄苦寒，清热泻火、泻下排毒、活血祛痰，蒲公英苦甘寒清热解毒，二者共为君药；厚朴苦温行气燥湿、下气宽中、消积导滞，枳壳苦温行气宽中除胀共为臣药；乌梅味酸性可涩肠止泻以防大黄泻下太过而为佐药。诸药合用具有清热解毒、泻下软坚、排毒、活血化痰通络之功；另外乌梅之酸性可使肠道呈酸性环境，可降低肠道中氨的浓度[24]。

2. 中药提取物制剂治疗

中药提取物是应用现代药理学提纯原理提取出中药有效成分，以更方便地运用于临床。临床对中药制剂治疗HE的研究逐渐增加，目前有效制剂有醒脑静注射液、隐丹参酮。

（1）醒脑静注射液。

醒脑静注射液是根据传统中医学理论，结合西医学有效成分提取工艺研制出的可运用于临床的中药提取液。主要药物组成为郁金、麝香、栀子、冰片，其中栀子的主要成分为熊果酸，具有显著的镇静、安神作用；麝香可由静脉途径经过血脑屏障，直接作用于中枢神经系统，兴奋中枢神经系统，提高患者的认知能力；郁金具有活血顺气作用，改善脑部组织血液供应，共奏清热泻火、凉血解毒、开窍醒脑之效。临床中多用于治疗以神昏谵语、斑疹隐隐、高热、烦躁易怒、舌质红绛、脉滑数为主症的脑炎、肝昏迷等病[25]。有研究[26-27]表明：醒脑静注射液可降低HE患者的血脑屏障通透性，使药物直接作用于脑部中枢神经系统，改善脑循环，减轻脑水肿，抑制细胞病理学凋亡，从而保护脑组织基本功能。肝性脑病的发病机制中炎症因子及毒素的升高是引起HE的主要原因，因此降低炎症因子的表达和激活、清除毒素是治疗HE的关键及有利于预后评估。采用醒脑静联合纳洛酮注射液治疗HE 7~10天，可有效改善患者认知能力，降低血清细胞因子（β-内啡肽、血氨、CRP、IL-6和TNF-α等）水平[28]。醒脑静注射液还可调节氨代谢，降低血氨水平，维持脑和肝部微循环的稳定性，提高临床疗效，减少复发率[29]。

（2）隐丹参酮。

中药提取物隐丹参酮是从丹参中提取的一种脂溶性二萜醌类化合物，具有抗菌、抗肿瘤、心血管保护等药理作用，可以透过血脑屏障，并与氨结合形成无毒的水溶性物质排泄体外。隐丹参酮可进入肝性脑病模型大鼠的血液、肝、脑组织中，并与氨结合以促进氨的代谢，还可以促进内源性神经再生，有望成为新一代治疗 HE 的中药提取物[30]。

3. 中药外敷

肝病患者易出现呕吐、进食困难，外敷法能避免药物对胃肠的刺激，具有给药方便等优点，外敷疗法包括敷脐和穴位贴敷。现代医学研究证实，脐为胚胎发育中最晚闭合之处，所以它的表皮角质层最薄，屏障作用最弱，且无脂肪组织，屏障功能较差，故渗透性强；并且脐下有丰富的静脉网和腹部动脉分支，血运丰富，药物易通过此处经皮吸收从而快速高效地发挥作用[31]。有研究报道[32]，通过不断刺激脐部皮肤会使其上的神经末梢进入活跃状态，进而促进人体的神经体液调节和免疫功能，改善各组织器官的功能活动，有助于防治疾病。脐疗法药量小、节约药材，通过皮肤渗透作用可使药物直达病所，在医方专著《五十二病方》就有"蚖以蓟印其中颠"的记载。穴位敷贴是将针灸和药物有机结合的一种治疗方法，将中药调成糊状，或制成软膏、丸剂、饼剂或熬制成膏，直接贴敷穴位或患处，用以治疗疾病。

对中药莱菔子、汉防己、地龙、砂仁（比例 1∶1∶0.5∶0.5）进行如下处理：① 前处理：将药材净选，汉防己进行切片处理。② 提取浓缩：将莱菔子、汉防己、砂仁加水煎煮 2 次，合并煎液，浓缩成浸膏。③ 干燥粉碎：将浸膏采用喷雾干燥法干燥；地龙采用超低温冷冻（−110~−85℃）粉碎工艺制成 100 目粉末。④ 混合均匀：将浸膏粉末与地龙粉末混合均匀，制成混合粉。⑤ 分装：将混合粉分装至滤纸袋中，包装成类袋泡剂剂型成品。每袋含生药 3g，面积为 6cm×6cm，厚度为 0.3cm。透皮促进剂由 0.5%（质量分数）月桂氮卓酮溶液及 3%（质量分数）冰片乙醇（75%）溶液组成。

在常规予以护肝、支持、对症、调节肠道菌群等基础治疗上，用中药脐部贴敷剂。步骤和方法：脐部常规消毒，用 0.5% 月桂氮卓酮溶液均匀涂搽于脐部的四周（6cm×6cm），将脐部贴敷剂敷上，经 1.5mL 3% 冰片乙醇（75%）溶液湿润贴剂后，以带孔的医用敷贴固定。每日用冰片乙醇溶液湿润贴剂 2 次，上下午各 1 次，每 3 天更换 1 次贴剂，期间休息 1 天。可显著降低血内毒素、血氨水平，减轻患者临床症状，且无明显不良反应[33]。

（二）非药物外治法

1. 针灸

针灸具有简、便、效、廉的特点，临床运用越来越广泛，对于 HE 的治疗效果显著。人中透刺龈交穴（得气后留针 15 分钟，中间行针 2 次，疗程 7 天）联合西医基础治疗痰浊上蒙脑窍所致 HE，可明显缩短患者清醒时间，降低血氨水平，提高生活质量[34]。

（1）十三鬼穴。

"十三鬼穴"为古代医家治疗精神异常的 13 个经验穴，现主要应用于精神疾病，包括癫狂症、痫症、癔症、睡眠障碍、梦游、郁证、百合病、急症等。肝性脑病从中医角度属癫狂症、神昏等精神疾病的范畴，"十三鬼穴"的主要功能可平衡阴阳、调理气血、开窍醒神、宁心安神，故针刺"十三鬼穴"能够有助于收敛神气，使耗散之心气回归本位，改善精神症状。

主穴取"十三鬼穴"，首针水沟，左入右出（进针时顺时针捻转，出针时逆时针捻转）；次针少商，直刺刺入 6mm；三针隐白，刺 4mm；四针大陵，入 10mm；五针申脉，火针三下；六针风府，向结喉方向刺入 20mm；七针颊车，温针刺；八针承浆，横针刺入 10mm；九针间使直刺 20mm；十针上星，向上平刺 20mm；十针会阴直刺 20mm；十二针曲池，中粗火针点刺；十三刺舌下中缝（海泉）。单穴单取，双侧有穴者同时取用针刺。着重强调手法操作，除火针及点刺穴位外，其余穴位取捻转泻法，左侧穴位逆时针捻转，右侧穴位顺时针捻转，刺激强度宜大，每分钟捻转 80 次以上，持续时间宜长（每次 1 分钟），留针时间宜短（小于 5 分钟）或不留针，针具选用直径 0.30mm、长 20～40mm 环球牌不锈钢毫针，针刺每天 2 次。疗程为 7 天。在西药治疗的基础上加用针刺十三鬼穴可明显改善肝性脑病患者的肝功能、降低血氨及 β-内啡肽水平，改善精神症状，简便易行[35]。

（2）董氏奇穴。

董氏奇穴为中医传统针刺中的一种重要流派，为董景昌先生家传绝学，其治疗风格独特，临床效果显著。在穴位、诊法、针法上别具特色。其穴位多分布在筋骨、肌肉之间，在应用时，多采用远端取穴，多仅在四肢、耳朵及头面部施针，可最大程度地从阴引阳、从阳引阴；诊法上，重视全息及应象理论，认为当体内某一脏腑或经络病变时，必于体表特定部位出现所谓的"象"，即《内经》所言"盖有诸内者，必形诸外"；针法上，施针手法简便，不采用各种复杂的补泻手法，仅仅采用"深刺"、"皮下刺"与"留刺"各种手法，配合"动气针法""倒马针法"即可达到治疗效果。其"动气针法"，活动或按摩病痛部位，符合气至则效的观念，简便实用；其"倒马针法"，三针一列，加强经络疏通，效果明显。因其具有"简、易、便、廉"及不良反应少、安全性高的特点，在临床上得以广泛应用。

取穴：正会穴、三重穴（双侧）、上瘤穴（双侧）。

定位：正会穴：两耳尖连线与矢状缝交叉点凹陷中；一重穴：外踝尖直上三寸，向前横开一寸；二重穴：一重穴直上二寸；三重穴：二重穴直上二寸；上瘤穴：足底后跟前缘正中央。

操作：患者取平卧位，对针刺部位进行常规消毒后，使用一次性无菌针灸针（规格为 0.25mm×40mm），正会穴平刺约 0.5 寸，三重穴直刺约 1 寸，上瘤穴直刺约 0.5 寸，以局部得气为度，不做手法，留针 30 分钟，日 1 次。再配合中药治疗可以明显改善肝性脑病患者的肝性脑病分级、降低其血氨水平，改善其肝功能（ALT、TBiL）[36]。

正会穴，即为督脉之百会穴。董氏将其视为脑之总神经，镇静作用极强[37]。其具有升阳举陷、醒脑开窍、安神益智、镇静熄风等功效；有临床研究显示，对于脑缺血大鼠模型电针百会、大椎可抑制后脑神经元的凋亡，对脑损伤起到一定的保护作用[38]。

三重穴为组合穴，三穴同取，即为"倒马针法"，加强疗效。三重穴具备极其显著的破气行血的功效，对脑部作用尤为强烈。故而"破气行血"为应用三重穴的眼目，破气行气以化痰瘀，行血以活血破血，为活血化瘀的首选穴道。此外，从三重穴所处的部位而言，居于足阳明经与足少阳经之间，具有沟通两经经气的作用。根据针灸学里"经脉所过，主治所及"的理论而言，上述两经均循行于头面部，因此可知针刺三重穴具有治疗头面部疾病的功效。

上瘤穴，位于足底后跟前缘正中央。董氏经过多年经验总结，认为本穴针刺超过 0.5 寸，对昏迷不醒之病人恰有醒脑开窍之效。现代研究表明，手、足部分布着异常敏感的神经末梢，故若对手足部进行针刺，引起的刺激较为强烈，从而能引起大脑皮层相应区域的兴奋。从全息角度来进行分析，手足部和头部相对应，如《灵枢》言"病在头者取之足"，因此大多数头面部疾病均可取手足穴位，这样就进一步证实了上病治下、下病治上的机理。

在中医历史上，一直有针药并用、杂合以治的传统，二者均为历代医家赖以治病救人的主要手段，例如唐朝医家孙思邈言"针灸而不药，药不针灸，尤非良医"。针刺疗法具有安全可靠、副作用少、疗效确切、成本低、便于开展的特点。针药结合，是一种能够使药物的内部刺激作用与体表穴位的外治作用同时得以发挥的治疗方式，符合中医"内外并治"的理论。

2. 耳穴压豆

当患者便秘时会使粪便在肠道里停留的时间比较长，肠道中的细菌会分解出氨化合物，会被肠道吸入进入血液中，患者的肝脏功能本已经减退，不能更好地代谢氨物质，打破了血液里面的氨气平衡，最终诱发肝性脑病[39]。

耳穴压豆治疗便秘取穴：大肠、直肠、便秘点、皮质下、脾、胃。将耳郭用75%的酒精棉球擦净，用0.5cm×0.5cm大小的胶布将王不留行籽贴于选定的耳穴上，嘱患者每天至少按压3次，每次5分钟，3天换帖1次。耳穴的治疗方法对于功能性便秘患者具有很好的疗效，能够有效地缓解排便困难，减少排便时间，增加排便频率，软化粪便[40]。

3. 艾灸

肝性脑病的治疗遵循"急则治其标，缓则治其本"的治疗原则，治疗上应祛邪与扶正相结合，初期以邪实为主，治疗上应以祛邪为主；后期以本虚证为主，治疗应以扶正为主。肝性脑病患者恢复期以虚证为主，治疗宜选用关元、气海、神阙、三阴交、足三里等穴位艾灸以温中补虚，固本培元[41]。

肝性脑病患者出血后，气随血脱，气血亡失过快，元神速失所依，极易诱发疾病发作。对此当迅速补其气，一则可固摄血液，并助生血，气血得补，元神便可依可复；再者，补气即为补神，直补其气便是直补其神。症见呕血或便血，头晕乏力，面色㿠白，眼睑苍白，爪甲色淡，语声细弱，语速缓慢，反应迟钝，但欲睡去，时醒时寐，甚则昏睡乃至昏迷，舌淡，苔薄，脉细数或沉细。治宜扶正固元，回阳固阴。出血患者，暂禁饮食，制动静卧，汤药不可进，可用艾灸之法。艾灸疗法具有温阳补气、温通经络、消瘀散结、补中益气等作用，穴取神阙、关元、足三里等，以补益元阳，从而达到秘阳固阴，复元醒神之目的[42]。

参考文献

［1］陈旭,周振国,李京涛,等.中医药防治肝性脑病的临床研究进展[J].现代中西医结合杂志,2021,30(27):3075-3078.

［2］蒋海南,毛德文,叶倩伶,等.中医辨证论治肝性脑病研究进展[J].陕西中医,2020,41(11):1678-1680.

［3］中国肝性脑病诊治共识意见(2013年,重庆)[J].中国医学前沿杂志(电子

版),2014,6(2):81-93.

[4] 陆璐,鲁冰洁,安永潼,等.肝性脑病中西医诊疗进展[J].辽宁中医药大学学报,2019,21(6):127-131.

[5] 徐小元,丁惠国,李文刚,等.肝硬化肝性脑病诊疗指南(2018年,北京)[J].中华胃肠内镜电子杂志,2018,5(3):97-113.

[6] 李铁君.中医肝胆病临床实践[M].贵阳:贵州科技出版社,2007.

[7] 毛德文,邱华,韦艾玲.肝性脑病的中医证治研究[J].天津中医药,2007,24(3):225-227.

[8] 张艳.肝性脑病保留灌肠方法的临床观察与分析[J].中国医药导报,2012,9(1):45-46.

[9] 王娜,裴燕燕,王明刚,等.肝性脑病氨中毒机制及中医通腑开窍治疗进展[J].中西医结合肝病杂志,2018,28(1):63-65.

[10] 李宜琴,马瑞英.单味大黄煎汤保留灌肠治疗30例肝性脑病及护理[J].陕西中医,2010,31(2):178.

[11] 刘琼.大黄煎剂保留灌肠治疗轻微型肝性脑病的临床观察[D].武汉:湖北中医药大学,2018.

[12] 张贵格.大黄煎剂保留灌肠治疗轻微型肝性脑病对内毒素及血氨水平的影响[J].实用中医药杂志,2018,34(5):523-524.

[13] 杨从意,胡敬宝,鲁艳平,等.大黄合剂联合门冬氨酸鸟氨酸治疗早期肝性脑病疗效及对血氨和内毒素的影响[J].现代中西医结合杂志,2017,26(10):1033-1036.

[14] 田莉婷,李向阳.复方大黄煎剂保留灌肠治疗肝性脑病30例[J].陕西中医,2008(9):1117-1118.

[15] 问莉娜,李淑芳,郭珍,等.促醒汤保留灌肠联合西药治疗肝性脑病[J].长春中医药大学学报,2018,34(3):522-524.

[16] 张晗,张磊,刘洋.龙骨、牡蛎化学成分、药理作用比较研究[J].中国中药杂志,2011,36(13):1839-1840.

[17] 冯丽,赵文静,常惟智.牡蛎的药理作用及临床应用研究进展[J].中医药信息,2011,28(1):114-116.

[18] 张宇红.中药保留灌肠治疗肝性脑病的疗效观察[J].世界最新医学信息文摘,2015,15(50):98.

[19] 周凤蕊,李广明.生大黄煎液联合白醋保留灌肠治疗肝性脑病疗效观察[J].中国实用神经疾病杂志,2015,18(8):119-120.

[20] 朱红霞.参菊饮灌肠联合醒脑静注射液治疗肝性脑病30例疗效观察[J].中国实用医药,2015,10(24):135-136.

[21] 卓蕴慧,商斌仪,陈建杰,等.清开颗粒灌肠治疗肝硬化合并肝性脑病疗效观察[J].上海中医药杂志,2007(8):27-28.

[22] 黄学军,杨智海,向淑珍,等.中药化浊解毒醒脑液治疗肝性脑病疗效观察[J].辽宁中医杂志,2007(12):1753-1754.

[23] 邹碧泉.大承气汤保留灌肠治疗肝性脑病40例临床观察[J].浙江中医杂志,2008(5):268-269.

[24] 任军,王锋.通腹泄热合剂直肠滴注治疗肝性脑病及中医护理[J].内蒙古中医药,2011,30(11):141-142.

[25] 火雷鸣.醒脑静对脑出血患者脑损害的保护作用[J].中国老年学杂志,2015,35(2):514-515.

[26] 张继翱.醒脑静注射液在临床急症中的应用进展[J].现代中西医结合杂志,2013,22(17):1937-1938.

[27] 俞济民.经鼻正压通气联合醒脑静治疗肺性脑病的临床研究[J].医学综述,2014,20(9):1723-1725.

[28] 王军,张流,熊华刚,等.醒脑静联合纳洛酮治疗肝性脑病患者认知和血清炎症因子水平变化[J].实用肝脏病杂志,2018,21(3):471-472.

[29] 闫建汶.醒脑静注射液联合还原型谷胱甘肽对肝性脑病病人IL-6和IL-18表达的影响[J].中西医结合心脑血管病杂志,2018,16(6):827-829.

[30] 陈宜林,周杭,路静,等.隐丹参酮制剂对肝性脑病大鼠的保护作用研究[J].热带医学杂志,2021,21(4):408-412,532.

[31] 郑旦,傅萍.中医外治法治疗顽固性腹水的研究进展[J].实用中西医结合临床,2014,14(3):93-94.

[32] 李立新.脐疗贴治疗小儿汗证350例疗效观察[J].吉林中医药,2007(10):30-31.

[33] 施维群,倪伟.中药脐部贴敷对肝硬化内毒素血症的影响[J].中华中医药杂志,2010,25(3):452-455.

[34] 常玉坤,刘亚爽,石志敏.人中透刺龈交穴联合西药治疗肝性脑病的临床

观察[J].世界中西医结合杂志,2018,13(5):646-648,652.

[35] 苏会玲,苏红慧,崔厚松,等.针刺十三鬼穴对肝性脑病患者血氨、β-内啡肽水平的影响[J].吉林中医药,2017,37(10):1049-1052.

[36] 李媛媛.解毒通络开窍方联合董氏奇穴治疗肝性脑病的临床观察[D].郑州:河南中医药大学,2018.

[37] 邱雅昌.董氏奇穴实用手册[M].北京:人民卫生出版社,2012.

[38] 骆仲达.电针督脉对缺血性脑损伤大鼠神经细胞凋亡的影响[J].安徽中医学院学报,2002(6):27-30.

[39] 刘娟.三黄汤加味灌肠辅治肝性脑病临床研究[J].实用中医药杂志,2022,38(3):424-426.

[40] 谭凯文.增液汤合耳穴治疗功能性便秘(阴虚肠燥型)的疗效观察[D].长春:长春中医药大学,2019.

[41] 王栋飞,李日向,黄峰.从虚实辨治肝性脑病[J].国医论坛,2017,32(1):20-21.

[42] 周凤蕊,李广明.以"标本缓急"理论探讨肝性脑病的综合治疗[J].中国中医急症,2019,28(2):302-304.

≫ 第八节 原发性肝癌

一、概述

原发性肝癌是指在肝细胞或肝内胆管上皮细胞引起的恶性肿瘤,简称肝癌。原发性肝癌的主要类型为肝细胞癌(hepatocellular carcinoma,HCC),还有少数为肝内胆管癌(intrahepatic cholangiocarcinoma,ICC),以及HCC与ICC的混合型,三者在发病机制、临床表现、治疗预后方面存在较大差异(本书所指肝癌特指HCC)。肝癌发生率在各国和地区差异很大,在亚非国家较常见,我国发病率较高,属于常见肿瘤之一。近年来肝癌的手术、介入治疗、药物等治疗取得了可喜的进步,但是单一的治疗方法已经遇到瓶颈,亟须整合多学科优势,以进一步提高肝癌的临床疗效,延长患者的生存时间。中医药治疗肝癌在控制瘤体、减少毒副反应、延缓复发与转移、改善临床症状、提高生活质量、延长生存期等方面具有一定优势，作为我国治疗肝癌的重要手段，其作用日益凸显。

（一）临床表现

原发性肝癌起病隐匿，早期症状常不明显，也称亚临床期。出现典型的临床症状和体征时一般已属中期、晚期。

1. 症状

（1）肝区疼痛：肝区疼痛多为肝癌的首发症状，表现为持续钝痛或胀痛。疼痛部位常与肿瘤位置有关，癌结节破裂出血可致剧烈腹痛和腹膜刺激征，出血量大时可导致休克。

（2）消化道症状：食欲减退、腹胀、恶心、呕吐、腹泻等消化道症状，可由肿瘤压迫、腹水、胃肠道瘀血及肝功能损害而引起。

（3）全身表现：全身表现包括进行性乏力、消瘦、发热、营养不良和恶病质等。

（4）副癌综合征：副癌综合征以自发性低血糖、红细胞增多症较为常见，有时还可伴有高钙血症、高脂血症、血小板增多、高纤维蛋白原血症等。

2. 体征

肝大、脾肿大、腹水、黄疸、血管杂音、肝区摩擦音，以及肝外转移时转移部位相应的体征。

（二）临床诊断

肝癌临床诊断主要依据病史、临床症状、体征、实验室检查、影像学检查等。早期诊断和治疗，对提高疗效至关重要。原发性肝癌的诊断金标准仍然是病理组织学和/或细胞学诊断。由于多种原因，实体瘤中原发性肝癌具有临床诊断标准，并且东西方国家的指南和共识都认可。慢性肝病或肝硬化患者，至少每隔 6 个月进行 1 次超声及 AFP 检测，若 AFP ≥400ng/mL，增强 MRI、动态增强 CT 扫描、Gd-EOB-DTPA 增强 MRI（EOB-MRI）、超声造影（CEUS）4 项检查中至少有 1 项显示动脉期病灶明显强化、门静脉期和/或平衡期肝内病灶强化低于肝实质（即"快进快出"肝癌典型特征），则可做出肝癌临床诊断。发现肝内直径不大于 2cm 结节，上述 4 项检查中至少有 2 项显示典型的肝癌特征，则可做出肝癌临床诊断。发现肝内结节大于 2cm，上述 4 项检查中只要有 1 项典型的肝癌特征，即可临床诊断为肝癌。

（三）病因病机

1. 现代医学病因病机

在我国，HCC 的最常见病因是乙型肝炎病毒和/或丙型肝炎病毒感染、长期酗酒（酒精性肝病）、非酒精性脂肪性肝炎、食用黄曲霉毒素污染的食物，以及血吸虫病等多种原因引起的肝硬化。近年的研究提示年龄、糖尿病、肥胖、吸烟和药物性肝损等也是 HCC 的危险因素。同时本病还表现为一定的遗传倾向性，所以有肝癌家族史的人群也是 HCC 的高危人群。尽管引起肝癌的病因相对明确，但是导致肝癌发生、发展的确切机制和途径仍不明确。

2. 中医病因病机

肝癌属于中医学中"肝积""症瘕""积聚""鼓胀""黄疸""痞气""癖黄"等范畴，现代中医病名统称为肝癌。脏腑气血虚亏，加之七情内伤，情志抑郁，气滞血瘀；饮食损伤，包括饮食不节制、不洁净，脾虚湿聚，湿蕴化热；邪毒入侵，邪凝毒结致虚、瘀、毒、湿、热互结而成肝癌。总之，肝癌病位在肝。因肝与胆相表里，肝与脾有密切的五行生克关系，脾与胃相表里，肝肾同源，故肝癌与胆、脾、胃、肾密切相关。其病性早期以气滞、血瘀、湿热等邪实为主，日久则兼见气血亏虚，肝肾阴虚，终致阴阳两虚，而成为本虚标实、虚实夹杂之证。虚、瘀、毒是肝癌总的病机特点，其互为因果，恶性循环，贯穿肝癌全程。其病机演变复杂，肝失疏泄为病机演变的中心环节。肝失疏泄则气血运行阻滞，可致气滞、血瘀，出现胁痛、胁腹积块；肝失疏泄，脾失健运，致气血生化乏源，而见纳差、乏力、消瘦；致水失运化而湿聚，而见腹大胀满、水肿；湿蕴化热，湿热郁阻肝胆，肝失疏泄，胆汁不循常道，出现黄疸；日久则肝病及脾、肾，肝不藏血、脾不统血而合并血证；肝、脾、肾三脏受病而转为鼓胀；邪毒炽盛，蒙蔽心包而合并昏迷等。

（四）中医分型

中医辨证标准采用主症、次症结合舌脉进行诊断。在辨病的基础上施行辨证论治，适应于各期肝癌患者。"扶正"与"祛邪"相结合是中医辨治肝癌的重要治疗原则。扶正重在健脾益气、补益肝肾，祛邪重在活血化瘀、清热解毒、行气化湿等。参考《原发性肝癌中西医结合诊疗专家共识》可将 HCC 分为：

1. 肝瘀脾虚证

主症：肝区胀痛或刺痛，腹胀纳减。

次症：面色晦暗，少气懒言，嗳气，恶心，进行性消瘦，乏力，便溏。

舌脉：舌淡或紫或有瘀斑瘀点；脉弦或涩。

2. 脾虚湿困证

主症：腹大胀满，神疲乏力，身重纳呆，下肢浮肿，尿少。

次症：口黏不欲饮，时觉恶心；大便溏稀。

舌脉：舌淡，舌边有齿痕，苔厚腻；脉细弦或滑或濡。

3. 湿热毒结证

主症：肝区胀痛灼热，纳呆，脘闷，便结或黏滞不爽。

次症：发热，黄疸，口苦口干，心烦易怒，尿黄。

舌脉：舌红，苔黄腻；脉数或滑。

4. 肝肾阴虚证

主症：肝区隐痛或灼痛，腰膝酸软，低热或手足心热。

次症：心烦，头晕失眠，低热盗汗，口渴或渴不欲饮。

舌脉：舌红少苔或剥苔或光苔；脉细或细数[1]。

证候诊断具备主症第一项+另一主症1项，次症2项，参考舌脉，即可诊断。

二、外治法

（一）药物外治法

1. 穴位注射

疼痛是原发性肝癌患者最常见的症状，其原因与肿瘤生长、压迫、浸润等相关。西医治疗常常因癌痛患者存在害怕恐惧成瘾等心理，以及止痛药物引起的恶心、呕吐、便秘、嗜睡等副作用，而使疼痛不能有效控制。中医药治疗癌痛具有减毒增效、无成瘾性、方法多样等优势，是癌性疼痛综合治疗中的有效方法，是临床研究的热点。有学者运用循证医学方法对穴位注射治疗癌痛研究文献进行 Meta 分析，结果提示穴位注射减轻癌症患者疼痛效果优于常规药物治疗，并且具有起效时间短、止痛维持时间长的优点[2-3]。肝癌晚期患者常出现肝源性呃逆，中医认为肝主疏泄，若痰、瘀、湿郁结于肝经，疏泄功能受阻，扰动膈肌则呃逆不断，特别是肝癌经导管肝动脉化疗栓塞术后常发生顽固性呃逆，穴位注射治疗此病效果良好[4]。

（1）复方丹参注射液。

取穴：双曲泉、双肝俞、双心俞、大椎均行阻滞针法。

操作方法：于上述 7 个穴位局部消毒，以消毒的 50mm 毫针分别进针大椎向上斜刺 13~25mm，肝俞、心俞均向脊柱方向 45°斜刺 13~20mm，曲泉直刺 40mm。均按顺时针捻转 360°行雀啄泻法 1 分钟，以针感向肝区放射为宜，留针 30 分钟，每日 1 次，拔针后于双曲泉、双肝俞、双心俞 6 个穴位分别行穴位注射丹参注射液各 2mL，隔日 1 次；艾灸关元 5~7 分钟，以皮肤红晕为度，每日 1 次，连续治疗 14d[5]。

穴位注射复方丹参注射液，丹参归肝经，有养血安神、活血化瘀、止痛之功。现代药理研究证实，丹参有抑制血小板聚集，抑制凝血功能和促进纤溶活性作用；可抑制或减轻肝细胞变性、坏死及炎症反应，促进肝细胞再生[6]。复方丹参对小鼠肝癌和艾氏癌的生长无抑制作用，但在喜树碱钠治疗小鼠肝癌无效的情况下，合用复方丹参可轻度抑制肝癌的生长。也观察到复方丹参可影响培养的人食管癌细胞对基质附着力的作用。

（2）复方苦参注射液。

取穴：双侧足三里。

操作方法：选取一次性注射器抽取复方苦参注射液 2mL，取一侧足三里穴，常规消毒局部皮肤，用备好药物的注射器参考毫针进针方法直刺 1.0 寸，上下提插至得气后，回抽无回血，快速注入药液，同样方法注射另一侧足三里穴，隔日 1 次[3]。

复方苦参注射液中含有苦参碱、氧化苦参碱等多种抗癌活性成分，它不但能直接杀伤肿瘤细胞，而且还能诱导肿瘤细胞向正常细胞分化和促进其凋亡，对正常细胞不产生破坏作用；并具有明显的镇痛、止血作用；并能明显延长荷瘤小鼠的耐缺氧时间和低温水中的游泳时间，复方苦参注射液可增强荷瘤小鼠机体抗应激能力。还有实验研究证明，复方苦参注射液对荷瘤小鼠具有明显的抗癌增效减毒和增强免疫功能的作用。足三里穴位注射复方苦参注射液具有较好的止痛、抗肿瘤效果[7-8]。

（3）华蟾素注射液。

取穴：足三里。

操作方法：找准穴位，取 5mL 注射器抽取华蟾素 2mL，常规消毒足三里穴位及周围皮肤，用左手拇指、食指固定穴位，右手持注射器向穴位垂直进针 2~3cm，并小幅度上下提插针，当病人感到酸、沉、胀时把药液缓慢全部注入穴位，按压 2 分钟。每日 2 次，5 天为 1 个疗程[9]。

华蟾素是由传统药材中华蟾蜍之阴干全皮为主要原料提取制成，能增强机体的细胞性和体液性免疫功能，可降低抗肿瘤的化疗毒性并增强其疗效。有研究显示华蟾素对胃癌、肝癌、冠心病等伴呃逆者疗效显著[10]。

2. 穴位贴敷

（1）癌性疼痛是原发性肝癌常见症状，中药穴位贴敷具有明显的镇痛效果，作为一种新的方法和途径，能最大程度上缓解患者的癌痛症状，且副作用少，具有广泛的临床应用前景，是临床中医护理特有的护理方法之一，主要遵循中医学的辨证论治和整体观念，入厥阴肝经，善于走窜，疏肝泻热，行气止痛，通过药物对患者经络气血的调节，进而平衡阴阳气血。中药穴位贴敷利用药物渗透于皮肤黏膜和穴位中而被人体吸收利用，将药物作用于人的整体和局部，直达病所，从而达到缓解疼痛和治疗疾病的目的。内服药物联合穴位贴敷可通过对穴位的刺激，使药性直达病所，调节脏腑阴阳，缓解疼痛，加强疗效。

穴位贴敷成分：延胡索 15g、沉香 8g、白术 20g、川楝子 10g。将上述中药研磨为细末，并充分混合均匀后添加食醋调制成膏状，固定于无菌敷贴中间，将调好的药物贴敷在穴位上，穴位肝俞、脾俞、期门、章门、足三里，每次取单侧穴位，予医用胶布固定，保留贴敷时间 12 小时，24 小时后换贴对侧穴位，连续贴敷 4 周。

穴位贴敷疗法用药简便且无创伤，目前已广泛应用于肝癌癌痛的治疗。贴敷药物选取分别为延胡索、沉香、白术、川楝子。延胡索可行气止痛、活血散瘀，延胡索中的延胡索甲素、丑素均有显著的镇痛作用；沉香行气止痛，还具有镇痛、抗癌的作用；白术止痛化浊，且能抗肿瘤，增强机体免疫力；川楝子行气止痛，同时具有明显的抗炎镇痛作用。通过穴位贴敷给药，能够使得药物经过穴位吸收，加之药物与穴位两种功效相互协调，可激发产生整体效应，有助于提高治疗效果[11]。

（2）TACE 后患者出现恶心呕吐，严重影响患者的生活质量。西医治疗相关性恶心呕吐总体疗效欠佳。中医将 TACE 后出现恶心呕吐归为"呕吐"的范畴，因"药毒"易伤及脾胃，致使寒凝脾胃，脾胃运化功能失常，胃气上逆。肝癌 TACE 后恶心呕吐辨证的病位在脾胃，涉及肝脏，病机为脾胃虚寒，肝郁气滞，胃气上逆，证属本虚标实，虚实夹杂。因此治疗肝癌 TACE 后恶心呕吐采用温胃散寒、疏肝理气的治疗法，考虑到患者口服药物可能造成胃肠不适加重胃肠负担，采用中医外治法内病外治，直达病所，应用穴位贴敷治疗肝癌 TACE 后恶心呕吐效果更好。

温胃散寒疏肝理气方（高良姜、丁香、附片、大腹皮、枳壳、厚朴、花椒）。穴位贴敷治疗，将外用中药颗粒剂用温水调成半固体状置于叠放好的纱布中央，纱布依次叠放盖住中药，用擀药器将中药制成直径 5cm 的圆形膏药，将纱布固定的膏药反向贴于无纺辅料上备用。膏药制作好后置于微波炉中高热火 5 秒。将制备好的中药膏药穴位贴敷于中脘、神阙、膻中、足三里、太冲。每次贴敷 4 小时，每日 1 次，治疗自 TACE 开始之日起连续 3 天。

温胃散寒疏肝理气方中高良姜、花椒、丁香温胃散寒、降逆止呕；附片回阳救逆，散寒助阳；大腹皮、枳壳、厚朴行气宽中。中脘是足阳明胃经募穴，其部位接近胃脘，是胃腑气血结聚之处，可直接调控胃腑气血的阴阳虚实。膻中为宗气之所聚，为气海，主一身之气。足三里是足阳明胃经合穴，是调理脾胃的要穴。神阙在脐中央属任脉，任脉为阴脉之海，和督脉同源于胞中，又为冲脉循行之域。任、督、冲脉"一源三岐"，故神阙联系全身经脉，具有健运脾阳、和胃理肠的作用，且表皮角质层最薄，屏障功能最弱，药物最易穿透而被吸收。太冲是足厥阴肝经的原穴、俞穴，太冲为气血运行之枢纽，研究表明太冲能调节全身气血运行，即所谓畅气机，理气血。肝癌 TACE 后恶心呕吐病机根本在于胃气上逆，而中脘、膻中、神阙、双侧足三里、太冲合用可疏理气机，和胃降逆[12]。

（3）肝癌病情不断进展，至后期可出现肝硬化、腹水等表现，症见腹部胀满鼓大、面肿、呃逆、食欲减退等，给患者造成极大的痛苦，因此需要给予积极的治疗。西医治疗肝癌腹水主要以利尿药物为主，配合保护肝功能、营养支持、纠正水及电解质紊乱为主，但综合效果欠佳。而中医学治疗本病多从整体辨证论治，其中穴位贴敷法效果显著。

穴位贴敷药物包括牵牛子 10g、细辛 5g、桃仁 15g、大腹皮 50g、桂枝 20g、甘草 20g，将上药共研为细末，每次取 10g，外敷于神阙穴，每日 1 次。治疗 4 周为 1 个疗程，共 1 个疗程。

肝癌腹水病因病机是原发疾病，病情较久，损伤人体正气，致脏腑功能衰退，肝脾受损，脾虚则不能运化水谷，致水液不循常道，外溢肌肤，发为水肿，加之肝藏血，肝气不舒，血液运化无力，聚集于中焦，致发生腹水。故而中医学在治疗肝癌腹水方面，多从脾、从血、从气论治。穴位贴敷是中医特色疗法，将具有活血利水、温阳益气的中药共同研成细末，并将其外敷于神阙穴，用于治疗腹水，其利水消肿的效果显著[13]。

（4）肝癌介入术后由于化疗药物及栓塞剂的副作用、进食减少、活动量减少等因素都可导致胃肠蠕动减慢，从而导致便秘的发生概率上升，使患者生活质量严重下降，并诱发其他器质性疾病，因此需要及时进行干预，缓解症状。目前对于便秘西医尚无较好的方法，仅能通过口服缓泻以及直肠直接给药的方式进行治疗，但是患者容易产生依赖，存在一定的不良反应，需要进行改进。中医穴位贴敷则是一种中医治疗措施，将经络和脏腑学进行结合，具有较好的应用价值。且该阶段患者机体自身较为虚弱，不易进行药物干预，而饮食和腹部按摩作用有限，因此可以考虑中医贴敷这种副作用较小的治疗措施。

贴敷药物组成包括大黄 50g、蜂蜜 20g，进行调和，使其变为膏状。每次贴敷之前取 5g 膏状药物，置于膏贴上，穴位选择神阙，贴敷之前将穴位局部的皮肤进行清洁，神阙穴褶皱较多，敷贴时需要在穴位上覆盖一层纱布，之后将膏贴放于穴位上，每次持续 6 小时，每日进行 1 次，7 日为一个疗程。

中医穴位贴敷的穴位选择神阙穴和足三里，其中神阙穴与督脉互为表里，并与冲脉具有一定的联系，可以将上下内外诸经脉进行勾连，调节五脏，起到疏通经脉、调理气血的作用。而且神阙穴皮肤敏感度较高，药物更加容易吸收。足三里则起到养胃调理肠胃的作用，促使胃肠蠕动，提升消化酶的活力，促进排便，因此上述穴位选择对便秘起到较好的改善作用；在药物选择方面，大黄可以清热、解毒、泻火，属于泻下主药，而且药物中的大黄酸可以刺激大肠的蠕动，促使排便。木香则对胃部胀满、消化不良等具有较好的作用；而冰片则可以促进渗透，促使上述两种药物发挥作用，因此透过中医辨证穴位贴敷的方式可以更好地改善机体便秘情况[14]。

3. 中药离子导入

原发性肝癌中晚期患者大多数以肝区疼痛为首发症状，常伴有消化道症状，疼痛的机制主要是肿瘤压迫肝包膜，产生牵拉痛，也有肿瘤坏死物刺激肝包膜所致。中医素有"不通则痛"和"不荣则痛"的理论，两者互为因果。痰瘀互结及正气亏虚形成"不通""不荣"本虚标实之证，则产生疼痛。中医治疗当补虚祛实，痰瘀消散、正气恢复则疼痛自止。中医外治法历史悠久，中药外用为体表直接给药，经皮肤或黏膜表面吸收后，药力直达病所，止痛迅速有效，且可避免口服经消化道吸收所遇到的多环节灭活作用及一些药物内服带来的毒副作用，特别是癌症晚期疼痛患者正气已虚，不耐攻伐，脾胃吸收功能减弱，单靠内服药效果不佳，中药外治更具优势。但单纯中药外敷渗透较慢，直流电离子导入疗法是根据直流电场内同性电荷相斥、异性电荷相吸的原理，将药物离子导入体内，可以将药物直接导入需要治疗的部位，且药物在体内停留时间比其他给药方法停留时间长，药物导入法所形成的药物储存库，能逐渐消散而进入血液和淋巴液，已在医疗界许多分科广泛应用。

药物组成：白术 50g、丹参 50g、当归 50g、茯苓 50g、党参 50g、白花蛇舌草 100g、黄芪 100g、冰片 50g、马钱子 2g、郁金 50g、天南星 50g、乳香 50g、没药 50g、雄黄 30g。整方煎汁 200mL。离子导入仪器使用肝病外治仪，纱布电极浸中药，肝前区取疼痛最明显阿是穴，后取肝俞或脾俞，电流量为 5～10mA，每次 30 分钟，行自动循环刺激治疗，每日 1 次。

中药配方中黄芪、白术、党参、茯苓扶正健脾；丹参活血祛瘀，凉血解毒以止痛；冰片走窜开窍，化瘀止痛，并可增加药物的透皮性，又有一定的抗肿瘤作用；马钱子、天南星、雄黄以加强止痛之力；乳香、没药辛香之品，可促进药物透皮吸收，助药力入内，共同发挥扶正健脾、散结止痛的作用。中药离子导入法是以中药外用为基础，加强药物治疗的疗效，在治疗肝癌疼痛方面取得一定的疗效，不仅避免了内服中药的胃肠道反应，也减少了西药止痛剂的应用剂量，尤其在治疗过程中发现对部分患者肿瘤抑制起到疗效，不仅减轻了患者的痛苦，提高了生活质量，而且延长了生存期，值得临床应用[15]。

4. 中药灌肠

（1）我国原发性肝癌的发病率呈逐年上升趋势，合并肝性脑病的概率亦随之上升，严重影响患者的生活质量及生存期，是引起死亡的最主要原因，常给治疗带来诸多困难。而肝性脑病发生机制复杂，迄今尚未完全清楚，其中氨中毒学说在肝性脑病的发病机制中仍处于中心地位，血氨透过血脑屏障可引起直接或间接神经毒性作用，导致中枢神经中毒，出现肝性脑病的神经症状，而血氨的产生 90% 来自肠道，故减少肠道氨及其他有毒物质的产生和吸收尤为重要。结肠透析配合中药灌肠治疗能清除肠道中的宿便，减少粪便在肠内停留时间，同时清除肠道内的大量细菌，从而显著减少肠道中氨的产生与吸收。

结肠透析序贯中药高位保留灌肠。中药组成：大黄、厚朴、枳实、芒硝按 4：8：4：3 比例水煎，大黄后下，芒硝兑入。用法：先用大量温生理盐水进行清洁灌洗，再用中药煎剂 200mL 进行高位保留灌肠，保留时间在 2 小时以上。1 次/天，5 天为 1 个疗程。两组患者治疗时间均为 5 天。

大承气汤是中医学具有泻下作用的经典名方，能增加胃肠蠕动，改善胃肠功能，促进新陈代谢，清除肠道内毒素，还具有免疫调节作用。以大承气汤保留灌肠，可加速肠道内有害物质的排泄，显著减少肠源氨吸收，进而减轻肝性脑病[16]。

中药组成：大黄 8g、赤芍 15g、牡丹皮 8g、枳实 10g、石菖蒲 10g、郁金 15g、茵陈蒿 15g、忍冬藤 30g、马鞭草 20g、乌梅 8g。将以上药物浸泡 30 分钟后用水煎，去渣取汁。通过透析管路将 40～42℃的中药灌肠液 100mL 送入横结肠处保留 1～2 小时。

上方中大黄、枳实荡涤肠胃，泻热消滞；赤芍、牡丹皮凉血消瘀、活血解毒；石菖蒲开窍豁痰，醒神益智；郁金行气化瘀、清心解郁，配伍茵陈蒿利湿退黄；忍冬藤清热解毒；马鞭草活血解毒，利水消肿；乌梅生津止泻，味酸能有效抑制肠道细菌，利于肠道蠕动，促进药物的消化吸收，使血氨降低。大黄、马鞭草等具有泻热利水功效药物的运用，可加快体内氨的排泄，降低血氨水平。上方多药配伍，共奏泄热通腑、行气化瘀、解毒豁痰之功[17]。

（2）肠梗阻是肝癌患者常见的并发症，临床表现为恶心、呕吐、腹痛、腹胀、排气停止、排便困难等，手术是其最常用且最有效的治疗方法。然而，晚期肝癌患者身体机能下降，对手术的耐受性较差，因此寻求一种较为理想的晚期肝癌肠梗阻保守治疗方法迫在眉睫。诸多研究显示，中药汤剂口服及灌肠对肠梗阻的症状缓解及胃肠功能恢复效果确切。

将大黄 10g、枳壳 10g、黄芪 10g、芒硝 6g、甘草 6g、厚朴 15g、白花蛇舌草 10g、半枝莲 10g、桃仁 15g、牡丹皮 15g 洗净后水煎备用，共 7 剂，水煎为 14 袋，每袋 100mL。患者取侧卧位，将加热至 39～41℃的 100mL 药液置入一次性灌肠器，并将一次性灌肠器插入肛门深度约 25cm 处，缓慢注入药液，嘱患者抬高臀部，取出灌肠器。灌肠完成后，患者取平卧位休息 40～60 分钟，确保灌肠液在肠道内全方位吸收，每天灌肠 2 次，连续灌肠治疗 7 天。

上方为大承气汤与大黄牡丹汤合方，大黄苦寒通降，荡涤肠胃，且现代药理学研究显示，大黄可通过多种机制促进肠蠕动，并对肿瘤细胞有明显抑制作用，可遏制肿瘤细胞转移；芒硝咸寒润降，具有渗透性通便作用；厚朴宽肠下气，化滞除胀；枳壳理气宽中，行滞消胀；桃仁、牡丹皮活血祛瘀，共奏通腑除积、活血消痈之功，以泻标实；黄芪益气健脾，伍白花蛇舌草、半枝莲、甘草解毒散结，共治肝癌所致本虚，并促进胃肠功能恢复；且药理学研究显示，白花蛇舌草中的多种黄酮、蒽醌、有机酸、多糖类成分具有明确的抗肿瘤活性，黄芪亦有良好的抗肿瘤、调节免疫等作用。中药灌肠可改善患者排气排便功能，提高患者生活质量，值得临床推广应用[18]。

（3）原发性肝癌腹水表现为腹部胀大，皮色苍黄，腹壁青筋暴露，该病病机特点为虚实夹杂，本虚标实。故在治疗上不宜折损太过，伤精耗气。原发性肝癌腹水病位在肝脾，久则累及心、肺，以气滞、血瘀、水湿为主，故从理气、温阳、利水、化瘀的角度给予灌肠。

中药灌肠方：生大黄 15g、厚朴 10g、泽泻 30g、大腹皮 30g、煅牡蛎 30g、制附子 10g、干姜 6g、黄芪 30g、白术 15g、白芍 12g、赤芍 12g、紫草 10g，制成汤剂灌肠。灌肠方法：中药汤剂 200mL，温度 40℃左右，使用一次性肠道冲洗袋，肛管涂上润滑剂，缓慢插入患者肛门深度约 20cm，药液缓慢流入患者直肠内，灌注完后，保留半小时，每日 1 剂。

该方具有行气导滞、通腹泻浊、温阳化气、利水消肿的作用，同时兼有化瘀通络、缓急止痛的功效。方中生大黄、厚朴、泽泻、大腹皮、煅牡蛎以行气通腑、泻下逐水；制附子、干姜以温阳化气行水；黄芪、白术以健脾益气、淡渗利水；赤白芍、紫草以化瘀通络、缓急止痛。原发性肝癌腹水患者往往伴肠道菌群失调、便秘的症状，通过灌肠，使药物有效成分通过肠道吸收入血，改善肠道微生态失调，保持大便通畅，减少肠肝循环，减少内毒素吸收，避免胃肠道刺激。中药灌肠治疗原发性肝癌腹水疗效肯定，值得临床推广应用[19]。

5. 中药外敷

中药外敷法是指将药物直接外敷于疼痛部位，促使药物分子经由皮肤黏膜渗入腠理，直达病所，镇痛效果持续时间长，疗效确切，因而被广泛应用于癌性疼痛的治疗中。中晚期肝癌邪侵日深，耗伤气血，正气不足，其病理特点主要表现为正虚邪实，整体属虚，局部为实，症状以疼痛为主。回顾近 20 年肝癌中医治疗的研究多以单纯口服中药汤剂治疗为主。虽已取得些许成果，但总体疗效难以令人满意，若中药攻伐太过，更会耗伤正气，如中药以扶正为主，则祛邪力量不足，"邪之不去，正气难安"。清代名医徐灵胎提出："若其病既有定处，在皮肤筋骨之间，可按而得者，用膏药贴之，闭塞其气，使药物从毛孔而入腠理，通经达络，或提而出之，或攻而散之，较服药尤有力。"因此，根据中医扶正与祛邪、整体与局部相结合的治疗原则，应用中药外敷联合中药汤剂内服的方法治疗中晚期肝癌患者，取得了较好的临床疗效。

（1）消瘤止痛外敷散：青黛40g、雄黄30g、明矾30g、芒硝10g、制乳香50g、制没药50g、冰片10g、蟾酥1g，上述药物碾磨成粉末后用白醋调匀后外贴于腹部肝区病位皮肤，每日贴敷1次，每次4小时左右，每周连续外敷5天，休息2天。用药至出现严重过敏反应无法耐受时停用。

方中选用青黛、雄黄、明矾、蟾酥清肝解毒，芒硝软坚润燥，加用制乳香、制没药化瘀止痛，冰片促进药物吸收等。局部外敷中药消瘤止痛散则以祛邪散结、行气化瘀为主。现代药理研究表明，以毒攻毒中药可通过细胞毒作用抑制肿瘤细胞生长、诱导细胞凋亡、调节及增强机体免疫功能、改善肿瘤微环境等机制发挥抗肿瘤的效应[20]。

（2）中药外敷颗粒剂药方：半枝莲30g、半边莲20g、山慈菇12g、七叶一枝花20g、生大黄12g、土鳖虫12g、连翘20g、炒栀子20g、皂角20g、赤芍20g、生地黄20g、乳香12g、没药12g、姜黄6g，上述组成按比例混合，用白醋调匀，敷于癌痛患处，外面以纱布覆盖包裹，并留药4~6小时。

方中半边莲、七叶一枝花、炒栀子利水消肿、清热解毒；半枝莲清热利湿、消肿止痛；山慈菇、连翘、皂角清热解毒、散结消肿；生大黄、三七、土鳖虫、赤芍活血化瘀、消肿定痛；生地黄清热凉血、养阴生津；乳香、没药中的挥发油类成分也具有良好的镇痛作用；姜黄行气破瘀、通经止痛。外用复方中起镇痛作用的主要为含生物碱类化合物的中药以及含挥发油类化合物的中药，这些中药在抗炎镇痛方面应用广泛，全方针对肝癌疼痛的毒、瘀、湿特点，共奏散结解毒、活血止痛、利湿消肿之功[21]。

（3）止痛消结散：乳香、没药、血竭、冰片、山慈菇等份，统一过200目筛备用。按统一剂量，分小袋密封储存备用。上述药物制作成50mm×50mm膏状贴剂，外敷于患者的疼痛部位，贴敷前先以温水清洁局部皮肤，每个部位每天1贴，于贴敷6小时后取下，疗程为7天。临时及合并用药：若出现爆发痛时，给予5mg即释吗啡口服。

本方君药：血竭，性平，味甘、咸，归心、肝经，具有祛瘀定痛、止血生肌之效。臣药：乳香、没药伍用。乳香，性温，味辛、苦，归心、脾、肝经，具有调气活血、定痛、消肿、生肌之效。没药，性平，味辛、苦，归心、肝、脾经，具有消肿定痛、散血作用。佐药：山慈菇，味咸，性寒，归肝、肺、胃经，具有清热解毒的功效。使药：冰片，又名梅花冰片、龙脑冰片等，性寒，味辛、苦，归心、脾、肺经，具有清热止痛、开窍醒神的作用。止痛消结散按照中药方剂君臣佐使配伍得当，共奏活血化瘀、散结止痛之功。临床上用于治疗癌性疼痛，效果显著[22]。

（4）冰硼散外治法：冰片 1g、延胡索 10g、白芥子 6g、玄明粉 10g、生草乌 3g。加入食醋 5mL，调成糊状放置于敷料之上，敷贴于疼痛部位，每次 2~6 小时，两天 1 次。

方中草乌是君药，具有极强的止痛功效。白芥子可以活血止痛，延胡索行气通络，共为臣药。玄明粉软坚散结，冰片可透过皮肤直达病灶。诸药合奏可通经活血，止痛效果良好[23]。

（二）非药物外治法

1. 针刺

针刺补泻手法是通过针在穴位内产生的生物物理作用和生物化学变化，将其刺激信息和能量通过经络传入体内，而达到治疗疾病的目的。

（1）针刺治疗肝癌术后顽固性呃逆疗效肯定，现代研究显示针刺治疗该病，可以明显缩短呃逆时间，改善患者的生活质量。

选穴：以至阳穴到左右旁开 3 寸的膈关穴为半径作圆周，以八等份分圆周而形成的 8 个特殊部位。在圆周的上方为天乾，顺时针方向分别为风巽、蛇坎、云艮、地坤、龙震、离鸟、兑虎。留针 25 分钟，1 次/天，疗程 7 天。

八阵穴源于杵针疗法所用的腧穴，杵针疗法为成都中医药大学李仲愚主任医师所创。至阳八阵穴以至阳穴到左右旁开 3 寸的膈关穴为半径作圆周，以八等份分圆周而形成的 8 个特殊部位。8 个特殊部位因位置不同，所具有的阴阳属性不同。足太阳膀胱经心俞、督俞、膈俞、肝俞、脾俞、胃俞、神堂俞、譩譆、魂门、阳纲；督脉的身柱穴、神道、灵台穴、筋缩穴、中枢。以上腧穴均在至阳八阵穴的范围之内。至阳八阵穴是将以上腧穴的功能重新调整，固定在 8 个方位不同的腧穴上。至阳八阵穴不但可以协调肝胆及脾胃的经气，同时可以协调心肺和肾的经气。对至阳八阵穴的刺激更能有效改善肝胆脾胃及心脏紊乱的经气。现代研究提示刺激至阳八阵穴可以明显改善患者胃肠功能，缓解恶心呕吐、腹泻等胃肠道症状[24]。

（2）许多研究证实，腕踝针对临床急慢性疼痛效果可靠，前期临床观察提示腕踝针对阿片类药物疗效不佳的肿瘤患者有一定的疗效。腕踝针以皮下浅刺法，不会产生毒副作用，且操作简单、易行，留针期间不影响日常生活，且可以在一定程度上可减少因使用止痛药造成的不良反应。

操作方法参照《实用腕踝针疗法》[25]，根据患者原发灶部位及疼痛部位腕踝针选区原则进行定位，两侧腕部局部皮肤采用75%酒精消毒后，穴点上部以左手固定，用三指持针柄，将0.25mm×25mm毫针以30°角快速斜刺入皮下浅层组织，随后轻捻针柄，使针体与腕部边缘平行，毫针刺入深度为整针长度的2/3，无须进行提插捻转和出现酸麻胀痛感，针柄使用胶面敷贴固定以无菌敷贴固定外露部分。针刺结束后以胶布固定4小时，每日1次，连续治疗10日。

腕踝针是一种重要的止痛针刺疗法，通过针刺腕部和踝部穴位缓解疼痛，针刺区为十二皮部所在，腕踝针通过刺激皮部及疏通经络，可促进气血运行畅通，达到止痛效果，对各类疼痛具有良好的控制效果[26]。

2. 穴位埋线

穴位埋线是根据针灸学理论，通过针具和药线在穴位内刺激经络、平衡阴阳、调和气血、调整脏腑，达到治疗疾病的目的，具有长效针灸效果。

（1）根据TACE术后综合征症状，选择相应的穴位（肝俞、期门、脾俞、胃俞、足三里、中脘、天枢）疏肝止痛、和胃降逆、通便泄实，顾护脾胃。肝俞、期门可疏肝利胆，止肝区疼痛；胃俞、足三里、中脘俞募结合和胃降逆止呕，配合胃经合穴足三里加强止呕效果，并能促进胃肠蠕动，同时增强机体免疫力；天枢，大肠的募穴，腑会中脘，配合中脘穴可行气通便，脾俞升清降浊，改善食欲，顾护脾胃之气。诸穴配合，既可疏肝利胆止痛，调和脾胃止呕，行气通便泄实，又可以增强机体免疫力。中药内服、配合穴位埋线外治，内外同调，两者共同达到减毒增效作用。

操作方法：在进行背俞埋线时，嘱患者坐位或俯卧位，在进行期门、足三里、天枢、中脘操作时，嘱患者平躺，操作者用碘伏消毒所取穴位，戴无菌手套，用镊子将羊肠线穿入埋线针针尖头，左手绷紧皮肤，右手持针快速刺入皮内，得气后左手将针芯往里推，右手将针头往外抽，将羊肠线留在穴位皮下组织或肌层内，然后将针退出，最后用胶布敷贴在针孔处，1天后取下。取穴为：肝俞、期门、脾俞、胃俞、足三里、中脘、天枢。术前1天给予患者进行穴位埋线1次。

穴位埋线肝俞、期门、脾俞、胃俞、天枢、足三里以通畅中焦气机、疏肝和胃、降逆止呕、行气通腑。穴位埋线有"长效针灸"之称，缓和、持续作用于人体，可有效解决患者术后的症状，而且较其他外治相比，避免需要天天操作，作用时间持久，患者更容易配合。经过穴位埋线后，疗效显著[27]。

（2）穴位埋线治疗肝癌术后肝纤维化。手术造成的创伤及化疗对机体的毒性损伤机体正气，损伤肝胆、脾胃之正常功能，使肝失疏泄，脾失升清，气机升降失调。气滞湿阻，湿郁而化热，肝胆郁热相互胶结，困阻中焦，故肝癌介入术后肝纤维化的基本病理因素有湿、热、毒、瘀、虚等，血瘀是 TACE 术后肝纤维化的基本病机。究其本质，内为正气本虚，外为湿热瘀毒，内外困扰，导致机体脏腑功能失调。痰浊瘀血是肝纤维化发生发展的病理基础，故活血化瘀、通络养肝是其根本治疗原则。

操作方法：主穴：期门、日月、内关、阳陵泉、中脘、足三里。配穴：腹痛配太冲；腹胀配天枢；发热配大椎、曲池；呕吐配气海、膻中；黄疸配太冲、三阴交穴。常规消毒局部皮肤，术者戴消毒手套，将 1cm 长生物可降解聚合物聚乙交酯-丙交酯（PGLA）医用可吸收缝合线放入埋线套管针内，左手固定穴位，右手持埋线套管针，以 90°角将针快速刺入皮下，然后向下缓慢进针，深度基本同针刺深度。得气后，边推针芯，边退针管，将 PGLA 线体植入穴位内，出针后立即用干棉棒压迫针孔片刻，并敷医用胶贴，固定 1 天[28]。

3. 推拿按摩

穴位按摩治疗肝癌顽固性呃逆具有可重复使用，无累计副作用，无单位时间内总剂量限制的显著优势。且有无痛，无创伤，不增加经济负担，无副作用等优点，具有临床推广的价值。穴位按压对患者可以起到缓解患者紧张情绪，转移注意力，可调理三焦之气机，并使经络通畅，胃气下降，达到缓解膈肌痉挛的效果。

选穴：翳风穴、内关穴、足三里。按摩方法：拇指置于翳风穴；以拇指按压穴位，先重，待得气后慢慢旋转按揉，如此持续 5~8 分钟，两侧穴位按压同时进行。然后取穴内关，内关穴位于前臂内侧，腕纹上两横指，手法同前，时间 3~5 分钟；最后按压足三里手法同前。

翳风穴从解剖学位置上看，其下分布有面神经及迷走神经，按压该穴位，可抑制迷走神经的兴奋性，缓解膈肌痉挛，从而达到治疗呃逆的目的。足三里是足阳明胃经主穴，具有调节脾胃功能，镇痛，扶正培元的作用，常与内关合用；内关属于手厥阴心包经，是八脉交会穴之一，主治和胃降逆，有报道称，3 穴合用，对顽固性呃逆有效[29]。

4. 艾灸

艾灸属于一种中医特色治法，依赖人体的经络调节作用及内外联系，选取特定的穴位，对局部采取必要的刺激，以神经反射方式来激发机体进行调节，以提高机体免疫力，抑制癌肿的发展，改善病情，缓解癌因性疲乏症状，从而达到延长生命的作用。

肝癌的发病往往具有隐匿性特点，病情进展快，并发症较多，对患者生存质量产生严重影响，随着病情不断演变，患者会出现疲劳感。多项研究已经证实，大多数肝癌患者在治疗过程中都会有一定癌因性疲乏的现象，其特点常有不可预知性、持续的时间长，而癌症本身及其治疗对此症状发生的相关性较强，较严重地影响了患者日常生活质量。

艾灸方法：艾灸取中脘、关元穴，患者取仰卧位，医者首先清洁患者腹部的皮肤，将艾条一端点燃，于患者中脘、关元穴位 2~3cm 的高度进行艾条熏烤，艾灸到局部皮肤出现灼热红晕为度，每次 20 分钟，每日 1 次。

腹部是中焦之位，是气机升降的枢纽，有任脉之所过，属"阴脉之海"。关元穴属于任脉之穴，有固本培元、补虚温阳的功效；中脘穴属于胃之募穴，有健脾和胃的功效。灸关元、中脘穴使生化之源得到滋助，生化无穷，发挥扶阴助阳的作用[30]。

5. 耳穴压豆

耳穴压豆作为耳穴疗法其中的一部分，其理论基础离不开经络，《黄帝内经》指出"耳者宗脉之所聚也、十二经脉上结于耳"，说明全身各大脉络汇于耳，耳与各器官之间关系密切。中医认为，其主要的作用原理是给穴位一定程度的刺激，会产生经络传导，从而起到疏通气血、调畅内脏气机的作用，达到治疗疾病的目的。

（1）耳穴压豆治疗肝癌顽固性呃逆，选取籽粒光滑、圆润饱满的王不留行籽，放置于75%乙醇中浸泡 1 小时消毒。穴位：耳中、神门、肝、食道、贲门、脾、交感，双侧耳穴均可选择。方法：首先充分消毒整个耳郭，用探棒在耳穴区探压，均匀用力，探出压痛敏感点，将王不留行籽放置于该点，然后用胶布粘贴固定，嘱每日按压 2~3 次，每穴按压 0.5~1 分钟，按压后有胀、痛、酸、麻和耳郭发热、发胀等感觉中的一种或数种，以能耐受为度，持续 3 天。

耳穴中的耳中、神门、肝、食道、贲门、脾、交感，具有较好的止呃镇逆，和中解郁，调畅气机的作用，从而发挥快速止呃的疗效。采用耳穴压豆可以持久抑制膈肌兴奋，达到止呃镇逆的效果，且耳穴贴敷操作简单，疗效好，无不良反应，是安全有效的治疗方法，值得推广[31]。

（2）耳穴压豆治疗肝癌睡眠障碍。选穴：神门、皮质下、心、交感、内分泌、肝、脾，采用子午流注理论确定开穴时间，根据中医辨证分型及临床表现选择巳时、申时、戌时进行干预。操作方法按耳穴压豆操作规范进行。

心、肝、脾主要是调畅心志、疏通气机，安神宁心；神门、交感穴镇静安神，内分泌穴调节脑垂体、肾上腺素等，皮质下穴控制兴奋的神经活动[32]，按压它可使大脑神经趋于平静，从而睡眠安。

（3）耳穴压豆治疗肝癌术后腹胀。选穴：选择耳郭上的胃、脾、大肠、小肠以及交感等穴位。操作方法：对穴位进行常规消毒后将王不留行籽分别贴在5个穴位上，并采用拇指及食指按压，直到患者出现热麻、胀痛等感觉。3次/天，1~2分/次，直至肛门排气。

耳穴是耳郭外皮与脏腑及组织器官相通的部位，耳郭上分布的神经能够有效控制胃肠道迷走神经的神经支，而迷走神经能够起到调节胃肠运动的作用，因此通过耳穴压豆的方式能够促进胃肠平滑肌的活动，加快胃肠功能的恢复速度，达到治愈腹胀的目的。耳穴压豆能够刺激患者的肠胃活动，可有效调整脏腑的气血功能，促进机体的阴阳平衡，使患者能够正常排气、排便，有助于促进患者胃肠道功能的恢复，减轻术后腹胀的症状[33]。

参考文献

［1］ 蒋益兰,潘敏求,黄钢.原发性肝癌中西医结合诊疗专家共识［J］.中医药导报,2021,27(9):101-107.

［2］ 周杰,梁宜,陈勤,等.穴位注射治疗癌痛随机对照研究的 Meta 分析［J］.浙江中医药大学学报,2014,38(7):927-932.

［3］ 李枝锦,吴平财.鳖甲煎丸联合足三里穴位注射治疗原发性肝癌轻中度癌痛临床疗效［J］.世界科学技术-中医药现代化,2019,21(3):506-511.

［4］ 潘沙沙,郑焕填,占伯林,等.中医外治法治疗肝癌晚期常见并发症的新思路［J］.临床肝胆病杂志,2017,33(12):2429-2432.

［5］ 刘秀艳,董瑞萍.针灸与穴位注射药物治疗肝癌疼痛 51 例［J］.陕西中医,2008(3):347-348.

［6］ 雷载权.中药学［M］.上海:上海科学技术出版社,2001.

［7］　熊玉兰,王彦礼,孙建辉,等.复方苦参注射液对荷瘤小鼠化疗增效减毒及免疫功能的影响［J］.中国中医药信息杂志,2006,13(11):48.

［8］　海丽娜,张志伟,王金华,等.复方苦参注射液对小鼠的镇痛止血和抗应激作用［J］.中国实验方剂学杂志,2012,18(2):199-202.

［9］　张存良.华蟾素穴位注射治疗顽固性呃逆的临床疗效观察［J］.中医临床研究,2014,6(3):42-43.

［10］　韩新.华蟾素治疗顽固性呃逆［J］.实用医学杂志,1991,15(2):78-79.

［11］　苏玉茜,韩涛.芍药甘草汤联合穴位贴敷对原发性肝癌的镇痛作用疗效观察［J］.实用中医内科杂志,2021,35(9):15-17.

［12］　王军,罗保平,厉晶萍.温胃散寒疏肝理气方穴位贴敷治疗肝癌 TACE 后恶心呕吐的临床研究［J］.中西医结合肝病杂志,2021,31(4):345-348.

［13］　张蕾,卢义.中药内服联合穴位贴敷法治疗肝癌腹水的疗效观察［J］.心理月刊,2018(10):216.

［14］　薛丽娟,管云,张玲,等.中医穴位贴敷用于肝癌介入术后便秘中的临床效果观察［J］.实用妇科内分泌电子杂志,2020,7(28):183-184.

［15］　黄春波.中药离子导入法治疗晚期原发性肝癌疼痛 22 例临床观察［J］.河北中医,2013,35(1):49-50.

［16］　蒋延凤.结肠透析序贯中药灌肠治疗肝癌合并肝硬化患者肝性脑病的疗效及护理［J］.世界华人消化杂志,2015,23(35):5688-5692.

［17］　朱琼香.结肠透析后中药保留灌肠治疗高血氨症 26 例［J］.河南中医,2014,34(11):2219-2220.

［18］　李媛,孙锁锋.中药灌肠治疗晚期肝癌肠梗阻疗效观察［J］.中国烧伤创疡杂志,2019,31(6):438-441.

［19］　苏海华,吕书勤,张燕梅.中药灌肠联合芒硝敷脐治疗原发性肝癌腹水的临床疗效观察［J］.兵团医学,2015,45(3):28-30.

［20］　彭玲珍,肖晓敏,吴辉渊,等.中药局部外敷联合内服治疗中晚期肝癌的疗效观察［J］.江西中医药,2021,52(12):34-37.

［21］　张茜,闵彩云,施翠芬.中药外敷对肝癌患者癌性疼痛的效果研究［J］.中国中医药现代远程教育,2020,18(18):76-78.

［22］　郭玉玉,郁沙莎,潘波,等.止痛消结散外敷治疗原发性肝癌癌痛的临床研究［J］.中医肿瘤学杂志,2020,2(1):52-57.

［23］ 许迎景,师林,曾健球.中药冰硼散外治法加穴位注射对原发性肝癌患者癌痛的治疗价值研究［J］.医学食疗与健康,2021,19(18):26-27,34.

［24］ 马俊,于倩,王亚华,等.针刺至阳八阵穴联合巴氯芬治疗原发性肝癌介入术后顽固性呃逆患者的临床观察［J］.中西医结合肝病杂志,2022,32(1):20-22,27.

［25］ 张心曙,凌昌全,周庆辉.实用腕踝针疗法［M］.北京:人民卫生出版社,2002.

［26］ 王玲玲,林雪冬,全碧泉,等.腕踝针联合阿片类药物治疗肝癌癌痛的疗效观察［J］.上海针灸杂志,2021,40(11):1336-1340.

［27］ 许梅.桂枝加大黄汤联合穴位埋线治疗原发性肝癌 TACE 术后综合征的临床研究［D］.南宁:广西中医药大学,2020.

［28］ 牛鑫.敷和备化方联合穴位埋线治疗肝癌介入术后纤维化的临床观察［D］.南宁:广西中医药大学,2016.

［29］ 李文娟,吕凤兰,吴洁兰,等.穴位按摩在肝癌顽固性呃逆的疗效观察［J］.云南中医中药杂志,2014,35(6):102.

［30］ 韩杲,周根平,陈艳娟.健脾固本汤联合艾灸治疗原发性肝癌患者癌因性疲乏的临床研究［J］.中国中医药现代远程教育,2022,20(5):91-93.

［31］ 隆晓江.耳穴贴敷对 35 例肝癌介入治疗后顽固性呃逆的疗效观察［J］.中国中医急症,2014,23(1):149-150.

［32］ 柳琳琳,夏猛,雷雨迟,等.耳穴压豆治疗肝癌患者睡眠障碍的研究［J］.广西大学学报(自然科学版),2020,45(3):717-722.

［33］ 吕芳,付雪平,刘心梅,等.足三里穴位敷贴联合耳穴按压治疗原发性肝癌术后腹胀临床观察［J］.光明中医,2021,36(14):2303-2305.

》》 第九节　肝肾综合征

一、概述

　　肝肾综合征（hepatorenal syndrome，HRS）是失代偿期肝硬化常见的严重并发症之一，是一组继发于有效血容量下降、内源性血管活性物质失衡、肾血流量下降，以少尿或无尿、血清肌酐及尿素氮进行性升高为主要表现的临床综合征。现代医学主要采用药物、肝肾移植和血液净化等方法进行治疗。中医药治疗本病手段较丰富，中药口服及相关外治法均可以改善症状，延缓疾病进程，改善预后。

（一）临床表现

临床症状除失代偿性肝硬化表现（如黄疸、肝脾肿大、低白蛋白血症及门脉高压等）外，另有少尿或无尿等肾功能异常症状，理化指标伴有血尿素氮、肌酐升高，进一步发展可出现电解质紊乱。

（二）临床诊断

目前认为，失代偿期肝硬化最常见的肾功能不全的类型是急性肾损伤（acute kidney injury，AKI），而 HRS 是 AKI 的一种特殊类型。符合 AKI 的 HRS 称为 HRS-AKI。对于不符合 AKI 诊断标准的 HRS 将其命名为 HRS-NAKI。

AKI 诊断标准：入院 48 小时内血肌酐/血清机酐升高大于等于 $26.5\mu mol/L$（0.3mg/dL），或 7 日内 Scr 升高较已有或推断的基线值不小于 50%（3 个月内任何一次 Scr 值均可作为基线）。

HRS-AKI 的诊断标准：① 有肝硬化、腹水；② 符合 ICA 对 AKI 的诊断标准；③ 停用利尿剂并按 1g/kg 体质量补充白蛋白扩充血容量治疗 48 小时无应答；④ 无休克；⑤ 目前或近期没有使用肾毒性药物；⑥ 没有肾脏结构性损伤迹象：无蛋白尿（小于 500mg/d）；无微量血尿（每高倍视野小于 50 个红细胞）；肾脏超声检查正常。

HRS-NAKI 是指除了 HRS-AKI 以外，肝硬化伴或不伴腹水；估算肾小球滤过率 eGFR（estimated glomerular filtration rate）$<60mL \cdot min^{-1} \cdot 1.73m^{-2}$，没有其他器质性病变；或 3 个月内 Scr 的最后可用值作为基线值，Scr 增加小于 50%；可有胆汁性肾病，消化道出血、过度使用利尿药物或大量放腹水等引起血容量不足；急性肾小管损伤、坏死及急性间质性肾炎[1-2]。

（三）病因病机

现代医学认为，HRS 的发病机制主要是严重的肝功能障碍导致机体血流动力学改变，进而影响到肾脏血流[3]。肝硬化后期肝脏功能障碍，多种扩血管因子失活，机体代偿性地兴奋交感神经系统和肾素-血管紧张素-醛固酮系统（renin-angiotensin-aldosterone system，RAAS）以维持机体血压和有效血容量相对稳定。病情进展至系统失代偿后，机体只能通过收缩各脏器的血管来维持动脉血压，肾脏血管的过度收缩导致肾脏血流灌注不足，以至于发生 HRS。另有学者[4]认为，重症肝病门静脉压升高，迫使细菌从肠道易位至门静脉系统，损伤因子释放增加，引起肾小管损伤、微循环障碍，肾脏局部 RAAS 系统激活，导致 HRS 的发生。

中医古籍中并无"肝肾综合征"之类的病名，根据患者临床特征，可将 HRS 归属于"鼓胀""关格"等范畴。HRS 是因肝功能异常所致的肾衰竭，可用五行理论中的"子病及母"来解释。五行中肾属水，肝属木，水生木，肝为肾之子，肝病及肾，为木病及水，属子病及母。HRS 疾病进展与中医理论"肝病传肾"的病理进程相一致。肝主疏泄，通过气化完成体内水液代谢，保证气血运行平和、脉络通畅、脏腑功能协调。肝藏血，既能够储血，又能根据脏腑需要调节循环中的血流量。病理状态下肝气机不畅，则三焦水道不宣而致水肿，储血、调血失常而致脏腑血量不足，出现瘀血。肝病及肾，肾失蒸化，开阖不利，小便排泄不利，发为本病。具体的病因主要在于饮食不洁、情志不畅、感染湿热疫毒之邪、肝病失治误治等，肝、脾、肾功能失常，肝失疏泄，脾失健运，肾失开阖，气、血、津液代谢失常，水湿、痰浊、瘀血等病理产物蓄积体内，相因为患[5]。

（四）中医分型

目前传统医学对于 HRS 的诊断并未形成统一规范，可供参考的是《肝硬化腹水中医诊疗专家共识意见（2017）》[6]，该共识将 HRS 归入肝硬化腹水的并发症中，临床分为 6 种常见证型：

1. 气滞水停证

主症：① 腹大坚满，叩之如鼓；② 两胁胀满；③ 胁痛走窜不定。

次症：① 饮食减少；② 食后作胀；③ 嗳气不适；④ 小便短少。

舌脉：① 舌质淡红，苔白腻；② 脉弦。

2. 脾虚水停证

主症：① 腹大胀满，按之如囊裹水；② 乏力；③ 食欲不振。

次症：① 面色萎黄；② 颜面、下肢浮肿；③ 小便短少；④ 大便溏薄。

舌脉：① 舌苔白滑或白腻；② 脉缓。

3. 湿热水停证

主症：① 腹大坚满，脘腹撑急；② 腹痛拒按；③ 身目发黄。

次症：① 口干；② 口苦；③ 渴不欲饮；④ 小便短黄；⑤ 大便秘结或溏

垢。

舌脉：① 舌质红、苔黄腻；② 脉弦滑或数。

4. 血瘀水停证

主症：① 腹大如鼓；② 腹壁青筋暴露；③ 胁肋刺痛，固定不移。

次症：① 面色暗黑；② 面颈胸臂有丝状血痣；③ 肌肤甲错；④ 渴不欲饮。

舌脉：① 舌质紫红或有瘀斑，苔白润；② 脉细涩。

5. 脾肾阳虚水停证

主症：① 腹大胀满，形似蛙腹；② 腹胀早轻暮重；③ 形寒肢冷。

次症：① 面色㿠白；② 肢体浮肿；③ 腰膝酸软；④ 腹中冷痛。

舌脉：① 舌质淡胖，或有齿痕，苔薄白润；② 脉沉弦。

6. 肝肾阴虚水停证

主症：① 腹大胀急；② 腰膝酸软；③ 目睛干涩。

次症：① 面色晦暗；② 牙龈出血；③ 口燥咽干；④ 五心烦热。

舌脉：① 舌质红绛少津，苔少或花剥；d 脉弦细数。

证候诊断具备主症① +另一主症 1 项，次症 2 项，参考舌脉，即可诊断。

二、外治法

（一）药物外治法

1. 穴位注射

穴位注射疗法是以中医基本理论为指导，将药液注射到相关腧穴或特定部位，利用针刺、穴位与药物协同作用治疗疾病的方法。注射在经穴的药物具有循经作用，药物可沿经络直达病灶，仅需较小剂量便可产生较强的治疗作用和较长的作用时间。其应用范围几乎扩大到临床各类疾病，所用药物也几乎扩大到所有可用于注射的各类中西药物[7]。

（1）呋塞米注射液：在维持水、电解质及酸碱平衡的同时，用 2mL 注射器抽取呋塞米注射液 10~20mg，选取三阴交、委中、足三里、肾俞任一穴位，常规消毒周围皮肤后，快速破皮垂直刺入 1.5~2.5cm，以"得气"为宜，抽吸无回血后将药液全部注入。一般 1 日 1 次，两侧穴位交替注射。注入药液后，用无菌干棉球按压穿刺点，轻轻按摩针刺部位 2~3 分钟，加强刺激穴位的作用，既可促进局部血液循环，促进药物吸收，又可疏通经络，增强利尿作用[8-9]。

（2）维生素 B_1 注射液：抽取维生素 B_1 注射液 100mg，取足三里穴，与胫骨为 30°角直刺注射，进针 2 寸，待病人诉酸麻胀痛时缓慢注入药水。一般在 1 分钟注完，注射后嘱病人休息 1 小时再起床活动，每晨一次（体弱者隔日一次），左右两侧交替注射，一周为一疗程。第一疗程疗效不显著者，可休息三四天后再进行第二个疗程，此法用于患者合并腹水严重者[10]。

（3）胃复安注射液：发作性恶心呕吐时，取一侧足三里穴，注射胃复安注射液 10mg，20 分钟内症状可显著好转。

胃复安是一种中枢 D 受体拮抗剂和胃动力药物，临床上主要用于各种原因所致的恶心呕吐、呃逆、消化不良、胃部胀满等消化道症状。但肌肉注射吸收慢，作用平和，即时效应被削弱，而穴位注射集中了针刺治疗和西药治疗的优势，充分发挥了针刺循经调节机制及药物止吐作用，避免了肌肉注射起效慢的不足，同时穴位注射足三里又可发挥其扶正培元的作用[11-12]。

（4）鱼腥草注射液：取双侧足三里穴及肾俞穴，每穴位注射 0.5mL 鱼腥草注射液，每天 1 次，4 周为 1 个疗程，共 2 个疗程。穴位注射治疗期间应注意休息，轻体力活动，增加优质蛋白饮食，及时纠正水、电解质及酸碱平衡失调等对症处理。

鱼腥草注射液的有效成分对多种细菌和病毒均有较强的抑制和灭活作用。并能缓解平滑肌痉挛，抑制炎性反应时毛细血管通透性增加，促进免疫球蛋白的形成，从而增强机体免疫力。穴位选择足三里穴和肾俞穴，具有强健脾胃，促进水谷运化输布，分清降浊；扶正培元，加强肾的气化功能。应用鱼腥草注射液穴位注射治疗，可显著纠正高凝状态，改善肾血流灌注量，减轻肾脏负担，保护肾功能，从而达到局部和整体相结合的协调作用[13]。

（5）黄芪注射液及川芎嗪注射液：取双侧足三里和肾俞穴，每穴注入 1mL 黄芪或川芎嗪注射液，每日 1 次，15 天为 1 个疗程，治疗周期为 2 个疗程。

川芎嗪能抗血小板聚集、改善血流量及微循环，以增加肾血流量及肾小球滤过率，还具有抗氧自由基损伤及保护肾小管上皮细胞、拮抗钙离子的功能，这对延缓肾小球硬化及改善微炎症状态起着重要作用，从而可明显改善肾功能。黄芪注射液能有效防治肾小管间质纤维化和肾小球硬化，还可调节免疫，促进机体诱生干扰素，从而改善患者肾功能[14]。

2. 穴位贴敷

穴位贴敷是在中医学经络学说指导下，在辨证论治的基础上，将药物贴敷在体表的特定穴位"闭塞其气，使药性从毛孔而入其腠理"以治疗疾病的一种外治疗法。其不但可以直接通过药物的作用起到治疗疾病的效果，而且还可通过穴位贴药刺激穴位以及药物的吸收代谢对机体的有关物理、化学感受器产生影响，直接反射性地调整大脑皮层和自主神经系统的功能，通过细胞免疫和体液免疫，增强机体的抗病能力，从而达到治疗和预防疾病的目的。

（1）黄芪、杜仲、续断、生地黄、当归、益母草、车前子、生牡蛎、制附子各 30g，炒枳壳 10g。以上诸药研末混合均匀，每次取 5~10g，用姜汁调和成丸，取神阙穴及双侧肾俞穴，外用胶布固定，10~16 小时后取下（视气温、患者耐受程度适当调整敷贴时间），清洁脐中（神阙穴）并保持干燥，每日 1 次。以上治疗 1 周休息 1 天，4 周 1 个疗程，共 3 个疗程。

本病病机以脾、肾两衰为其本，浊毒泛逆是其标。本方有健脾益肾，通阳泄浊、活血祛瘀之效。方中黄芪补气升阳、益卫固表、利水消肿；杜仲、续断补肝肾、强筋骨；当归、黄芪、益母草益气补血，行血活血；生大黄、枳壳泄热通便、行气降浊、攻下积滞；车前子利水泄浊，生牡蛎育阴潜阳，敛肝肾，制附子温补肾阳，诸药合用共起扶阳降浊之功[15]。

（2）大黄 30g、黄芪 20g、丹参 20g、何首乌 20g、白花蛇舌草 20g、冰片 0.5g。研粉混匀后，贴敷于肾俞、气海、水分、三阴交穴位上，每天上、下午各 1 次，每次 4 小时。

现代药理研究显示，组方中大黄具有清除氧自由基、调节脂质代谢、抗菌消炎、调节免疫等功效，可以改善肾功能不全患者的氨代谢，缓解肾组织的高代谢状态，在慢性肾功能不全微炎症状态的产生和维持中起重要作用；丹参活血化瘀；黄芪益气养阴、健脾利水、减轻肾小球纤维及降低尿蛋白，保护肾脏；何首乌能改善脂质代谢；白花蛇舌草对黄色葡萄球菌有抑制作用，并增强白细胞在体内外的吞噬活力，从而发挥抗菌抗炎作用[16]。

（3）甘遂、大戟、芫花、制附片、小茴香、车前子、冰片。上药等份粉碎后过 100 目筛，用姜汁、凡士林调成糊状，摊于 5cm×5cm 专用穴位膏药贴上，局部消毒后贴敷于神阙、肾俞、水分、水道、三焦俞、委阳、阴陵泉穴，胶布固定，每日换药 1 次。

方中芫花、大戟、甘遂均为峻泻逐水药，大戟能泄脏腑之水湿，甘遂能行经遂之水湿，芫花偏泻胸肺之痰饮，三者同用，能够消脏腑、经遂、胸肺等体内一切水湿之邪；因三者力量峻猛，毒副作用较大，临床上多不使用，而采用中药穴位贴敷不仅可以使用，三者功效得以发挥，且制其峻烈之性，而无明显的毒副作用。附子能上助心阳而通血脉、中温脾阳以健运、下补肾阳以益火，为温阳第一要药。小茴香能暖肾散寒；车前子甘寒滑利，性专降泄，善通利水道；冰片芳香走窜，能够促进药物透达皮肤。诸药合用，可以温阳化气、利水消肿，正如"犹如离照当空，阴霾自散"；配伍诸穴，水道可通，肿胀可除[17]。

（4）取吴茱萸50g，捣成细粉，装瓶密封备用。用时与少量食醋调匀，做成药饼（直径2.4cm、厚1.6cm），另备新鲜生姜一块，切成薄片。选取双侧涌泉穴，消毒后吴茱萸药饼置于穴位上，其上各敷生姜1片。用单层纱布覆盖，外用胶布固定，每次敷8小时，每日换药1次，3日一疗程，连用3个疗程。

涌泉为肾经主穴，肾经经脉循经腹部，至通谷、幽门穴处夹胃上行。用吴茱萸贴足心，藉涌泉穴及其肾经经脉，使药力上达于胃，发挥其辛苦而降之功，散寒降浊，且导胃气下降，复其和顺之职，呕逆自平[18]。

（5）取大蒜、芒硝各50g，大蒜捣烂后加芒硝混合均匀，隔油纱布6~8层（大蒜刺激性较大，不可直接外敷于皮肤上，敷治时随时观察局部皮肤，以防发泡溃疡），外敷于水分穴，外覆盖塑料薄膜，每日敷6~8小时，连续5天。

据相关研究可知，大蒜中的蒜氨酸和环蒜氨酸有抗菌、抗肝毒性等功效，大蒜挥发油可抑制血小板聚集的功效，蒜素具有扩张血管、改善血液循环的功效；芒硝通经脉、利大小便，推陈致新。此法用于肝肾综合征患者疗效甚好[19]。

3. 中药离子导入

中药离子导入疗法，可避免药物通过肝脏的首过效应，使药物直达病所；且直流电对人体产生一系列复杂的电生理或生物学变化，通过神经或体液调节机体状态，加上药物离子进入人体后产生的药理作用，两者相互协调，共同起到治疗作用。

（1）党参30g、附子20g、肉桂15g、淫羊藿30g、杜仲30g、牛膝20g、鸡血藤30g、川芎30g、桃仁30g、红花30g、当归30g、大黄20g，水煎2次，浓缩取汁，以大小约8cm×12cm的无菌纱布10层制成衬垫，取2块置于药液中浸泡，待纱布浸润后敷贴于双侧肾俞穴，给予中药肾区离子导入治疗，时间约30~40分钟，每天1次，2周为1个疗程。

方中党参补中益气健脾；附子、肉桂辛热，温中散寒，尤为补益肾阳；桃仁、红花、当归、川芎活血化瘀行气，促进津液运行通畅；大黄清热解毒泄浊；鸡血藤、延胡索、透骨草祛风除湿，活血舒经通络；淫羊藿、杜仲、牛膝祛风除湿，温肾壮阳，补益肝肾，强壮筋骨。诸药合用，共奏健脾补肾、温肾壮阳、补肾强筋、活血化瘀、化湿降浊之效。中药离子导入法避免了口服药物刺激胃肠道，降低了不良反应发生率，减少毒副反应，能有效改善患者临床症状，改善肾功能[20]。

（2）附子、肉桂、甘遂按一定量配制，水煎2遍，过滤，乙醇沉淀，再过滤浓缩后加入适量冰片，密封冷藏备用；取患者双侧第一腰椎至第三腰椎棘突旁开1寸以外区域（双侧肾俞穴），先用酒精擦拭皮肤，再将2块衬垫（8cm×12cm的8层无菌纱布制成）分别浸入药液（临用前加温至36~38℃）置于上述区域，然后在左右衬垫上分置正、负电极板，分别加盖纱布后加压固定（以双侧肾俞穴连线为加压线）。电极板接入药物离子导入治疗仪的正、负输出极，2.5~5.0mA交流电导入治疗，20分/次，1次/3天，10次为1个疗程，共2个疗程。

药方中附子、肉桂有温肾阳、行气血、化寒湿之效；甘遂泄水逐饮、消肿散结，一则逐经络之停饮留湿，消除体内的潴留之水，二则其性苦寒，可制附子、肉桂辛热之性，防温燥太过伤阴；诸药合用共奏温阳、利水化湿之效[21]。

（3）黄芪50g，益母草、野菊花、葶苈子各20g，川芎15g，红花、白芍、当归、仙灵脾、独活、苍术、丹参、柴胡、杜仲及透骨草各10g，水煎2次，过滤并浓缩，以大小为8cm×12cm的无菌纱布10层制成衬垫，取2块置入药液中，加热至36~38℃。采用酒精擦拭双侧肾俞穴部位，取中药衬垫置于上述区域，并在衬垫上分别连接正负电极板。将电极板分别与LVH-6100光电离子治疗仪相连，以2.5~5.0mA的交流电进行导入治疗，1次/天，30分/次，连续治疗7天为1个疗程，共治疗3个疗程。

方中黄芪滋补肺脾肾三脏之气，可维持三脏功能正常；柴胡可透表泄热；丹参、红花、川芎、益母草、当归、独活具有活血化瘀的功效，可除却瘀血，促进血行水行通畅；透骨草可祛风除湿，活血止痛，舒筋活络，诸药共用，具有滋补脾肺肾、益气活血之功效。现代药理学研究证实，黄芪能够抑制肾小球系膜细胞发生增殖分化；独活、当归等可抑制血小板聚集，促进药物有效成分吸收，预防血栓形成。上述药物共用，具有药效协同作用，经肾区局部导入治疗肝肾综合征可取得显著疗效[22]。

（4）吴茱萸 15g、砂仁 5g 打粉并制成膏状药芯待用；接通电源，将药芯置于生姜片上，姜片与电极贴片大小一致，再将药芯紧贴于治疗穴位、固定，取穴神阙、中脘、胃俞；设定时间，每次 30 分钟；调节电频脉冲+5 以内，询问患者耐受强度增减，以患者不能耐受强度−1 为准；调节温度选择低温（低温 40℃）；治疗结束后，药芯和药托贴于患处 0.5~1 小时，每日 1 次，连续治疗 7 日为 1 个疗程，共治疗 3 个疗程。

吴茱萸散寒止痛，降逆止呕，助阳止泻；砂仁具有抗溃疡、抗腹泻、促进胃排空和胃肠推进运动、利胆、镇痛和延长凝血时间等药理作用。两药合用，结合中药离子导入疗法可显著提高患者后期的生活质量[23]。

4. 中药灌肠

中药灌肠疗法是将中药经肛门灌注于肠道内治疗疾病的方法，药物通过直肠黏膜吸收进入血液循环，作用于病变及全身，是一种特殊的中医治疗方法。中药保留灌肠不仅可以使药中的有效成分吸收入血，而且还可以清除血中代谢毒素，减少肠腔内蛋白质的分解和肠源性氨质的吸收，减少氨质的潴留，从而减轻肾脏的负担[24]。

（1）生大黄 20g、六月雪 40g、附子 10g、丹参 30g、桃仁 10g、煅龙骨 20g、煅牡蛎 20g，每日 1 剂，水煎取汁 300mL，每日保留灌肠 1 次，保留时间不少于 1 小时，疗程 30 天。全方具有通腑泻浊、化瘀解毒之功，可有效降低肌酐[25]。

（2）大黄 10g、枳实 15g、芒硝 10g、厚朴 20g、桃仁 10g、泽泻 10g、黄芪 20g、茯苓 20g、白术 15g，取上述灌肠方 1 剂，水煎取汁 150mL 保留灌肠，2次/天。

肝肾综合征患者肝、脾、肾三脏功能受损，肝失疏泄，脾失健运，肾失气化，气滞、血瘀、水停腹中，属本虚标实之证。根据"急则治其标"原则，临床应用本方，大黄、枳实、芒硝、泽泻通腑导泻；厚朴、桃仁行气化瘀；黄芪、茯苓、白术健脾益气，使水毒二邪从二便排除，从而起到消退腹水及止呕的作用[26]。

（3）大黄 20g、生牡蛎 30g、蒲公英 20g、熟附子 10g、丹参 20g，浓煎取汁 150mL，保留灌肠，每日 1 次，以患者每日大便保持 2~3 次为宜，10 日为 1 个疗程，休息 5 天，治疗 2 个月为限。

现代药理学表明，大黄可减少肠道对氨基酸的吸收，使肝肾组织合成尿素减少，抑制体蛋白的分解并促进尿素和肌酐的排泄，直接抑制肾小球系膜细胞生长及系膜细胞 DNA、蛋白质的合成，从而改善肾功能的恶化。丹参可改善肾脏微循环，其有效成分丹参酮能改善因肾衰所致的肾素和血浆容量的失调，减轻肾小管阻力，增加血流量，建立侧支循环[15]。

5. 中药外敷

中药外敷通过发汗药物作用于皮肤局部，可提升皮肤局部温度，加快敷贴局部血循，使药物通过皮肤半透膜作用吸收。研究表明，中药外敷可提高药物生物利用度，减少肠胃的首过效应，更多地保持药物的有效成分。且药物经皮肤吸收，作用时间更为持久，可在较长时间内维持血药浓度。

（1）红花、丹参、川芎、白芷、透骨草、益母草，等份为末，取适量温水调成糊状，外敷于肾区，每次 1 小时，每日 1 次，30 天为 1 个疗程，治疗 2 个疗程。

本方可有效改善肾脏局部血流及肾脏缺血缺氧状态，改善肾脏微循环，保护肾脏功能，延缓疾病的进展[27]。

（2）取芒硝 150g，均匀装入 60cm×40cm 长型棉布袋，将装好的芒硝外敷于脐周，盖好衣被，芒硝潮解后使芒硝袋变硬，即更换芒硝及布袋，治疗期间持续使用芒硝外敷。

芒硝外敷能改善血液循环，恢复肠蠕动，使网状内皮系统吞噬功能加强，从而调动机体内在的抗病力；芒硝同样以硫酸根离子形式存在，成为高渗状态，可大量摄取腹腔内的渗出液，减轻腹水症状。此外，脐部血管丰富，门静脉与脐静脉、腹壁静脉与上、下腔静脉形成通道，也有利于敷脐药物经过该侧支循环进入血液而发挥作用[28]。

（3）甘遂 20g、砂仁 15g、牵牛子 30g、汉防己 30g、葶苈子 30g、肉桂 10g、木香 30g、大黄 20g、枳实 25g、泽泻 20g、冰片 10g 研末。每次取药粉、面粉（4：1）、葱白 2 根捣烂，加蜂蜜、水适量调成糊状，放入 40℃温箱内加温 10 分钟，外敷脐部与脐周（面积为 10cm×10cm、厚 0.5~1cm），用荷叶覆盖后腹带包扎，每日 1 次，每次敷药后保留 6~8 小时，10 天为 1 疗程，治疗 2 个疗程。

方中甘遂、牵牛子泻下逐水；汉防己、泽泻、葶苈子利水消肿；大黄攻坚，可使水从大便而下；木香、枳实、砂仁化湿行气、宽中除胀；肉桂温阳、温通经脉，冰片清热、防腐止痒，二者合用促皮渗透。加温到 40℃ 敷脐，用荷叶覆盖包扎，透气性好，方便安全，既保证原方的药性、提高药物的黏性及保湿作用，又易于皮肤吸收，延长药物作用时间，提高药物生物利用度，能较好地控制腹水的复发，保持病情较长时期的稳定[29]。

（4）甘遂、牵牛子、冰片各 6g，芒硝 10g，麝香 1g，将上述诸药混合后研磨成末，加以适量的白醋及面粉，搅拌呈糊状后贴敷于患者脐部，用塑料薄膜覆盖并采用胶布进行固定，每天更换，连续治疗 1 个月。

现代药理显示，牵牛子和甘遂可以对小肠黏膜产生刺激，有利于肠蠕动，提高肠分泌功能，可以明显增加大便次数；通过中药敷脐能够提高肠道蠕动，促进肠腔气体的排出，降低门脉高压，提高患者的肾功能，有利于胃肠道静脉内毒素的排出，还可以加强利尿药的效果。方中芒硝具有清热润燥、软坚泻下之功效，通过外敷可以恢复肠蠕动，增加血液循环，提高机体免疫能力；与冰片配伍，可以穿透肌肤，提高药性；麝香具有行经通络及辛散温通之功效。诸药联合，活血散结、通行经脉及利水消肿的良好效果，能够改善肝硬化腹水[30]。

6. 脐火疗法

脐火疗法是脐疗和火疗相结合的一种方法，其疗法是通过温阳利水的中药作用于具有温补作用的神阙穴上（肚脐），点燃蜡筒使其燃烧，使湿邪借助火性炎上的升腾作用，发散至外，从而达到化气利水的功效。

制附子 15g、干姜 15g、人参 15g、白术 15g、肉桂 15g、黄芪 15g、炒薏苡仁 15g、泽兰 15g，加工为粉，过 100 目筛，治疗前取 50g 左右细粉，加温水调制成直径 6cm、厚 1cm 左右的圆饼状。在 20℃ 左右的室温下，患者取仰卧位，暴露腹部，用 75% 酒精棉棒消毒局部皮肤后，先将药饼置于脐部，再将药筒（由草纸和蜡组成，中间空心，高 7cm、直径 2.5cm）置于药饼之上，正对脐中心，在上端点燃，以患者感到温热舒适、无灼痛为度。自然燃烧，燃尽后换第 2 根，每次 10 根，治疗时间 30~45 分钟。每日 1 次，1 个月为 1 疗程，共治疗 1 个疗程。

脐火疗法药物中应用附子可产生温阳利水的作用，与干姜、肉桂配伍应用，既温阳散寒又通络利水，加强彼此的作用效果；黄芪、人参、白术鼓舞脾阳；薏苡仁、泽兰利水消肿；诸药合用，共同起到温补脾肾、利水消肿的功效，尤宜治疗肝肾综合征腹水严重者[31]。

（二）非药物外治法

1. 针刺

针灸疗法具有疏通经络气血，调理脏腑阴阳，通利三焦水道等功效，可达到扶正祛邪之目的，其在治疗肝肾综合征时可发挥一定作用。

（1）取穴：① 中脘、水分、关元、天枢、足三里、丰隆、三阴交；② 大椎、命门、肾俞、阴陵泉、脾俞、三焦俞、太溪。两组穴位交替使用，每天针1次，每次针1组，每周针5次，留针时间为30分钟，连续治疗2个月。其中关元、足三里、肾俞和脾俞用补法，其余穴位平补平泻。诸穴合用既能益肾健脾、运化水湿，又能补虚培元，通利三焦水道，助气化而泄水浊[32]。

（2）取内关、三阴交及中脘穴，采用平补平泻法，每天针1次，每周针5次，留针时间为30分钟，可有效缓解患者呕吐症状。

2. 穴位埋线

穴位埋线是一种融合多效应的复合性治法，具有独特的治疗特点，通过柔和而持久的穴位刺激疏通气血经络，调节脏腑阴阳平衡，进而加速机体的新陈代谢，修复免疫功能紊乱，促进血液循环、加速炎症吸收而产生良性诱导，最终达到消除疾病的目的。

予双侧足三里穴、脾俞穴、肾俞穴穴位埋线治疗，7天治疗1次，2次为1个疗程，共2个疗程。

足三里具有调理脾胃、补中益气、通经活络、疏风化湿、扶正祛邪的作用，能调节和改善机体免疫功能，且有防病保健之作用。脾俞穴具有健脾和胃、利湿升清的功效，临床多用于消化系统疾病、贫血、营养不良、肾炎等治疗。肾俞穴可培肾壮骨、补元回阳、强壮体质。穴位埋线双侧足三里、肾俞、脾俞能有效保护患者肾功能，延缓肾功能进行性减退[33]。

3. 推拿按摩

中医推拿按摩治疗方法，不仅能够对经络进行刺激，促进机体的抵抗能力增强，而且还可以调和气血、疏通经络，有助于人体正气发挥其固有的效果。

（1）推坎宫：用双手大鱼际及拇指自印堂沿眉向眉梢成一横线分推至太阳穴，3分钟；揉百会：拇指按或揉百会，2分钟；勾风池压安眠：以中指指端由风池勾至安眠处做按压，2分钟。

取面部诸穴位，进行推拿，同时配合气息引导，使病人全身放松，渐入睡眠状态。坎宫、百会、风池均有调节阳经气血、调节肾脏机能作用。根据病人不同的症状选择正确的穴位进行按摩，使内脏不断地接受良性刺激，有效改善肝肾综合征患者正气不足的状况，疗效好，无毒副反应[34]。

（2）患者出现恶心、呕吐症状时，取中脘穴、双侧足三里穴、双侧内关穴，使用拇指指尖进行按压，控制由轻到重的按压力度，直到其伴有局部麻、酸、痛、胀感，每次按摩20分钟，1次/天，连续4周。

4. 艾灸

艾灸是借灸火的温和热力及药物作用，通过经络的传导，以温通经脉，调和气血，行气通络，协调阴阳，扶正祛邪，达到治疗疾病的目的。

（1）患者取平卧位，暴露腹部，取艾条2支各分为三段，长短大致相同，选取中脘穴及神阙穴，距皮肤2~3cm左右，悬空熏灸，以患者感觉温热舒适为准，连续熏10~15分钟，至局部皮肤发红为止，每日每穴灸一次，15天为1个疗程。

中脘和胃健脾、降逆利水；神阙补益脾胃、行气活血、扶正祛邪、调节全身脏腑阴阳的平衡。艾条灸中脘、神阙穴位可具有和胃健脾、通降胃气之功效，有效缓解肝肾综合征患者出现呕吐等症状[35]。

（2）患者取平卧位，暴露腹部，选取肾俞、脾俞、关元、命门，距皮肤2~3cm左右，悬空熏灸，以患者感觉温热舒适为准，连续熏10~15分钟，至局部皮肤发红为止，每日每穴灸一次，15天为1个疗程。

命门穴为壮阳之效穴；肾俞为肾气输注于背部的腧穴；脾俞可温补脾阳；脾肾阳虚，当取脾俞、肾俞。诸穴相伍可以温肾壮阳、健脾化湿、通利三焦水道，助气化而泄水浊，并得诸穴之强壮作用，从而取得一定疗效。艾灸可增强患者体质，改善临床症状，延长患者的生存期[36]。

5. 耳穴压豆

耳穴压豆是将王不留行籽粘贴在耳穴处，通过按压、揉捏等方式刺激耳穴，从而达到治疗目的的一种外治法。在现代医学理论看来，耳郭的神经、血管十分丰富，刺激耳郭能够一定程度上影响机体的内脏功能和内分泌功能，从而达到治疗目的。

（1）选取胃、脾、膈、神门、交感穴进行耳穴埋豆。操作者一手持耳轮后上方，一手持探棒由上而下在选区内找敏感点做好定位，用75%酒精棉球常规消毒2遍，然后将王不留行籽对准耳穴敏感点贴于所选穴位上，并用拇指、食指指腹按揉3~5分钟，以患者感觉酸、胀、疼痛能耐受为度。嘱患者或家属按照上述方法按揉3次/天，每次3~5分钟。隔日1次，5次为疗程。如耳有炎症或对胶布过敏者勿用此法。

神门穴具有镇静、止吐作用；交感穴具有调节自主神经功能，缓解因迷走神经兴奋而产生的恶心、呕吐；胃、脾、膈诸穴具有调中焦、和脾胃、理气降逆的作用，诸穴合用起疏通经络、调理脾胃气机的功效，达到降逆止呕作用，进而提高患者的生存质量[37]。

（2）选取胰胆、脾、肾、内分泌、膀胱，常规消毒后用镊子将粘有王不留行籽的0.5cm×0.5cm胶布对准耳穴，贴紧后用拇指、食指分别置于患者的耳郭正面、背面进行对压按揉，力度由轻到重，以患者耳郭发热、按压部位有酸麻发胀感为宜，每次贴压单侧耳穴，告知患者在三餐前按压埋豆处，每3天换药1次，并转为对侧耳穴。此法可有效缓解肝肾综合征患者水肿症状，能够有效改善患者的肾功能指标[38]。

6. 药浴及熏蒸

药浴疗法是一种独特的中医治法，因皮肤是一种天然的半透膜，具有分泌排泄和吸收作用，且皮肤面积较大，与肾小球滤膜面积接近，故通过药物作用改善皮肤这种半透膜活性，不仅能发汗消肿、祛风泄浊，从而改善水肿等症状，还具有清除体内毒素、降低尿素氮、血肌酐的作用，在排泄废物和保持电解质与水的平衡上起重要作用，是一种延缓肝肾综合征病程的有效治法。

麻黄6g、桂枝10g、羌活15g、川芎10g、红花15g、甘草6g，水煎取汁1000mL，倒入足浴盆内，再加入温水4000mL，加热至40℃，恒温足浴，每日1次，1个月为1个疗程。

药浴治疗本病是通过发汗使血中毒素从汗排出，降低血中肌酐、尿素氮，改善肾功能，是中医"开鬼门"的方法。但发汗过甚则伤及气阴，对年老、体质虚弱、血压过高者忌用，且药浴时间不宜过长，以全身皮肤轻微汗出则可。人体皮肤被称为人的另一个肾脏，当肾功能损伤到一定程度时，人体皮肤代偿性会增加排出尿素及肌酐等含氮废物的能力。该药浴方以麻黄汤为基本方，发汗解毒，促进代谢废物排泄；方中另配伍活血药，能显著改善患者微循环，从而间接改善肾小球内"三高"（即高灌注、高滤过、高跨膜压状态），延缓疾病的进展[39]。

参考文献

[1] 李郑红,董育玮,陆伦根.肝肾综合征发生的危险因素、诊断和最新分型
[J].临床肝胆病杂志,2020,36(11):2411-2414.

[2] 徐小元,丁惠国,李文刚,等.肝硬化诊治指南[J].临床肝胆病杂志,2019,
35(11):2408-2425.

[3] ANGELI P,GINÈS P,WONG F,et al.Diagnosis and management of acute kid-
ney injury in patients with cirrhosis:revised consensus recommendations of the
International Club of Ascites[J].Gut,2015,64(4):531-537.

[4] 鲁冰洁,赵亚红,安泳潼,等.肠道微生物在肝硬化及相关并发症中的研究
进展[J].临床肝胆病杂志,2018,34(11):2433-2437.

[5] 宋敬茹,孙明瑜.肝肾综合征的中西医治疗研究进展[J].临床肝胆病杂志,
2020,36(11):2561-2564.

[6] 张声生,王宪波,江宇泳.肝硬化腹水中医诊疗专家共识意见(2017)[J].临
床肝胆病杂志,2017,33(9):1621-1626.

[7] 朱瑜琪,王金荣.穴位注射疗法研究现状及展望[J].中医临床研究,2014,6
(10):6-9.

[8] 崔敬姬,朴凤女,郭丕春.速尿三阴交穴位注射治疗腹水30例临床观察
[J].长春中医学院学报,1997(3):14.

[9] 石磊,李存敬,刘敏,等.穴位注射配合中药治疗肝硬化腹水106例[J].中
国民间疗法,2004(4):14-15.

[10] 何志清.用维生素 B_1 于足三里穴位注射和针灸治疗腹水[J].云南医学杂
志,1959(4):31.

[11] 张雪芳.足三里穴位注射治疗慢性肾衰呕吐[J].吉林中医药,2003(11):
41.

[12] 张怡,潘广辉.足三里注射胃复安治疗慢性肾衰竭恶心呕吐临床研究[J].
亚太传统医药,2019,15(9):110-113.

[13] 张凤忠,刘军友,张秋红,等.穴位注射法辅治慢性肾功能衰竭的临床效果
观察[J].临床合理用药杂志,2014,7(28):34-35.

[14] 代丽娟,朱晓明,刘春燕,等.黄芪联合川芎嗪交替穴位注射辅助治疗慢性

肾衰竭非透析患者的临床观察[J].中国临床保健杂志,2015,18(4):343
-345.

[15] 叶钊,皮志宏.穴位敷贴联合中药保留灌肠治疗慢性肾衰竭的疗效观察
[J].湖北中医杂志,2014,36(3):1-2.

[16] 何艳英,张春丽,韦启其,等.中药贴敷对慢性肾功能不全微炎症状态的影
响[J].内蒙古中医药,2014,33(4):60-61.

[17] 王君,王贺勇.中药穴位贴敷治疗原发性肾病综合征水肿临床观察[J].山
西中医,2015,31(2):30-31,35.

[18] 梁西红,李俊.吴茱萸穴位外敷治疗慢性肾衰引起之呕吐 30 例临床观察
[J].现代中医药,2005(5):20.

[19] 朱长权,陈二军.中药穴位外敷联合奥曲肽静滴治疗肝肾综合征 27 例临
床研究[J].江苏中医药,2012,44(11):66-67.

[20] 陈新昌.中药离子导入法治疗慢性肾功能衰竭 74 例临床观察[J].黑龙江
中医药,2015,44(5):13-14.

[21] 江英.中药离子导入治疗慢性肾衰竭疗效观察[J].护理学杂志,2006(9):
12-13.

[22] 刘国勇,刘瑞芬,石艳,等.益气活血中药肾区离子导入治疗难治慢性肾功
能衰竭的临床研究[J].中医药导报,2014,20(8):37-39.

[23] 潘旻,秦日昇,陈春桥,等.中药离子导入疗法防治化疗相关性恶心、呕吐
的临床观察[J].中国处方药,2018,16(6):101-102.

[24] 张建朋,杨洪涛.慢性肾功能衰竭中医外治法的临床应用探析[J].江西中
医药,2011,42(8):48-49.

[25] 傅贵平,古容芳,郭一民,等.益肾活血升清泄浊法治疗慢性肾功能衰竭临
床研究[J].上海中医药杂志,2008(5):42-43.

[26] 马文强.中药灌肠配合艾灸治疗肝硬化腹水疗效观察[J].中国实用医药,
2014,9(9):171.

[27] 孙亚臣,孙劲秋.中药肾区热敷疗法治疗慢性肾功能衰竭 40 例临床观察
[J].辽宁中医杂志,2005(11):1165-1166.

[28] 白联缔,张晋芝.芒硝外敷治疗肝硬化腹水 25 例临床护理[J].齐鲁护理
杂志,2009,15(23):58-59.

[29] 陈茜.中药敷脐结合辨证护理肝硬化腹水 54 例[J].中国中医药现代远程

教育,2014,12(3):111-112.

[30] 杨亚娟,孙宏,梁惠卿,等.中药敷脐联合常规药物治疗肝硬化腹水的临床效果观察[J].临床合理用药杂志,2018,11(29):62-63.

[31] 程欢迎.脐火疗法治疗脾肾阳虚型肝硬化腹水的临床研究[D].郑州:河南中医药大学,2016.

[32] 崔曼丽.温针灸治疗早中期慢性肾功能衰竭的临床研究[D].昆明:云南中医学院,2013.

[33] 孙响波,王嵩,孙红,等.足三里、脾肾俞穴位埋线调控免疫紊乱改善CKD2~3期患者微炎症状态[J].中国中西医结合肾病杂志,2021,22(7):587-590.

[34] 陶俊,张雅丽.肾衰竭虚证病人进行推拿配合中药保留灌肠疗效观察[J].护理研究,2013,27(35):4030-4031.

[35] 张兆琴,何丽云,许玉琴.艾条灸联合耳穴埋豆治疗慢性肾衰恶心呕吐临床观察[J].临床护理杂志,2017,16(1):23-25.

[36] 厉兆春.温阳艾灸法联合排毒灌肠法治疗慢性肾衰竭(GRF)的临床疗效观察[D].济南:山东中医药大学,2014.

[37] 姚力.穴位注射联合耳穴埋豆在慢性肾衰患者恶心呕吐中的应用[J].内蒙古中医药,2014,33(35):30-31.

[38] 于国俊,程欣,唐素勤,等.耳穴压豆联合艾灸治疗2型糖尿病肾病水肿的疗效评价[J].临床研究,2019,27(2):118-119.

[39] 杨玲,王志良.益肾降浊汤联合中医特色疗法治疗慢性肾衰竭临床观察[J].中医学报,2012,27(11):1485-1486.

》》 第十节 黄疸

一、概述

(一)临床表现

黄疸是以目黄、身黄、小便黄为主要临床表现的病症,其中目睛黄染尤为重要。西医认为黄疸是由于血清中胆红素升高而沉积于组织中，致使皮肤、黏膜、巩膜以及一些内脏器官和体液等黄染的症状和体征。临床按病因将其分为四类：溶血性黄疸、肝细胞性黄疸、胆汁淤积性黄疸、先天性非溶血性黄疸。其中前三类在临床上较为常见[1]。临床常见于急慢性病毒性肝炎、肝硬化、自身免疫性肝炎、肝癌、胰腺疾病及某些消化系统肿瘤等。

（二）临床诊断

1. 溶血性黄疸

（1）可有与溶血相关的病史，如输血、特殊药物、毒蛇咬伤、感染及溶血家族史等。

（2）急性溶血或溶血危象时起病急，出现剧烈溶血反应，如寒战、高热、呕吐等。

（3）不伴皮肤瘙痒，黄疸轻度，巩膜黄染轻度，可有脾大。

（4）有骨髓增生活跃表现如周围血出现网织红细胞增多，出现核红细胞等。

（5）血清总胆红素增高，以非结合性胆红素升高为主，占80%以上。

（6）其他检查：遗传性球形红细胞增多时红细胞脆性增加，珠蛋白生成障碍性贫血时脆性降低，自身免疫性溶血时 Coombs 试验阳性。

2. 肝细胞性黄疸

（1）肝脏原发病表现：疲乏，食欲减退，严重者可有出血倾向；急性肝炎者，可有发热、肝区疼痛等表现；慢性肝病者，可有肝掌、蜘蛛痣、脾大或腹水等。

（2）皮肤、黏膜呈淡黄色至深黄色，可伴有轻度皮肤瘙痒。

（3）血清总胆红素升高，结合性胆红素和非结合性胆红素水平均升高，以结合性胆红素升高为主。

（4）尿中胆红素阳性，常见尿胆原升高。

（5）肝功能试验：可有不同程度的肝功能损害：① 转氨酶升高；② 凝血酶原时间异常，见于多种严重肝病，常提示肝细胞损害严重；③ 严重肝病时，也可出现胆固醇、胆固醇酯、胆碱酯酶活力下降；④ 伴有肝内淤胆时，碱性磷酸酶可升高。

（6）免疫学检查：血中肝炎病毒标志物阳性常支持病毒性肝炎的诊断，线粒体抗体阳性常支持原发性胆汁性肝硬化的诊断，血清甲胎蛋白对原发性肝细胞癌诊断有参考价值。

（7）肝脏活组织检查对弥漫性肝病的诊断有重要价值，还可行电镜、免疫组化、免疫荧光等检查。

（8）B超、CT等对肝病的诊断有帮助。

3. 胆汁淤积性黄疸

（1）肝外梗阻者、胆石症、胆管炎引起者常有发热、腹痛、呕吐等症状，黄疸来去迅速。胰头癌及肝胰壶腹周围癌可有乏力、食欲减退、消瘦等，黄疸进行性加重。

（2）皮肤呈暗黄色，完全阻塞者颜色更深，可呈黄绿色、绿褐色、甚至黑色，可合并心动过缓，尿色深，粪便颜色变浅，呈浅灰色或陶土白色。

（3）皮肤瘙痒显著，可出现在黄疸之前，可能与血中胆盐刺激皮肤神经末梢有关。

（4）血清胆红素水平逐渐升高，以结合性胆红素升高为主。

（5）尿胆红素阳性，粪便颜色变浅，呈浅灰色或白陶土色。如为肝胰壶腹周围癌，可因出血而使粪便呈黑色或潜血阳性。

（6）其他检查：B超、CT、ERCP、PTC、胆道造影均有助于梗阻性黄疸的诊断。

4. 先天性非溶血性黄疸

（1）Gilbert综合征。

① 除黄疸外，一般多数患者无症状，部分患者有乏力、消化不良、肝区不适等症状。

② 男性多于女性，出现临床表现的平均年龄是18岁，在青春期以前发病者少见，患者发育正常，一般情况良好。

③ 血清胆红素呈慢性、轻度、间断升高，以非结合胆红素增高为主。

④ 肝脏不增大，部分患者脾脏可增大。

⑤ 除胆红素以外的肝功能试验指标正常，转氨酶、碱性磷酸酶、总胆酸均正常，小部分患者尿胆原升高。

⑥ 约50%患者伴有轻度的溶血性贫血。

⑦ 肝活检无异常。

⑧ 胆囊正常显影。

⑨ 无须特别处理，预后良好。

（2）Dubin-Johnson 综合征。

① 一般无症状或有轻度的右上腹痛、恶心、乏力等症状，劳累，感染、手术、药物等可使黄疸稍加重。

② 肝脏可增大，但脾脏不增大。

③ 以结合胆红素升高为主。

④ 尿可呈深黄色，尿胆红素阳性，尿胆原也增加，尿中粪吓啉总量正常，但总量中 I 型排出量增多而 III 型减少。

⑤ BSP 排泄试验明显异常，有第 2 次上升现象；IGG 最大运输量亦有所下降，但无第 2 次上升现象。

⑥ 口服胆囊造影，胆囊常不显影，如显影亦甚暗淡，静脉胆囊造影多数也不显影。

⑦ 腹腔镜下及手术时观察肝脏呈暗绿色或暗蓝色，甚至近于黑色，肝穿刺所得肝组织也呈暗绿或深褐色，有提示本病诊断的意义。

⑧ 肝活检组织检查见肝内小叶结构及肝细胞均正常，肝细胞胞质内有大量弥漫性的棕褐色色素颗粒，分布广泛，多在肝小叶中央区的溶酶体内，有些患者尿液及脾脏内也有类似色素存在。

⑨ 本病无须特别治疗，预后良好。

（3）Rotor 综合征。

① 以结合胆红素升高为主。

② BSP 试验异常，但无第 2 次高峰现象。

③ 胆囊造影大多正常，少数可不显影。

④ 肝活检正常，无色素沉积。肝细胞中无颗粒，尿中的粪吓啉量明显增加。

（4）Crigler-Najjar 综合征：可分两型，I 型为葡萄糖醛酸转移酶完全缺乏，常在出生后 18 个月内死于胆红素脑病；II 型为葡萄糖醛酸转移酶部分缺乏，预后也差，但可能活至成人。

（5）Lucey-Driscoll 综合征：患儿在出生后 48 小时即出现黄疸，可在短期内出现胆红素脑病。

（三）病因病机

黄疸病因分为外感、内伤两个方面，外感多属湿热疫毒所致，内伤常与饮食、劳倦、病后有关，内外病因又互有关。病理因素有湿邪、热邪、寒邪、疫毒、气滞、瘀血6种，但其病机关键是湿。如《金匮要略·黄疸病脉证并治》指出："黄疸所得，从湿得之。"由于湿邪壅阻中焦，脾胃失健，肝气郁滞，疏泄不利，致胆汁输泄失常，外溢肌肤，下注膀胱，而发为目黄、肤黄、小便黄之病证。

感受外邪：夏秋季节，暑湿当令，或因湿热偏盛，由表入里，内蕴中焦，湿郁热蒸，不得泄越，而致发病。若湿热夹时邪疫毒伤人，则病势尤为暴急，具有传染性，表现热毒炽盛，内及营血的危重现象，称为急黄。如《诸病源候论·急黄候》指出："脾胃有热，谷气郁蒸，因为热毒所加，故卒然发黄，心满气喘，命在顷刻，故云急黄也。"

饮食所伤：长期嗜酒无度，或过食肥甘厚腻，或饮食污染不洁，脾胃损伤，运化失职，湿浊内生，郁而化热，湿热熏蒸，胆汁泛溢而发为黄疸。如《金匮要略·黄疸病脉证并治》云："谷气不消，胃中苦浊，浊气下流，小便不通……身体尽黄，名曰谷疸。"《圣济总录·黄疸门》云："大率多因酒食过度，水谷相并，积于脾胃，复为风湿所搏，热气郁蒸，所以发为黄疸。"

脾胃虚寒：长期饥饱失常，或恣食生冷，或劳倦太过，或病后脾阳受损，都可导致脾虚寒湿内生，困遏中焦，壅塞肝胆，致使胆液不循常道，外溢肌肤而为黄疸。如清代林佩琴《类证治裁·黄疸》云："阴黄系脾脏寒湿不运，与胆液浸淫，外渍肌肤，则发而为黄。"《医学心悟·黄疸》云："复有久病之人，及老年人，脾胃亏损，面目发黄，其色黑暗而不明。"

病后续发：胁痛、症积或其他疾病之后，瘀血阻滞，湿热残留，日久损肝伤脾，湿遏瘀阻，胆汁泛溢肌肤，也可产生黄疸。如清代张璐《张氏医通·杂门》指出："以诸黄虽多湿热，然经脉久病，不无瘀血阻滞也。"并云："有瘀血发黄，大便必黑，腹胁有块或胀，脉沉或弦。"

其他：亦有因砂石、虫体阻滞胆道而导致胆汁外溢而发黄者。黄疸的发生主要是湿邪为患，病位主要在脾胃肝胆，由于致病因素不同及个体素质差异，湿邪可从热化或寒化，表现为湿热、寒湿两端。因于湿热所伤或过食甘肥酒热，或素体胃热偏盛，则湿从热化，湿热交蒸，发为阳黄。由于湿和热偏盛不同，阳黄又有热重于湿和湿重于热的区别。火热极盛谓之毒，若湿热蕴积化毒，疫毒炽盛，充斥三焦，深入营血，内陷心肝，可见猝然发黄，神昏谵妄，痉厥出血等危重症，为急黄。若因寒湿伤人或素体脾胃虚寒，或久病脾阳受伤，则湿从寒化，发为阴黄。

（四）中医分型

1. 阳黄

（1）热重于湿证：身目俱黄，黄色鲜明，发热口渴，或见心中懊憹，腹部胀闷，口干而苦，恶心呕吐，小便短少黄赤，大便秘结，舌苔黄腻，脉象弦数。

（2）湿重于热证：身目俱黄，黄色不及前者鲜明，头身困重，胸脘胃痞，食欲减退，恶心呕吐，腹胀或大便溏，舌苔厚腻微黄，脉濡数或濡缓。

（3）胆腑郁热证：身目发黄，黄色鲜明，上腹、右胁胀闷疼痛，牵引肩背，身热不退，或寒热往来，口苦咽干，呕吐呃逆，尿黄赤，大便秘，苔黄舌红，脉弦滑数。

（4）疫毒炽盛证：发病急骤，黄疸迅速加深，其色如金，皮肤瘙痒，高热口渴，胁痛腹满，神昏谵语，烦躁抽搐，或见衄血，便血，或肌肤瘀斑，舌质红绛，苔黄而燥，脉弦滑或数。

2. 阴黄

（1）寒湿阻遏证：身目俱黄，黄色晦暗，或如烟熏，脘腹痞胀，纳谷减少，大便不实，神疲畏寒，口淡不渴，舌淡苔腻，脉濡缓或沉迟。

（2）脾虚湿滞证：面目及肌肤淡黄，甚则晦暗不泽，肢软乏力，心悸气短，大便溏波，舌质淡苔薄，脉濡细。

二、外治法

（一）药物外治法

1. 吹鼻法

吹鼻法是指通过鼻黏膜的吸收途径而起到治疗作用。国外研究表明，鼻黏膜有反射作用，当刺激有关部位时，可产生生理和治疗效应[2]。

此法最早见于《肘后备急方》[3]卷二·治伤寒时气温病方第十三："比岁又有虏黄病，初唯觉四体沉沉不快，须臾见眼中黄，渐至面黄及举身皆黄，急令溺白纸。纸即如檗染者，此热毒已入内，急治之。若初觉，便作瓜蒂赤豆散，吹鼻中，鼻中黄汁出数升者，多差。"《本草纲目·瓜蒂》[4]："瓜蒂为末，以大豆许吹鼻中。轻则半日，重则一日，流取黄水乃愈。"《验方新编·五种黄疸》[5]："苦丁香为细末，口鼻内一时，鼻出黄水，水尽即止，三日后再一次，全愈。"《普济方·黄疸门》[6]黄疸（附论）篇："治黄疸，面目爪甲皆黄，心膈燥闷。千金方一名瓜蒂散：瓜蒂、秫米、赤小豆（各二七枚）上治下蹄，病重者，取如大豆二枚，著鼻孔中，痛缩鼻内，须臾当出黄汁，或从口中出汁升余则愈，病轻者如一次不瘥，间日复用。"阴黄（附论）篇中载："治阴黄，黄疸，及暴急黄。"《圣济总录》[7]、《幼幼新书》[8]、《鸡鸣录》[9]、《外治寿世方》[10]对此法均有记载。

此法主要用治黄疸、黑疸，清代又用于阴黄，使用的药物主要有瓜蒂、丁香、赤小豆、韭根、葫芦瓢等。现代研究表明：瓜蒂所含的甜瓜素能刺激胃感觉神经，反射性地兴奋呕吐中枢而致吐，能明显降低血清 ALT，对肝脏的病理损害有一定保护作用[11]；瓜蒂还能提高细胞免疫功能[12]。

2. 扑粉法

最早由《诸病源候论》[13]用于治疗小儿黄病："又有百日半岁小儿，非关伤寒、温病，而身微黄者，亦是胃热，慎不可灸也。灸之则热甚。此是将息过度所为，微薄其衣，数与除热粉散，粉之自歇，不得妄与汤药及灸也。"之后《小品方》配合三物茵陈蒿汤以温粉粉身。《千金翼方》[14]也有类似论述。直到《圣济总录》第一次给出扑粉方："治小儿胃热，身体微黄。除热粉方：寒水石（碎）、芒硝、滑石（碎）、石膏（碎）、赤石脂（碎）、木香、大黄（锉）、甘草（锉）、黄芩（去黑心）、防风（去叉）、芎䓖、麻黄根（等分）。上一十二味捣罗为末。以蛤粉一升，药末三合，相和再筛，粉儿日三。"以上是对《诸病源候论》扑粉法的继承和发扬[15]。

3. 药浴疗法

药浴是将一定量的药液加入洗浴水中沐浴，使药液有效成分通过皮肤黏膜或经络吸收进入血液发挥其退黄作用，同时由于温度刺激，使肠道蠕动加快亦可减少胆红素从肠肝循环中吸收，发挥其退黄作用[16]。

（1）《普济方》[6]《本草品汇精要》[17]等均载用赤小豆煎汤洗浴用治小儿急黄烂疮。《普济方》《本草纲目》[4]以稻穰煎汤洗浴，用于治黄疸身黄如金色。《本草汇言》[18]只用稻穰。

（2）董宿《奇效良方》卷之六十四·小儿门·违和说·小儿诸热须分主治："小儿胎热者，但看初生下，肌肤红白，二腊以后，遍身黄肿，眼闭不开，作呻吟声。此因胎内有热，或因母服热药所致。亦谓之血疸。治之以辰砂金箔散、牛黄膏，乳上吮之，兼以黄柏皮煎汤浴之，此良法也。"内外合治法治小儿胎热血疸，亦见于李梴《医学入门》[19]及《经验丹方汇编》[20]："绿豆一升，煎汤洗浴即愈。"李用粹《证治汇补》[21]用生姜煎汤洗浴，并配合口服内治：用生姜二斤，捣烂煎汤，于无风处洗浴，令遍身汗出如雨，后用高良姜根捣汁服之，令其或吐或下，行一二次即愈。

（3）刘纯《玉机微义》[22]明确提出阴黄的治疗方式："多以热汤温之，或汤渍布搭其胸腹，或以汤盛瓢中坐于脐下熨之。"

（4）肝病高黄疸患者用以利胆退黄，止痒爽身。将茵陈108g、宣木瓜135g、谷精草108g、石决明108g、野菊花108g、冬霜叶135g、青皮135g、桑枝135g、香精适量，上药用酒精提纯成流浸膏加入香精煎成500mL中药药浴液，倒入40~50℃浴缸中，患者浸泡半小时，头面部用浴水擦洗，达到微微汗出，谨防受凉[23]。

（5）茵陈30g、栀子20g、大黄10g、薄荷20g、山楂30g、川芎20g。水温38-40℃预防新生儿黄疸疗效确切[24]。

（6）龙胆草10g、柴胡15g、黄连12g、栀子6g、滑石6g、黄柏12g、川木通3g、黄芩12g、白术15g、升麻12g、甘草15g，以中药泡洗干预清热利湿治疗新生儿黄疸效果可靠[25]。

（7）栀子8g、茵陈蒿10g、茯苓10g、泽泻8g、大黄6g、车前子8g，每日一剂，熬成100mL中药汤剂，按3mL/kg的量直肠滴入，剩余液体加入1000mL温水泡浴。结合蓝光治疗新生儿黄疸安全性及有效性高[26]。

（8）茵陈10g、栀子10g、大黄8g、黄芩10g、车前子10g、金钱草10g、虎杖10g倒入中药浴液500mL和清水5L，调整水温至38℃。泡浴7分钟后更换同量同温度浴液，每日熏洗一次，每次共15分钟，配合蓝光治疗效果显著[27]。

（9）茵陈、栀子、车前草、白头翁、白鲜皮、土茯苓、白术用沸水1000mL浸泡，控制水温38~40℃，每日一次，干预新生儿黄疸效果显著[28]。

（10）茵陈600g、大黄100g、山栀子400g、柴胡100g、郁金100g、金钱草200g、车前子200g、白术200g、党参200g、茯苓200g、甘草400g、鸡内金200g、枳壳200g、麦芽200g、丹参200g。主要用于疏肝、解郁、健脾理气、利肝退黄；治疗黄疸型肝炎，尤其对新生儿黄疸，有显著的退黄作用，在临床应用中取得了显著的效果[29]。

（11）茵陈30g、栀子14枚（9g）、白头翁20g、黄芩10g、盐黄柏10g、苦参6g、生大黄6g。浓煎之后将药材置入熏洗盆中，加入40℃的温水，稀释至 5L，熏洗时熏洗液的温度控制在 36~38℃。可发挥良好退黄疸、清热利湿功效[30]。

（12）茵陈 10g、栀子 10g、柴胡 10g、黄芩 10g、黄柏 10g、大黄 5g、白茅根 10g、防风 10g、荆芥 10g、加水 2500mL，让患儿身体浸没在溶液中 10 分钟，1 次/天，5 天 1 个疗程，共 2~3 个疗程。共奏祛湿退黄之功[31]。

（13）茵陈、大黄各 15g，栀子、丹参、泽泻、白术各 10g，甘草 6g。辨证为热重者，加黄芩 5g、黄连 1g；浮肿者加猪苓、茯苓、泽泻各 5g；呕吐者加半夏 6g，竹茹、陈皮各 3g；腹胀者加枳实、厚朴各 6g；食少便溏，加茯苓、薏苡仁各 6g；形寒肢冷，加附子（先煎）、吴萸 3g。一次 500mL 加入合适温水中浸泡，每次 15 分钟，1 次/天。外洗时温度控制在 38℃，室内温度控制在 28℃，连续治疗 5 天。上述药物配伍，能健脾渗湿、清热利湿退黄，用药后能通畅小便，湿热之邪从小便走，则黄疸自消[32]。

（14）玉米须、绵茵陈、野菊花、蛇总管、蝉蜕、车前草、田基黄、钩藤，药浴，每天 1 次，每次 20 分钟。室温 26℃，水温 38~40℃，操作前 1 小时母亲停止喂哺，洗浴前贴脐贴，加温水至 1500mL，为新生儿进行全身泡浴。洗浴后卧床休息半小时，注意保暖避免受凉，有助于提高和促进胆汁排泄，清热利湿解毒，改善皮肤黄染症状[33]。

（15）茵陈、田基黄、大黄、茯苓、虎杖、黄芩、郁金各 20g，垂盆草 15g，甘草 10g。每一次取约 100mL 药液加入温水稀释到 5000~10000mL，将患儿置入浸泡 25-30 分钟，同时轻轻拍打患儿皮肤，2 分/次。在防治高胆红素血症方面有一定作用[34]

4. 擦药法

擦药法最早见于《本草纲目》[4]草部第十五卷·茵陈蒿条文下载："遍身黄疸：茵陈蒿一把，同生姜一块，捣烂，于胸前四肢，日日擦之。"《本草易读》[35]要求遍身擦之。

或只用生姜，《古今医鉴》[36]、《类证治裁》[37]、《急救广生集》[38]："生姜时时周身擦之，其黄自退也。"

或用丁香、茵陈，如《外治寿世方·野芋头擦法》[10]"又阴黄，用丁香和茵陈，擦如上法。"

或将吹鼻法和擦药法合用，如《医学入门》[19]："凡初发黄，先以口含水，用瓜蒂末一字，搐入鼻中，吐出黄水，内服茵陈五苓散，或酒蒸黄连丸，外用生姜同茵陈捣烂，遍身擦之。"李中梓治阴黄"以姜汁同茵陈遍身擦之。服六君子加干姜、熟附、茵陈，应手而效。"

5. 贴敷法

贴敷法又称敷法、围药、箍围，是应用最广泛的药物外治法之一。药物贴敷是将药物捣碎或研成细末，加用一定量的溶剂（水、酒精、清凉油等）调成糊状，将其敷于患处或对应穴位使其通过穴位或皮肤吸收发挥治疗作用的方法[16]。药物经皮肤吸收的途径主要有：① 通过动脉通道。角质层转运（包括细胞内扩散、细胞间质扩散）和表皮深层转运而被吸收，药物可通过一种或多种途径进入血液循环。② 水合作用。角质层的含水量为环境相对湿度的函数。中药外贴，局部形成一种汗水难以蒸发扩散的密闭状态。角质层经水合作用后，可膨胀成多孔状态，易于药物穿透。同时还能使皮温升高，加速血液循环。③ 表面活性剂作用。④ 芳香性药物的促进作用[2]。

（1）《本草纲目·鸡》[4]载："困驾：用半斤大雄鸡，背上破开，不去毛，带热血合患人胸前，冷则换之。日换数鸡，拔去积毒即愈。此鸡有毒，人不可食，犬亦不可食也。"《验方新编》[5]："此阳黄也。用白毛乌骨鸡一只（即线花鸡，又名白凤凰，一名丝毛鸡），干捋去毛，破开去肠杂，铺心头上，少顷即活，再照前赔筒方治之，再照前满天星治之，无不愈也。"《外治寿世方·野芋头擦法》则用雄鸡破背，合毛血敷胸治湿热发黄；且载有天南星、白芥子等贴敷方法："又鲜虎掌草（即天南星叶）捣烂放茶钟内。平口扣在挤上一寸许。汗巾缚住越一昼夜解下。腹上自起一大泡。用银针从下面刺破。渐渐流出黄水。水尽自愈。如无鲜草。以干者为末。水调照前法治之。……又烧酒调白芥子末（二钱）摊贴小腹上，起泡为度。忌吃糖盐。黑疸：明矾、滑石、大麦芽（各等分）研敷。"《医学入门》[19]用蓝叶、浮萍、水苔、朴硝、土朱。清代杨璿《伤寒瘟疫条辨》[39]用黑豆、黄蒿、鸡子清敷治黄疸。《绛囊撮要》[40]内科·独妙丹："治黄疸奇方：毛脚芹（捣烂）涂男左女右臂大肉上，用蚬子壳盖定，绢扎牢，起小泡即愈。忌食发物大荤一月。"

（2）信梦雪等治疗高胆红素血症患儿，用蓝光治疗，加用胎毒清贴于神阙穴，结果表明神阙穴位贴敷有助于新生儿黄疸的消退[41]。

（3）孔丽等治疗高胆红素血症新生儿，用常规治疗，加用去黄贴于胆俞、日月穴，每天1次，5天为一个疗程[42]。

（4）藿朴夏苓散辛温芳香，解表化湿，合大蒜辛温走窜，宣发腠理，化湿更速。用独头蒜和藿朴夏苓散共捣为泥，涂于左上臂前内侧，直径 1.5cm，上覆敷料，待起水泡后，去除敷药，用消毒针刺破水泡，放出黄水，后用消毒纱布包扎[43]。

6. 中药离子导入法

治疗黄疸时，可以"首辨阴阳"的治疗原则为指导，对于阳黄的患者，采用茵陈、蒲公英、板蓝根等清热解毒药物制成离子导入液或离子导入膏；阴黄的患者则需要采用砂仁、藿香、白术、茵陈、桂枝等通阳健脾理气化湿药物[44]。

7. 中药灌肠

灌肠法主要是将药液通过肛门直肠灌入结肠内使其保留一段时间，减少胆红素的肠肝循环，增加肠黏膜对药液的吸收以提高疗效，同时又避免了服药后呕吐[45-46]。研究表明，大肠给药的吸收速度较口服为快，其黏膜吸收在用药之后立即开始，试验证明，直肠给药是口服给药生物利用度的 15 倍[2]。

（1）黄芪、茯苓、赤芍、丹参、车前草各 30g，大黄 15g。水煎取汁约 200mL 灌肠，每日 1 剂，效果显著[47]。

（2）生大黄、赤芍各 30g，茵陈 20g，丹参、连翘各 15g，栀子、黄芩、虎杖各 10g。水煎取汁 200mL，每晚 1 剂，睡前保留灌肠。对慢性肝炎重度黄疸病人有明显的退黄效果，安全有效，副作用少[48]。

（3）大黄 10~30g、茵陈 30g、丹参 30g、赤芍 60g、丹皮 3g、郁金 15g、茯苓 30g、金钱草 30g、山楂 15g、佩兰 10g。腹胀者加枳实 10g、厚朴 15g、苍术 10g；胁肋胀痛者加延胡索 10g；皮肤瘙痒者加紫草 30g、防风 10g。每日一剂，水煎至 300mL，早晚保留灌肠。治疗慢性乙肝高度黄疸退黄效果好，退黄时间短，且无明显副反应[49]。

（4）生大黄 20g、枳实 15g、厚朴 15g、赤芍 30g、茵陈 30g、栀子 10g，水煎至 100mL，37℃保留灌肠，治疗急性黄疸型肝炎疗效显著，且可有效改善肝脏功能及临床症状[50]。

（5）茵陈 5g、虎杖 2g、焦栀子 2g，水煎取 20mL，每日早晚保留灌肠 1 次，黄疸较重者，用间断蓝光治疗，治疗新生儿黄疸疗效显著[51]。

（6）清开灵注射液 2mL，加水至 5mL 保留灌肠，每天 1~2 次，连用 5 天。清开灵注射液可以促进肠蠕动，减少肠肝循环，对新生儿高胆红素血症具有良好的治疗效果[52]。

（7）茵陈蒿 20g、栀子 16g、大黄 16g、郁金 20g、金钱草 20g、茯苓 20g、枳壳 16g、木瓜 20g、鸡内金 16g、薄荷 20g，将药物煎煮成 125mL 中药液，以患儿直肠温度±2℃确定中药灌肠液的温度，取药液 5~10mL 灌肠[53]。

8. 脐火疗法

脐火疗法是将药物直接敷贴或热敷于患者脐部以激发经络之气、疏通气血、调理脏腑；另外灸疗可使气道畅通，血络扩张，气血运行加快，使滞气去，瘀血除，络脉通，则病易愈；通过火热对机体的热刺激，调动体内潜在的抗病能力，调整了体内阴阳失衡的紊乱状态，使机体的整体功能得到调整。脐是人体经脉的特殊部位，为任脉神阙穴所在，又为冲脉经过部位。任脉统全身之阴，督脉司周身阳气，任督经气相通，与冲脉一源三岐，内连五脏六腑，外合筋骨皮毛，故有"脐为五脏六腑之体，元气归藏之根"之说[54]，乃先天之命蒂，后天之气会。通过脐疗，可使不同性味的药物作用于肢部，经过渗透和经络的输布，深入于内，转枢上下，疏通经络，起到调理阴阳气血的作用[55]。临床中最常用的是贴脐法和灸脐法。

（1）最早的脐火疗法治黄疸见于《本草纲目》[4]："百条根（同糯米饭捣，罨脐上，黄肿自小便出）。"多数脐火疗法以鲫鱼入药。《外科证治全生集》[56]："专治黄疸。乌背鲫鱼一尾，须活着，约重三四两，连肠杂鳞翅，入石臼内捣烂，加当门子三分，再捣匀，摊布上，贴肚脐眼上，次日取下，重者贴二三枚，贴后即有黄水流出为妙。"

（2）或用鱼肉，如叶天士《种福堂公选良方》[57]："雄鲫鱼（一个去头骨，止用背上肉两块），胡椒（每岁一粒，至十粒止，研细），麝香（三分）。上二味同舂烂，麝香另加，不必同舂，恐粘染臼上。将蛤蜊壳填满，合于病人脐上，用绢缚紧，一日夜即愈。"《外科证治全生集》[56]和邹存淦《外治寿世方》[10]用全鱼。

（3）或只用鱼尾，如《鸡鸣录》[9]肿胀痘疟第八："陆定圃曰：袁州杨蕉隐云：黄疸诸药不效者，以活鲫鱼数尾，剪其尾，贴脐之四围（当脐勿贴）。须臾黄水自脐出，鱼尾当渐干，更剪贴之，以愈为度。"

（4）另有《急救广生集》[38]卷二·杂症·黄疸用陈腊肉，《验方新编》[5]卷十五·黄疸用麝香、癞虾蟆："先用麝香一分，放脐眼内，再取黄皮癞虾蟆破开，连肠杂复肚脐上，用布捆住数日愈。孕妇不用麝香。"《外治寿世方》[10]用百条根（即百部）："握新鲜百条根（一名野天门冬）洗捣敷脐上，再以糯米饭半升，拌水酒半合，揉软盖药上，用帛包住。"吴尚先的《理瀹骈文》[58]对脐疗法记载最为详尽，除上述外，还载有："治疸……南星，捣，置杯内扣挤上，起泡挑去泄水，如湿热甚者，田螺敷脐引下。……黄疸，用平胃散四两醋调敷脐。"

（5）黄连、钩藤、茵陈、牛黄等中药制成胎毒清通过贴敷脐周穴位，皮肤吸收，对消除黄疸有较好的效果[59]。

（6）黄芪、茵陈、党参、附子、白术等加工成药饼贴神阙穴处，固定后于上端点燃，待其自行燃尽。脐火疗法联西医常规治疗黄疸疗效较好[60]。

（7）附片、黄芪、干姜、肉桂、薏苡仁、砂仁、茵陈、吴茱萸等加工为细粉，加温黄酒调和而成，饼为圆。先将药饼置于脐部，取环形木板，套在药饼上，再将蜡筒（由草纸和白蜡加工而成）置于药饼之上，正对脐中心，在上端点燃，自然燃烧，及时用镊子取下灰烬，防治烫伤，然后换第2根，7根为一次量，每日上午10：00—12：00之间治疗一次，连用7天，休息2天，16天为1个疗程。本法治疗阴黄疗效确切，具有经济、安全、简单、速效的特点[61]。

（8）新生儿高胆红素症，在常规治疗的基础上，用大黄贴脐，取少许生大黄研成粉状后加沸水调成糊状，待稍冷却后敷于患儿脐部及周围，并用消毒纱布覆盖后固定，防止患儿脐部感染，避免烫伤，一般10~15g/次，每天更换1次，连用5天，效果明显[62]。

（9）茵陈30g、白术30g、附子30g、肉桂15g、吴茱萸30g、茯苓30g、苡米30g、荞麦粉100g。将以上药物加工为细粉，加水调和做成圆饼形，置于肚脐上，取环形木板，套在药饼上，再将蜡筒（由草纸和白蜡加工而成）置于药饼之上，正对脐中心，在上端点燃，自然燃烧，燃尽后换第2根，30分钟为一次量，每日1次，疗程1个月。可明显缓解临床症状，消退黄疸，改善肝功能[63]。

（10）黄芪、党参、白术、丹参、肉桂、薏苡仁等加工为细粉，加水调和成圆形药饼，置于脐部，取环形木板，套在药饼上，再将蜡筒（由草纸和白蜡加工而成），置于药饼之上，正对脐中心，在上端点燃，自然燃烧，燃尽后换第2根，7根为1次量，约30分钟。每日1次，1个月为1疗程[64]。

（11）百部敷脐为古人用于治遍身黄肿之法，退黄之效神速。百部研细末，过80目筛，用白酒调成糊状，涂于脐上，覆以敷料，每日用热水袋热敷

1 小时，每 2 日换药 1 次[43]。

9. 薄贴法（膏法）

（1）清代徐灵胎指出："用膏贴之，闭塞其气，药性从毛孔而入其腠理，通经贯络，或提而出之，或攻而散之，较之服药尤有力，此至妙之法也。[2]"

（2）吴尚先《理瀹骈文》中的散阴膏、金仙膏、行水膏、健脾膏是最早的治疗黄疸膏药方。散阴膏治阴疸："膏糁附子、干姜、茵陈末贴脐上，再用一料炒熨并缚"。金仙膏可治阳黄、阴黄，"阳黄色明，属湿热，膏糁白术、黄芩、茵陈末，贴心口脐上，参用行水膏贴脐旁，天枢穴再加苍术、厚朴、广陈皮、茵陈、黄连、黄芩、栀子、龙胆草、葶苈子、车前子、泽泻、木通、寒水石、滑石之类煎抹炒熨，甚者加大黄、芒硝下之；阴黄色黯，属寒湿，膏糁附子、干姜、茵陈末，贴心口脐上，参用散阴膏贴后对脐命门穴，再用苍术、厚朴、陈皮、茵陈、川芎、川乌、干姜、吴萸、青皮、姜黄、官桂、丁香、川椒、车前子、泽泻之类煎抹炒熨，甚者加附子。酒疸、谷疸属阳，女痨疸属阴，同治。"瘟黄用实鉴瘅疸丸煎抹炒熨。行水膏用治阳黄。健脾膏治"黄疸（脾湿）鼓胀"。注意"凡用香药须研末后加勿同炒"。

（二）非药物外治法

1. 针刺。

（1）取中脘、内关、建里、阴陵泉、足三里、阳陵泉，采取平补平泻法，2 天/次，3 次为 1 个疗程，诸穴合用有退黄祛湿之功[65]。

（2）选取足三里、阳陵泉、三阴交；发热加外关、曲池；胁痛加期门、支沟；恶心呕吐加内关、内庭。提插捻转手法，留针 30 分钟，每日针刺 1~2 次，每 4 周为 1 个疗程，治 3 个疗程。这些穴有利胆退黄作用[66]。

（3）热重于湿型，针刺胆俞、太冲、阳陵泉、内庭、阴陵泉，用泻法；湿重于热型，针刺水分、太冲、公孙、太白、阴陵泉、地机、脾俞、期门，以泻法为主；寒湿阻遏证，针灸足三里、三阴交、脾俞、胆俞、阳陵泉、阴陵泉、关元、气海、天枢，以平补平泻手法为主，疗效较好[67]。

2. 穴位埋线

取右侧承满、章门、双侧肝俞、意舍，将医用羊肠线埋入穴位皮下组织与肌层之间，盖上消毒纱布，胶布固定，达到治愈疾病的目的[68]。

3. 推拿按摩

按摩即现代所称抚触，是指通过轻抚新生儿皮肤，刺激迷走神经兴奋，加强胃泌素及胃酸的分泌，从而增加摄食，促进胃肠道蠕动，加快粪便排出，从而减少胆红素的吸收，达到治疗黄疸的目的[69-70]。

（1）在26℃室温下，从前额、下颌、头部开始，再胸部、腹部，最后四肢、脊柱两侧、脊柱等顺序逐渐进行，每日抚触15分钟，连续7天。对降低新生儿黄疸指数及新生儿胆红素均有疗效[71]。

（2）阳黄：清肝经300次，清脾经300次，补脾经100次，清大肠300次，清小肠300次，摩腹3~5分钟，推脊及夹脊穴3~5分钟，揉阳陵泉30次。阴黄：清脾补脾各200次，清大肠100次，摩腹3~5分钟，推脊及夹脊穴3~5分钟，揉阴陵泉30次。于患儿空腹或进食1小时后进行小儿推拿。推拿时间为5天，新生儿黄疸治疗中应用小儿推拿法干预，能够保证治疗效果[72]。

（3）清胃经、补脾经、揉板门、运内八卦、分手阴阳、揉涌泉、补肾经、推三关、清小肠、揉丰隆、清肝经、清天河水、揉脊柱，每个穴位每个手法重复200~300次，1次/天，每次20分钟，可有效促使新生儿胎粪尽快排出，降低胆红素水平，促进新生儿黄疸消退，临床疗效确切[73]。

（4）从新生儿出生后第一天开始，每天上午10点、下午5点左右，在新生儿进食1小时后、舒适清爽的情况下进行，按头部、胸部、腹部、四肢以及背部由前往后的顺序以标准抚触手法逐步进行，每次持续40分钟，连续进行1周。选足三里、阳陵泉、肝俞、脾俞、胃俞、胆俞、隐白、天枢、中脘，节律地按摩，频率为每分钟80~90次，每个穴位按摩15~20次，干预7天。有助于促进胃肠蠕动，加快胎粪排出，并可有效减少小肠对胆红素的重吸收，从而降低体内胆红素浓度，加速黄疸消退，疗效确切[74]。

（5）按头部、胸部、腹部、四肢、背部顺序的正规国际抚触标准法进行，上肢：内关、合谷；下肢：足三里、阳陵泉；背侧：肝俞、脾俞、胃俞、胆俞；足部：隐白、内庭；腹部：天枢、中脘。频率为80~90次/分，每穴位按摩15~20次，连续6天，能降低血清胆红素水平，减少新生儿病理性黄疸及核黄疸的发生率，而且能增强患儿机体的免疫力[75]。

（6）头面部、胸腹部、四肢部、手足、背部的抚触，力量轻柔缓慢，防止引起患儿哭闹，并揉搓大肌肉群，四肢用挤、捏法。阳黄的患儿，清天河水300次，约3分钟；清胃经300次，约3分钟；清补脾经200次，约6分钟；清肝经300次，约3分钟；捏脊3次；摩腹10分钟。阴黄的患儿，于内劳宫对应处50次，约5分钟；揉二马200次，约3分钟；清胃经300次，约3分钟；清补脾经 200 次，约 6 分钟；清肝经 300 次，约 3 分钟；揉足三里 100 次；捏脊 3 次，摩腹 10 分钟，治疗新生儿黄疸疗效明显[76]。

（7）指腹轻揉脐旁进行小回旋按摩 50 次，沿婴儿腹部进行大回环按摩 50 次，腹部按摩过程 5 分钟左右；按足三里穴，连续按压该穴位 1 分钟；轻轻旋推五指上代表脾、肝、心、肺、肾的部位各 20~30 次；背部捏脊 2~3 遍。操作过程中，操作者的手不要离开婴儿的皮肤，手法轻柔敏捷，用力及速度均等，并观察婴儿反应，如出现哭闹、肤色改变、肌张力改变应立即暂停。每天按摩 2 次，早上沐浴后按摩 1 次，下午 2 次哺乳之间安静无哭闹时按摩 1 次，每次 15 分钟，连续 6 天。可加速黄疸消退[77]。

（8）清肝经 2 分钟，清小肠 2 分钟，清大肠 2 分钟，清补脾经 3 分钟；搓摩胁肋 6 遍，轻抹肋缘 2 分钟，摩腹 2 分钟；脊柱推拿揉、点、推、叩、振每法各 3 遍，下推七节骨 2 分钟；推箕门 2 分钟，各组每天治疗 1 次，连续治疗 5 天，治疗新生儿黄疸在降低患儿胆红素方面疗效肯定，该方法可促进胆红素的代谢，加速胆红素的排泄[78]。

（9）清天河水 100 次、分阴阳 100 次、清小肠经 100 次、清大肠经 100 次、清肝经 100 次、清补脾经 200 次、揉板门 100 次、顺运内八卦 100 次、分推肋缘下 20 次、摩腹 3~5 分钟、揉涌泉 100 次、揉脊 5 次、下推七节骨 50 次。每日进行 1 次推拿治疗。治疗新生儿黄疸疗效明显[79]

4. 灸法

采用中脘穴配内关穴或中脘穴配足三里穴交替隔姜灸，或取双侧肝俞、足三里、太冲、三阴交穴灸法治疗慢性病毒性肝炎、肝炎肝硬化伴高胆红素血症，均有较好疗效[80-81]。

5. 放血法

仅见于《肘后备急方》卷二·治伤寒时气温病方第十三："见眼中黄，渐至面黄及举身皆黄，……若已深，应看其舌下两边，有白脉弥弥处。芦刀割破之，紫血出数升，亦歇，然此须惯解割者，不解割，忽伤乱舌下青脉。血出不止，便煞人，方可烧纺铁，以灼此脉令焦，兼菰蒂杂巴豆捣为丸服之。"

6. 烙法

《圣济总录》卷第六十一·三十六黄中有烙黄之说，有少部分较为特殊，如脾黄"先烙颊上青脉"，肺黄"先烙足心"，肝黄"先烙手心，次烙第三指间"，白黄"先烙舌上青脉"，等等。唐代李肇《唐国史补》卷中："故老言，五十年前多患热黄。坊曲必有大署其门，以烙黄为业者。灞水中，常有昼至莫（暮）去者，谓之浸黄，近代悉无。"黎德安先生[82]认为：烙黄多用于热黄、房黄、急黄，并有流行性。

7. 取黄法

最早见于陶承熹《惠直堂经验方》[83]："只用生面糊围脐。鸡子开孔去黄。白合脐上。四围封固露顶。另用黄蜡拖荆川纸为筒。直竖鸡子顶上。烧尽再换。初着系青烟。久久起黄烟。以病人面色及眼白黄退为度。用药时恐当不起。须多服参药。此药专治实症。黄疸痧有大虚症。须用参芪附桂等药。"稍后赵学敏《串雅内外编》提及此法，不用鸡子，直接用黄蜡和扛连纸，余者大同小异。《回生集》[84]称此"取黄法屡试屡验"。直至19世纪中后期《验方新编》《外治寿世方》仍称其"百药不效，照此治之，三日全愈。真仙方也"，并称此法"治阴黄最妙"。

（三）综合疗法

1. 药浴+抚触

（1）茵陈30g、金钱草30g、田基黄30g、车前子30g、黄芩20g、茯苓20g、川芎20g、栀子10g、大黄10g、金银花10g、蒲公英10g等。温水2L加入中药液250mL，室温控制在26~30℃，水温在36~38℃，喂奶后30分钟进行，药浴的同时给予新生儿抚触，护理人员双手浸湿中药水自头部、胸部、腹部、四肢至背部进行抚触，每次抚触5~10分钟，药浴1次/天，15分钟/次，动作宜轻柔，力度平稳且均匀，以新生儿舒适为宜，疗程为5天。中药药浴联合抚触能有效降低胆红素水平[85]。

（2）茵陈、连翘、地肤子、蛇床子、薏苡仁、荆芥各10g，将中药制备细末状，采用开水冲泡的方式，然后加入适量的凉水，将水温调至37℃左右，每次1包，3次为1个疗程，连续使用2个疗程，每次15分钟左右。患儿的头、颈、背部可施予指揉法，四肢则施以挤捏法，抚触手法每次重复4~5次即可，每次抚触干预时间为20分钟，需注意在此期间患儿的反应和精神状态，若其有烦躁、疲劳、哭闹等表现需停止抚触。新生儿黄疸采用中药熏泡浴联合腹部抚触缩短黄疸的时间具有显著作用，达到祛病防病、调节阴阳、舒筋活络、强身健体的目的[86]。

（3）茵陈20g、车前子20g、柴胡15g，金钱草30g、赤芍12g、黄芩15g、大黄15g、黄柏20g、枳实10g。辅助推拿手法，治疗周期为7天。清补脾经

300 次、清肝经 100 次、清大肠 10 次、搓摩胁肋、分推肋缘下、下推七节骨、推箕门、顺时针揉腹 100 次、逆时针揉腹 60 次、点揉神阙和天枢各 60 次、捏脊，并且每隔三次捏拿需要进行一次提拉，每次按摩应当控制在 20~30 分钟。在对儿童进行推拿时需要将室温调节至 30℃，在对儿童进行手法推拿时，需要观察儿童的疼痛状况和精神反应，如果异常应当及时进行处理，有助于提高治疗效果，改善肝功能，是一种积极且有效的治疗方案[87]。

（4）捏脊，每按压 3 次，提拉 1 次，一直到大椎，频率为每天 1 次，每次控制在 3 分钟。对患儿捏脊的同时需密切观察患儿的反应，如出现异常情况及时处理。茵陈 10g、栀子 10g、大黄 8g、黄芩 10g、金钱草 10g、黄柏 10g、车前子 10g、金银花 10g、虎杖 10g、甘草 10g，先用 500mL 水煮沸浓缩，浴池加适量温水以使用，温度需控制在 37~39℃。洗浴结束需用温水冲干净擦干，注意护理新生儿脐部、臀部，避免感染，治疗新生儿黄疸效果明显[88]。

（5）茵陈蒿 30g、栀子 20g、大黄 20g、土茯苓 20g、野菊花 10g、枳壳 10g、鸡内金 10g、麦芽 10g、生甘草 6g。颗粒制剂用 60℃ 热水 300mL 溶解，然后将药液倒入新生儿专用游泳池，再加入 40~42℃ 温水，直至总药液达 5000mL，当水温降至在 37℃ 左右，将其放入泳池，药液量以能浸没新生儿躯干为适。每日早晨喂奶后 1 小时，每日 1 次，15 分钟/次。

穴位：补脾经、补肾经、内关、中脘、足三里、推下七节骨、肝俞、脾俞、胃俞、肾俞。点按内关、中脘、足三里、肝俞、脾俞、胃俞、胆俞、肾俞，每穴 30 秒。下午两次喂奶之间推拿，每天 1 次，可促进胆红素排泄，有效降低血清胆红素水平[89]

（6）茵陈蒿 15g、栀子 15g、郁金 12g、柴胡 12g、枳壳 15g、白术 15g、茯苓 15g、丹参 15g、金银花藤 15g。煎后取汁 200mL，加入 39~41℃ 温水中混匀，将患儿置于其中进行洗浴 10~15 分钟，洗浴后将患儿置于抚触台上，擦干进行抚触，每次 15~20 分钟，每日 1 次，7 天 1 个疗程。可以明显促进患儿睡眠，提高患儿食欲，增加大小便次数，加速胆红素的代谢[90]。

（7）茵陈 15g、白头翁 15g、栀子 9g、车前草 9g、白鲜皮 9g、土茯苓 9g、白术 9g，辅助阳陵泉穴位按摩还可以直接刺激皮肤引起脊髓排便中枢兴奋，促进胎粪排出从而加快黄疸消退[91]。

参考文献

［1］ 吴孟超,李梦东,于岩岩,等.实用肝病学［J］.北京:人民卫生出版社,2011.

［2］ 魏巍.黄疸中药外治法的中医古代文献研究［D］.广州:广州中医药大学,2009.

［3］ 葛洪.《抱朴子内篇》《肘后备急方》今译［M］.北京:中国中医药出版社,2015.

［4］ 李时珍.本草纲目［M］.王育杰,整理.北京:人民卫生出版社,2005.

［5］ 李春深.验方新编［M］.天津:天津科学技术出版社,2019.

［6］ 朱泛.普济方［M］.上海:上海古籍出版社,1991.

［7］ 赵佶,郑金生,汪惟刚,等.圣济总录［M］.北京:人民出版社,2013.

［8］ 刘昉.幼幼新书［M］.北京:中国医药科技出版社,1987.

［9］ 盛增秀.王孟英医学全书:明清名医全书大成［M］.北京:中国中医药出版社,2009.

［10］ 邹存淦.外治寿世方［M］.北京:中国中医药出版社,1992.

［11］ 高学敏.中药学［M］.2 版.北京:中国中医药出版社,2010.

［12］ 邱明华,陈书坤,陈剑超,等.葫芦科化学分类学［J］.应用与环境生物学报,2005(6):673-685.

［13］ 巢元方.诸病源候论［M］.米白杨,注解.北京:中国医药科技出版社,1997.

［14］ 孙思邈.千金翼方［M］.焦振廉,注释.北京:中国医药科技出版社,2018.

［15］ 李董男,方晓阳.黄疸外治法的中医史研究［J］.广州中医药大学学报,2006(4):342-345.

［16］ 罗思,陈新瑜.外治法治疗黄疸概述［J］.实用中医药杂志,2019,35(2):251-252.

［17］ 刘文泰.本草品汇精要［M］.陆拯,注解.北京:中国医药科技出版社,1982.

［18］ 倪朱谟,戴慎,陈仁寿,等.本草汇言［M］.上海:上海科学技术出版社,2005.

［19］ 李梴.医学入门［M］.何永,注解.北京:中国医药科技出版社,2013.

［20］ 钱峻.经验丹方汇编［M］.赵宝明,点校.北京:中医古籍出版社,1988.

［21］ 李用粹.证治汇补［M］.吴唯,校注.北京:中国医药科技出版社,2008.

［22］ 姜典华.刘纯医学全书［M］.北京:中国医药科技出版社,2007.

［23］ 徐伟,黄启婷.江苏省名中医邹逸天传统外治法治疗肝病经验总结［J］.名医,2019(9):102.

［24］ 刘丽平.退黄熏洗方药浴预防新生儿黄疸60例［J］.中医研究,2014,27(4):17-18.

［25］ 麦细焕,信梦雪,梁金连.中药泡洗技术在新生儿黄疸中应用效果研究［J］.辽宁中医药大学学报,2020,22(7):207-210.

［26］ 刘晓燕,王亚彬,信雅威,等.茵苓健脾退黄汤泡浴结合蓝光照射治疗新生儿黄疸临床观察［J］.中华中医药学刊,2020,38(7):232-235.

［27］ 符婧媛.中药泡浴联合蓝光照射及推拿治疗湿热熏蒸型胎黄的临床观察［D］.泸州:西南医科大学,2021.

［28］ 陈灿,刘百祥,尤胜,等.黄白洗剂干预新生儿黄疸疗效观察［J］.湖南中医杂志,2015,31(11):25-27.

［29］ 高桂娥,吴曙粤,黄仕孙,等.新生儿退黄外洗液的制备及临床疗效观察［J］.中成药,2006(11):1720-1721.

［30］ 吴利英,张文英,庄翠莲,等.中药熏洗在湿热熏蒸型黄疸的效果研究［J］.中外医疗,2021,40(23):18-22.

［31］ 史玉琴,岳雄,高红霞,等.中药外洗方治疗新生儿黄疸疗效观察［J］.西部中医药,2018,31(9):112-114.

［32］ 王莉萍,张世昌,刘永兴,等.退黄散外洗对新生儿黄疸胆红素及血清炎症因子水平的影响［J］.陕西中医,2018,39(6):784-786.

［33］ 杨春梅,邓志泉,徐茹飞.药浴在新生儿黄疸早期干预中的应用［J］.全科护理,2015,13(16):1529-1530.

［34］ 张宝凤,明淑芳.退黄洗剂治疗新生儿黄疸的临床研究［J］.中外医疗,2018,37(5):11-13.

［35］ 汪讱庵.本草易读［M］.太原:山西科学技术出版社,1987.

［36］ 龚信.古今医鉴［M］.达美君,注解.北京:中国中医药出版社,2014.

［37］ 林佩琴.类证治裁［M］.北京:中国中医药出版社,1959.

［38］ 程鹏程.急救广生集［M］.北京:中国中医药出版社,2008.

［39］ 杨璇.伤寒瘟疫条辨［M］.北京:中国中医药出版社,2019.

［40］ 云川道人.绛囊撮要［M］.上海:上海科学技术出版社,1985.

［41］ 信梦雪,麦细焕,余锋.神阙穴位贴敷配合蓝光照射治疗新生儿高胆红素

血症的临床效果观察[J].当代护士(下旬刊),2016(6):111-112.

[42] 孔丽,李民.去黄贴剂经皮穴位透入治疗新生儿高胆红素血症的临床研究[J].山东医药,2001(6):29-30.

[43] 李民,王玉洁,黄常寨.三联法治黄疸 100 例[J].中国民间疗法,2002(4):42-43.

[44] 池晓玲.肝脏疾病中医外治研究与实践[M].广州:广东教育出版社,2019.

[45] 曹思思,陈新瑜.黄疸的中医治疗进展[J].中国中医急症,2016,25(12):2312-2315.

[46] 刘平,滕敬华,马俐,等.保留灌肠法的临床进展[J].护理实践与研究,2012,9(3):107-108.

[47] 陈宝玲.中药保留灌肠治疗慢性活动性肝炎(黄疸)40 例临床观察[J].中国中医药科技,2005(6):403-404.

[48] 张茂根,张茂荣.中药保留灌肠治疗慢性乙型肝炎重度黄疸 48 例观察[J].中医药临床杂志,2005(5):451-452.

[49] 袁全才,刘溯,郑芳.中药保留灌肠治疗慢性乙型肝炎高度黄疸 30 例观察[J].实用中医药杂志,2007(1):12.

[50] 汪四八,陈玉荣.泻热通腑汤保留灌肠治疗急性黄疸型肝炎临床研究[J].中医学报,2016,31(12):1984-1986.

[51] 尚扬.中药灌肠治疗新生儿高胆红素血症临床观察[J].河北中医,2019,41(11):1667-1670.

[52] 刘华茵.清开灵注射液保留灌肠治疗新生儿高胆红素血症临床观察[J].中医学报,2014,29(10):1521-1522.

[53] 李璐璐.茵陈退黄液保留灌肠佐治新生儿感染性黄疸(湿热郁蒸证)的临床观察[D].长沙:湖南中医药大学,2016.

[54] 贺振泉.脐疗机制新解:经络筋膜说[J].实用医学杂志,2005,21(18):2099-2100.

[55] 亓勇,赵学印,吕翠霞.脐火疗法治疗脾虚型慢性乙肝肝纤维化的临床研究[J].中医外治杂志,2008,17(3):2.

[56] 王维德.外科证治全生集[M].北京:人民卫生出版社,2006.

[57] 清·叶天士.种福堂公选良方[M].北京:人民卫生出版社,1992.

[58] 吴尚先.理瀹骈文[M].北京:中国医药科技出版社,2011.

［59］　钱竹珍,叶君儿.胎毒清脐敷防治新生儿黄疸效果观察［J］.护理学杂志, 2003(10):795-796.

［60］　费景兰.脐火疗法联合西医常规治疗黄疸23例［J］.中医研究,2013,26 (5):17-19.

［61］　刘晓娟.脐火治疗阴黄36例［J］.中国中医药现代远程教育,2014,12 (21):75-76.

［62］　骆盈莹,黄国盛,黄海燕.中药大黄敷脐治疗新生儿高胆红素血症的临床 观察［J］.蛇志,2015,27(2):132-133.

［63］　戚忠玺,刘学荣,耿兰书,等.脐火疗法治疗慢性乙型肝炎伴黄疸30例 ［J］.中医外治杂志,2013,22(6):16-17.

［64］　韩捷,顾亚娇.脐火疗法治疗阴黄(乙肝肝硬化)15例［J］.中国针灸, 2012,32(6):490.

［65］　王云松.针刺治疗新生儿黄疸267例［J］.浙江中西医结合杂志,2008(8): 523-524.

［66］　陈文智.中医治疗急性黄疸型病毒性肝炎临床观察［J］.中国中医急症, 2012,21(7):2.

［67］　杜永杰,付其波.中西医结合治疗肝细胞性黄疸28例临床观察［J］.中国 医学创新,2011,8(29):116-117.

［68］　黄爱华.穴位埋线治疗急性黄疸型肝炎40例疗效观察［C］.北京:世界针 灸学会联合会成立暨第一届世界针灸学术大会,1987.

［69］　周康良.新生儿黄疸治疗进展分析［J］.世界最新医学信息文摘,2015,15 (31):58-60.

［70］　朱天娇.抚触在新生儿黄疸中的应用［J］.医学理论与实践,2009,22(7): 779.

［71］　万正敏.抚触对新生儿黄疸的影响［J］.中国妇幼保健,2009,24(2):206- 207.

［72］　张冬青,马军英,李利红,等.小儿推拿法在新生儿黄疸干预中的应用效果 观察［J］.实用妇科内分泌电子杂志,2020,7(6):189-190.

［73］　徐昕,孙霞,陶美青.小儿推拿法对新生儿黄疸的干预效果观察［J］.中国 中医药科技,2019,26(3):444-445.

［74］　张红丽,高丽娟,蒋慧玲.常规疗法联合抚触与穴位按摩干预新生儿黄疸

效果分析[J].新中医,2020,52(5):176-178.

[75]　芦玲.抚触配合中医穴位按摩治疗新生儿黄疸40例[J].中医杂志,2009,
　　　　50(6):561.

[76]　李洁,莫宗举,马飞.抚触联合穴位按摩治疗新生儿黄疸的临床观察[J].
　　　　中医临床研究,2019,11(25):127-129.

[77]　吴利英.穴位按摩在新生儿黄疸中的效果研究[J].实用临床医药杂志,
　　　　2014,18(22):185-186.

[78]　余舒.清胎毒法小儿推拿对新生儿黄疸的临床疗效观察[D].成都:成都
　　　　中医药大学,2019.

[79]　吴淑玲,张洽淳,谭淑文.通腑调枢小儿推拿法治疗湿热熏蒸型新生儿病
　　　　理性黄疸经验体会[J].环球中医药,2021,14(6):1127-1130.

[80]　程井军,吴其恺,孙国杰.灸法治疗乙型肝炎肝硬化高胆红素血症的临床
　　　　观察[J].湖北中医杂志,2008(6):2.

[81]　刘春云,李俊义,雷华.隔姜灸法治疗慢性病毒性肝炎400例[J].云南中
　　　　医中药杂志,2011,32(6):74.

[82]　黎德安.古代中医黄疸疾病史之研究[D].北京:中国中医研究院,2001.

[83]　陶承熹.惠直堂经验方[M].北京:中国古籍出版社,1994.

[84]　陈杰.回生集[M].北京:中国古籍出版社,1992.

[85]　段富霞.中药药浴加抚触对30例新生儿黄疸的影响[J].泰山医学院学
　　　　报,2015,36(9):1045-1046.

[86]　杨奕娜,梁莎.采用全身中药熏泡浴联合腹部抚触对新生儿黄疸的影响
　　　　[J].内蒙古中医药,2017,36(8):102-103.

[87]　王媛芬.小儿推拿结合中药熏洗治疗新生儿黄疸347例的疗效观察[J].
　　　　中医临床研究,2021,13(8):128-131.

[88]　冯健瑞,姚诗晗,曹晓宽,等.中药外洗联合捏脊疗法治疗新生儿黄疸的临
　　　　床疗效观察[J].湖北中医杂志,2021,43(5):43-45.

[89]　刘倩,彭玉.胎黄洗剂药浴联合退黄扶正推拿治疗新生儿高胆红素血症临
　　　　床疗效观察[J].贵阳中医学院学报,2019,41(5):35-38,43.

[90]　魏明杰,胡志荣,王书环,等.中药外洗及抚触治疗新生儿病理性黄疸20
　　　　例[J].河南中医,2016,36(2):371-372.

[91]　王婕.黄白洗剂配阳陵泉按揉佐治新生儿黄疸湿热郁蒸证的临床观察

[D].长沙:湖南中医药大学,2018.

》》第十一节 胆囊炎

一、概述

胆囊炎是一种常见病和多发病,致病因素主要与结石刺激、梗阻因素、细菌感染因素、化学性损害因素、寄生虫及急性胆囊炎迁延等有关,典型症状为右上腹剧烈疼痛,痛引肩背,厌食油腻,伴口苦咽干、恶心呕吐等症状[1]。随着经济的发展,人们生活水平不断提高,工作竞争日益激烈,加之近年来人口逐渐老龄化,生活工作压力日益增大,饮食结构亦不断改变,故而慢性胆囊炎的发病率也呈逐年上升趋势[2]。相关流行病学调查显示,我国胆囊炎、胆囊结石发病率高达 16.09%,占胆囊良性疾病的 74.68%[3]。

（一）临床表现

慢性胆囊炎主要的病因及发病机制为胆囊结石、慢性感染（细菌、病毒、寄生虫等）、胆囊动力学异常、胆囊缺血等,饮食因素也参与慢性非结石性胆囊炎的发生,如长期饥饿、暴饮暴食、营养过剩等。其基本病理改变是纤维组织增生及慢性炎症细胞浸润,使胆囊壁增厚,肌肉纤维萎缩,胆囊的收缩功能减退。本病多因胆囊结石、高脂饮食等诱发,呈慢性起病,也可由急性胆囊炎反复发作、失治所致。慢性胆囊炎因胆囊壁的慢性炎症使胆囊壁水肿、纤维组织增生和钙化,而致中度增厚,并与周围组织粘连。一般情况下,慢性胆囊炎轻中度患者症状不明显,部分患者可能有急性发作,是临床常见的急腹症,具有发病急、进展快、病因复杂的特点,表现为钝痛症状、上腹部不适、胀气等,严重影响患者的日常工作。

慢性胆囊炎的症状表现主要为反复右上腹胀痛或不适,多于饱餐、进食油腻后出现或加重,程度轻重不一,可牵涉至右肩背部,或伴腹胀、嗳气、厌油腻等消化不良症状,多数病人有胆绞痛病史,较少出现畏寒、高热、黄疸症状。查体可无阳性体征,或见右上腹叩击痛、轻压痛、Murphy 征阳性。有胆囊积水时可扪及大的胆囊。一般不发热或仅有低热。

（二）临床诊断

根据胆囊炎发病急缓，有无反复发作，可分为急性胆囊炎和慢性胆囊炎。

1. 急性胆囊炎的诊断标准

（1）症状：以右上腹急性疼痛为主，常伴发热、恶心、呕吐等症。

（2）体征：查体可见右上腹压痛，同时伴有反跳痛、腹肌紧张、Murphy征阳性。

（3）实验室检查：可见血白细胞计数及中性粒细胞计数增高。

（4）超声检查：胆囊壁体积增大（胆囊横径大于等于4cm），胆囊壁水肿，胆囊壁增厚（大于等于3mm）或毛糙[4]。

2. 慢性胆囊炎诊断标准（参考《胆囊炎中医诊疗专家共识意见（2017）》[5]制定）

（1）症状：以反复右上腹胀痛或不适为最常见症状，可伴有腹胀、嗳气、腹泻、厌油腻等消化不良症状。

（2）体征：查体可见右上腹部有轻度压痛及叩击痛，也有部分患者可无任何阳性体征。

（3）超声检查：可见胆囊体积常缩小或正常，也可见胆囊体积略有增大，胆囊壁增厚（大于等于3mm）或毛糙；此外，胆囊结石患者70%伴有胆囊炎。

（三）病因病机

中医古代文献并无明确记载"胆囊炎"的病名，但早在《黄帝内经》中便有与本病相关的论述。《灵枢·五邪》曰："邪在肝，则两胁中痛。"《素问·缪刺论》曰："邪客于足少阳之络，令人胁痛不得息。"《灵枢·本藏》谓："胆胀者，胁下满而痛引小腹。"《灵枢·胀论》又言："胆胀者，胁下痛胀，曰中苦，善太息。"根据其证候表现，急性胆囊炎归为"胁痛"范畴；慢性胆囊炎归为"胆胀"范畴。

本病多因情志不遂、感受外邪、饮食失宜、虫石阻滞及劳倦虚损等因素诱发[5]，病位在胆腑，与肝、脾、胃功能失调相关[5-6]。秦景明《症因脉治·肿胀总论》中载："肝胆主木，最喜条达，不得疏通，胆胀乃成。"《圣济总录》中记载："胆实则为有余，有余则生热，故其证若腹中气满，饮食不下，咽干，心胁痛不能转侧。"

中医认为，胆为奇恒之腑，与肝相表里，内藏精汁，又为中精之府，负责存储和输送胆汁，以降为顺、以通为用，"肝之余气泄之于胆，聚而成精"。

平素因情志不遂，忧思郁怒，肝气郁结，胆失通降，肝胆气机不利，胆液郁滞发为胆胀。嗜食肥甘厚味，或嗜酒无度，损伤脾胃致中焦运化失职，升降失常，土壅木郁，湿自内生，蕴久化热，湿热蕴结于胆腑，肝胆疏泄不畅，胆腑不通，遂成本病。外感寒邪，邪入少阳，寒邪凝滞，肝胆疏泄失职，胆腑郁滞。或蛔虫上扰，枢机不利，胆腑通降受阻，发为胆胀。

久病体虚，劳欲过度，正气内伤，加之邪恋不去，久则气机壅滞，使得阴血亏虚，胆络失养，脉络瘀阻，日久伤及血分，不通则痛；肝胆经脉失养，不荣则痛，发为胆胀。

（四）中医分型

参考《胆囊炎中医诊疗专家共识意见（2017）》（中华中医药学会脾胃病分会），可将急性胆囊炎和慢性胆囊炎分为以下证型。[7-10]

1. 急性胆囊炎证型

急性胆囊炎可分为 2 个证型：

（1）胆腑郁热证。

主症：上腹持续灼痛或绞痛；胁痛阵发性加剧，甚则痛引肩背。

次症：晨起口苦；时有恶心；饭后呕吐；身目黄染；持续低热；小便短赤；大便秘结。

舌脉：舌质红，苔黄或厚腻；脉滑数。

（2）热毒炽盛证。

主症：持续高热；右胁疼痛剧烈、拒按。

次症：身目发黄，黄色鲜明；大便秘结；小便短赤；烦躁不安。

舌脉：舌质红绛，舌苔黄燥；脉弦数。

2. 慢性胆囊炎证型

慢性胆囊炎可分为 7 个证型：

（1）肝胆气滞证。

主症：右胁胀痛；心烦易怒。

次症：厌油腻；时有恶心；饭后呕吐；脘腹满闷；嗳气。

舌脉：舌质淡红，舌苔薄白或腻；脉弦。

（2）肝胆湿热证。

主症：胁肋胀痛；晨起口苦；口干欲饮。

次症：身目发黄；身重困倦；脘腹胀满；咽喉干涩；小便短黄；大便不爽

或秘结。

舌脉：舌质红，苔黄或厚腻；脉弦滑数。

（3）胆热脾寒证。

主症：胁肋胀痛；恶寒喜暖。

次症：口干不欲饮；晨起口苦；恶心欲呕；腹部胀满；大便溏泄；肢体疼痛，遇寒加重。

舌脉：舌质淡红，苔薄白腻；脉弦滑。

（4）气滞血瘀证。

主症：右胁胀痛或刺痛；胸部满闷；喜善太息。

次症：晨起口苦；咽喉干涩；右胁疼痛夜间加重；大便不爽或秘结。

舌脉：舌质紫暗，苔厚腻；脉弦或弦涩。

（5）肝郁脾虚证。

主症：右胁胀痛；腹痛欲泻。

次症：体倦乏力；腹部胀满；大便溏薄；喜善太息；情志不舒加重；纳食减少。

舌脉：舌质淡胖，苔白；脉弦或弦细。

（6）肝阴不足证。

主症：右胁部隐痛；两目干涩。

次症：头晕目眩；心烦易怒；肢体困倦；纳食减少；失眠多梦。

舌脉：舌质红，苔少；脉弦细。

（7）脾胃气虚证。

主症：右胁隐痛；体倦乏力。

次症：胃脘胀闷；纳食减少；肢体困倦。

舌脉：舌质淡白，苔薄白；脉缓无力。

二、外治法

（一）药物外治法

目前现代医学对本病的具体发病机制并未十分明确，西医内科治疗手段有限，多采用熊去氧胆酸、复方阿嗪米特、茴三硫等利胆溶石，头孢类、甲硝唑类抗感染及解痉、对症为主以缓解症状，但无法根除病因，且服药时间长，价格昂贵，疗效有限，存在一定毒副作用及不良反应，停药后容易复发。《医学源流》说："外科之法，最重外治。"中医外治疗法是治疗慢性胆囊炎的有效方法，具有简、便、廉、验等优点。

1. 穴位注射

穴位注射疗法是现代医药结合传统中医理论方法形成的一种独特疗法。一方面是通过针刺和药物对穴位的双重刺激以及药理作用，直接刺激穴位，产生一定的疗效；另一方面，注射药物在穴位处存留的时间较长，并使之沿经络循行以疏通经气，充分发挥经络、穴位和药物的共同治疗作用，从而对人体阴阳、经络、脏腑及营卫气血起到迅速持久的综合作用，调整机体的功能，消除病理状态，治疗疾病。研究表明，穴位注射的潜伏期明显地较肌肉注射、皮下注射为短，而与静脉注药相近。若选择的穴位适当，则注入的药物可于短时间内产生与静注等强甚至更强的药效[11]。临床目前多选用新斯的明、维生素 B_1 注射液、甲钴胺、丹参注射液等药物，选用足三里，行双侧封闭，能够促进胃肠运动。中药辨证结合穴位注射治疗慢性胆囊炎，针刺、药物、穴位三者协同作用，提高了疗效，缩短了疗程，经济方便，费用低廉、无副作用，临床疗效确切，值得进一步推广应用。

（1）取穴：胆俞（双）、足三里、中脘、胆囊穴（双）。

操作方法：常规消毒后，用一次性 6 号注射器抽取 4mL 丹红注射液，在穴位做局部消毒后刺入，当针下出现针感后，回抽针筒无血，即将药液注入，每穴 2mL，然后迅速拔针，用 75%酒精棉球压针孔 3-5 分钟即可。每天一次，12 次为一疗程。间隔休息 3 天再行第二疗程。

丹参注射液具有疏肝行气止痛、活血化瘀利胆的功效。丹参性微寒，味苦，有活血祛瘀、养血安神、调经止痛之功，现代研究其药理作用有：① 调节血液循环系统功能；② 镇静止痛，通过对中枢神经系统的抑制而具有镇静止痛、安定等作用；③ 降低胆固醇；④ 抑制病原体及炎症反应，对痢疾、伤寒、大肠杆菌及葡萄球菌、致病性霉菌等有抑制作用，故具有抑菌、抗炎、解热作用；⑤ 可调节体液免疫及细胞免疫功能，促进损伤组织的修复、再生，抑制结缔组织的异常增生。

（2）取穴：日月、足三里、阳陵泉。

操作方法：常规消毒后，将当归注射液 4mL 使用一次性 5mL 注射器，于足三里和阳陵泉穴垂直刺入约 4~5cm，日月穴斜刺约 1~2cm，以患者有酸胀感为度，回抽针筒无血，即将药液注入。足三里、阳陵泉每穴注入 1.5mL，日月穴注入 0.5mL，然后迅速拔针，用 75% 酒精棉球压针孔 3~5 分钟即可，每周 1 次，共注射 3~4 次。

采用当归注射液进行穴位注射治疗慢性胆囊炎的报道较多，取得了一定疗效。当归活血通络，可使穴位酸胀等针感保持较久。日月为胆的募穴，可得气活血，清热解郁，调理中焦；足三里是胃的合穴，可调理脾胃，扶正培元通经活络；阳陵泉为胆的合穴，有降浊除湿之功。三穴共奏清肝利胆、疏肝和胃、利胆排石之功。当归补血和血、调经止痛、润燥滑肠，具有增强机体免疫功能和造血功能、抗氧化、抗损伤等作用。

应用穴位注射时，应注意以下事项：治疗期间忌食辛辣、肥甘厚味；增加进餐次数，以刺激胆汁分泌，防止暴饮暴食；在药物治疗同时注重精神治疗，开导患者，使其心胸开阔，顺其性情，有益于获得理想之疗效。

2. 穴位贴敷

穴位贴敷疗法是以中医学理论为基础，以整体观念和辨证论治为原则，根据中医经络学说为理论依据，将中药调制外敷于体表对应部位或穴位，针灸和药物两者结合，以调和脏腑功能。此疗法可疏通经络、调和气血、调整脏腑阴阳平衡，从而达到治疗疾病的目的。属于中医学外治法之一，体现了中医学"内病外治"的思想，具有穴位刺激和药物吸收的双重治疗作用，通过对穴位的刺激与调节，使药物有效成分从毛孔而入腠理，通经活络，与口服药相得益彰。

穴位贴敷属中药内病外治特色疗法，将中药材研成细末，用姜汁、蜂蜜等调成糊状或软膏，或将中药汤剂熬成膏，直接贴敷穴位来治疗疾病。其作用机理正如清朝内病外治名医吴尚先著《理瀹骈文》载："外治之理即内治之理，外治之药亦即内治之药，所异者法耳。"清代名医徐灵胎有云："用膏贴之，闭塞其气，使药性从毛孔而入其腠理，通经贯络，或提而出之，或攻而散之，较之服药尤有力，此至妙之法也。"本疗法主要优点在于简便易行、副作用少，与传统给药方式相比，避免了肝脏首过效应及肠胃灭活，降低了药物不良反应。

（1）理气利胆膏。

药物组成：王不留、延胡索、柴胡、莱菔子各 400g，黄芩、大黄、金钱草各 200g，木香、陈皮、半夏各 300g。

制法及用法：上药精研为细末，密封备用，用时由生姜汁和醋适量调制成丸。取中脘、双侧阳陵泉、三焦俞、肝俞、脾俞、胆俞、胃俞，以生姜涂擦穴位皮肤，取膏丸用胶布固定分别贴于上述穴位，贴敷 12 小时后取下。皮肤敏感者贴敷时间酌减。每 5 天 1 次，共贴敷 5 次。

采用理气利胆膏穴位贴敷治疗本病，能起到疏通经络、利胆和胃的作用。临床取穴选用阳陵泉、三焦俞、胆俞、中脘、肝俞、脾俞、胃俞等，其中胆俞、阳陵泉能疏肝利胆、健脾和中；肝俞为肝气输注之处，能疏肝理气；胃俞与中脘，属俞募配穴法，配合脾的俞穴脾俞、三焦的俞穴三焦俞，以利胆和胃，调理三焦。王不留、延胡索理气通络；木香、柴胡、莱菔子疏肝理气；黄芩、大黄、金钱草清利湿热；陈皮、半夏利湿化痰。用生姜汁调之贴敷于上述穴位，易于透过皮肤，刺激穴位，循经入里，从而起到理气利胆，清热祛湿之功，且经皮肤缓慢吸收并导入，疗效持久。

（2）大柴胡汤加减方。

药物组成：白芍 20g、大黄 15g、枳实 15g、栀子 15g、黄芩 15g、柴胡 10g、法半夏 10g、茵陈 10g、冰片 5g。

制法及用法：上药研细粉，以温水、白蜜调匀成糊状，敷于胆囊区（右上腹压痛点），以纱布覆盖，持续 4~6 小时，每天 2 次，中间间隔 4 小时。

大黄通腑泻下攻积、清热泻火、凉血解毒、逐瘀通经、利湿退黄；枳实破气消积、行气消痞；柴胡疏肝、和解少阳枢机；黄芩、栀子清解中焦湿热；白芍柔肝缓急止痛；法半夏和胃降逆；茵陈清热利湿、退黄；冰片清热止痛、透皮开窍。胆囊区（右上腹压痛点）主疾病所在，通过贴敷，药物透皮吸收，直达病所，因而能收到良好的治疗效果。

（3）胆囊炎一贴灵膏。

药物组成：醋柴胡 20g、制香附 30g、枳壳 15g、红花 15g、当归 20g、赤芍 20g、五灵脂 20g、桃仁 20g、川芎 15g、川楝子 15g、广木香 10g、青皮 20g、生茜草 15g、制乳香 10g、制没药 10g、黄芩 10g、元寸 2g、樟脑 3g、黄丹 250g、胡麻油 800g。

制法及用法：将以上诸药（除元寸、樟脑），浸于胡麻油中煎熬成焦黑色，去渣，存油，加入黄丹再煎至滴水成珠，最后加入元寸、樟脑，凝结成膏，摊成Ⅰ号膏 20g，Ⅱ号膏 25g 备用。将胆囊底、胆俞穴部位用温开水洗净，将膏药稍加温后，Ⅰ号膏、Ⅱ号膏分别贴于胆囊底、胆俞穴，每 2~3 天更换 1 次，10 天为 1 疗程。治疗 3 个疗程判断疗效。

本方以醋柴胡、制香附、枳壳疏肝理气；红花、当归、赤芍、五灵脂、醋延胡索、生茜草、制乳香、制没药活血化瘀；黄芩清少阳郁热；元寸辛香走窜，活血通经，开窍止痛；樟脑辛香走窜，渗透性强。利用黄丹、油熬膏作赋形剂保持持久药效，并刺激局部皮肤、穴位，促使药物经皮毛腠理由表入里循经络内达脏腑，以调节人体脏腑气血阴阳。

（4）药物组成：栀子10g、大黄10g、冰片1g、乳香6g、芒硝10g。

制备与用法：上药研粉，调匀成糊状，外敷胆囊区，纱布覆盖，每天更换1次。

本方栀子、大黄、芒硝功在清热利湿通腑，乳香行气止痛，冰片药性辛凉，清热散毒，能使药效发散，渗入皮下，共奏清热利湿、行气散毒止痛之功效。使用本方局部外敷胆囊区，是以痛为腧，有利于药物由表及里渗透，起到联络脏腑、沟通表里、直达病所之功效。《腧穴学》载："神阙即神气通行之门户"，神阙穴转枢上下，补虚泻实，可升可降，统领三焦。神阙穴为任脉要穴，与督脉命门相应，任督经气相通，共理人体诸经百脉；神阙穴亦为冲脉循行之地，冲为经脉之海，任督冲内通十二经脉，五脏六腑，四肢百骸，联系全身之经脉，起着调节气血、脏腑生理功能的作用[12]。胆囊体表投影区可以使药物直接渗透到病变部位，通过局部刺激达到治疗效果。辅以神灯照射，使贴敷部位温度升高，血液循环加快，中药的有效成分能够迅速到达病位，从而使穴位贴敷更好地发挥治疗作用。

贴敷部位护理注意事项：中药外敷期间密切观察患者贴敷部位的皮肤情况，观察有无红斑、红肿、丘疹、瘙痒等过敏表现，及时对症处理，并停止治疗。贴敷后要注意清洁皮肤，进行有效消毒，注意不要污染伤口。

3. 中药离子导入

中药离子导入，可借直流电将药物有效成分导入，使药物直达病所。直流电通过人体，在体内产生电解、电泳、电渗等一系列物理作用，可影响组织内部的pH值及K^+、Na^+、Ca^{2+}等离子浓度，从而影响细胞膜的通透性，能够使血管扩张，促进局部血液循环，改善局部营养和代谢。离子导入药物为清热利湿、行气止痛之品，加入冰片和麝香可增强其药物运动活性，消炎止痛，缓解临床症状，增强疗效。

可选用药物组成：虎杖、白花蛇舌草、茵陈蒿、栀子、龙胆草、夏枯草、青皮、香附等。也可根据不同的临床证型而分别选用。

（1）肝胆湿热证：柴胡 10g、茵陈 30g、赤芍 10g、大黄 15g、郁金 15g、延胡索 10g、姜黄 15g、鸡内金 20g、生山楂 10g、虎杖 15g、生栀子 15g、金钱草 50g、木香 10g、莱菔子 15g。

（2）肝气郁结证：柴胡 10g、枳实 10g、香附 15g、郁金 15g、木香 10g、延胡索 15g、生白芍 15g、半夏 10g、金钱草 20g、威灵仙 10g、焦槟榔 15g、姜黄 15g、青皮 15g、陈皮 15g、川楝子 10g。

制备与用法：加水 2500mL，煎至 1200mL，浓缩至 500mL，融入冰片 0.1g、麝香 0.1g，备用。用 10cm×10cm 衬垫 2 块，取药液使衬垫浸透，接阴极置于右上腹疼痛部位，辅助电极接腰背部。衬垫各放上一块铅板，然后盖以胶布或塑料布，固定衬垫及电极，通以直流电，使局部产生刺麻感，以患者能耐受的最大量为治疗量。

操作方法：体位是仰卧位，正极置于胆囊区，负极置于肝俞、胆俞穴，每次通电 30 分钟，每日 1 次。10 天为 1 个疗程。

4. 中药灌肠

灌肠方：大柴胡汤加减。

药物组成：柴胡 15g、大黄 6g（后下）、枳实 9g、厚朴 10g、黄芩 9g、栀子 10g、延胡索 15g、法半夏 9g、生姜 15g、大枣 6 枚、白芍 9g、水煎至 200mL。

操作方法：患者左侧卧位，后臀抬高 10cm，运用直肠滴注法，肛管插入直肠 10~15cm 处，进行缓慢保留灌肠，灌肠液温度 40℃左右。保留 1 小时以上，每日 1 次，由专人进行，至肠功能恢复为止。

大柴胡汤出自张仲景的《伤寒杂病论》，中医认为胆囊属于"少阳经"，胃肠属于"阳明经"，治疗上应双解少阳与阳明。方中柴胡专入少阳、疏邪透表；黄芩清少阳之郁热，与柴胡同用起和解少阳之功；大黄内泻阳明热结；厚朴下气除满；栀子清利肝胆湿热；白芍缓急止痛，与柴胡合用可使柴胡疏肝而不伤阴血；延胡索活血行气止痛；半夏配生姜和胃降逆止呕；大枣调理中焦脾胃。全方诸药合用，少阳与阳明合病双解，共奏疏肝理气、清热利湿之功。现代药理研究也证实[13-14]，大柴胡汤的药理作用主要集中表现在以下 3 个方面：① 抗炎作用：方中含有柴胡皂苷、黄芩素、黄芩苷及蒽醌类衍生物，这些化学成分有抗炎作用；② 镇痉作用：本方能通过松弛平滑肌紧张而发挥镇痉作用；③ 利胆和降低括约肌张力的作用，并不抑制括约肌的运动机能。子午流注理论是中医特有的时间医学[15]，该学说认为脏腑经络的气血循行有其时间特异性，人体十二经脉气血的运行是根据十二时辰的变化而出现周期性变化，时间是影响疗效的重要因素[16]。卯时（5：00—7：00）是大肠经当值时令，此时大肠气血最旺盛，脏腑吸收功能最强。因此，取用大柴胡汤加减组成的中药在大肠经当令卯时灌肠，使中药汤剂的有效成分通过肠道黏膜有效吸收，充分发挥药物的最佳药效。

5. 中药外敷

《理瀹骈文》中云："中焦之症，以药贴腹为第一捷法。"敷贴疗法是中医外治的主要部分，恰当地选择施药部位，将药物施于皮肤、腧穴等部位，通过皮肤渗透和黏膜吸收，以发挥其疏通经络、调和气血、解毒化瘀、扶正祛邪等作用，使失去平衡的脏腑阴阳得到重新调整和改善，从而促进机体功能的恢复，达到内病外治的目的。胆囊在解剖位置上位于胁肋部，足厥阴肝经和足少阳胆经循行于此，药物通过皮肤孔窍，透达腠理，同时作用于足厥阴经和足少阳经两条经脉，经络与血液循行于全身，发挥药物的治疗作用。

（1）双柏散[17]。

药物组成：黄柏 500g、大黄 1000g、泽兰 500g、薄荷 500g、侧柏叶 1000g。制成每包 100g。

用法用量：双柏散 100g，开水、蜜调敷，蜜为赋形剂，外敷胆囊区，敷贴时间为 7 小时，每日 2 次。

禁忌证：对双柏散药物过敏者、皮肤破损者禁用。

方中大黄外用破血瘀、清血热、消肿毒；侧柏叶清热凉血、止血敛疮；黄柏清热燥湿、解毒疗疮、祛瘀散积；泽兰活血化瘀、行水消肿；薄荷清风热、消肿痛、止痛痒。诸药合用共奏活血化瘀、清热解毒、消肿止痛之功。现代药理研究表明，双柏散敷贴具有明显的抗炎镇痛、促进血肿消散及创伤愈合的作用[18-20]。

（2）金黄散。

药物组成：大黄 2500g、黄柏大黄 2500g、姜黄大黄 2500g、白芷 2500g、天南星 1000g、陈皮 1000g、苍术 1000g、厚朴 1000g、甘草 1000g、天花粉 5000g，共研细末[21]。

用法用量：取金黄散适量，用开水调成糊状，敷贴于腹部压痛部位，厚约 0.8cm。每天换药 1 次，3~5 次为 1 疗程。药物调制须干稀适度，保持药物湿润，敷贴范围应超过腹部压痛范围 3~5cm[22]。

金黄散具有清热解毒、消肿止痛之功效，用其外敷治疗痈、疽、疖、疔等急性化脓性疾病，疗效确切，故《外科正宗》云："凡外科一切诸般顽恶肿毒，随手用之，无不应效，诚为疮家良便方也。"也可治疗慢性结石性胆囊炎急性发作，药证相合，并扩大了金黄散的应用范围。经对金黄散进行药理实验研究，表明金黄散对各种细菌均有不同程度的抑制作用，其中对溶血性链球菌最为敏感。金黄散还可提高白细胞的趋向性及吞噬作用，使白细胞向感染病灶围聚，对致病菌进行吞噬[23]。

（3）四黄水蜜散。

药物组成：大黄、黄连、黄柏及黄芩。

用法用量：将上药均等量磨成粉剂，将 125g 四黄粉加入凉开水与蜂蜜调成糊状，平摊在一张薄胶纸上，四周使用干棉花包围，避免药膏外漏，外敷在患者的右上腹部，每天 2 次，每次敷 4~6 小时。

现代药理研究表明，大黄、黄芩、黄柏、黄连等中药具有抑制炎症因子渗出的作用，还具有抗菌、消炎、缓解平滑肌痉挛、利胆等功能，使用安全，可作用于炎症介导性疼痛的多个环节[24-27]。曾晶芙等[28]应用四黄水蜜散外敷以达清热解毒、化瘀止痛之疗效，治疗效果显著。

（4）芒硝腹部外敷。

药物组成：芒硝 500g。

用法：研成细末状，置于布袋，平铺于胆囊部，待芒硝结为硬结晶时更换，每次外敷时间持续 12 小时以上，每日敷贴 1 次，持续 7 日为 1 个疗程。

《中药大辞典》记载芒硝味苦咸，无毒，苦能泄热，咸能软坚散结；性善消，入血分，故善消瘀血，能通化瘀滞，具泻下攻积、润燥软坚、清热消肿的作用。芒硝外敷可达到达到局部消炎消肿，促进腹腔渗液及其炎症细胞的吸收，从而促进局部炎症的消退，具有止痛和消炎的作用[29-30]。芒硝通过外敷局部而直接作用于患处，有效减轻炎症反应，对局部并发症的发生也有较好的预防作用。

（5）大青膏。

药物组成：大青叶、大黄、黄连、黄柏、乳香、没药、芙蓉叶、五倍子、铜绿、白矾、胆矾、铅丹。

用法用量：取适量涂于纱布敷于患处即可。

方中大青叶、黄连、黄柏、大黄诸药合用加强清热解毒，通腑泻热之功。乳香、没药功用相似，是临床中常用药对，合奏活血化瘀、消肿止痛之功用。芙蓉叶、胆矾、白矾、铅丹是外用方药中常用药材，拔毒祛腐、燥湿止痒之力强，合领群药，直达病所。急性胆囊炎致病菌主要是革兰氏阴性杆菌，以大肠埃希菌较常见，其他有克雷白杆菌、粪肠球菌、铜绿假单胞菌等[31]。大青叶、大黄、黄连、黄柏、乳香、没药、五倍子、铜绿等均具有不同程度的抗菌作用。有研究表明，黄柏、黄连、大黄、铜绿均对大肠埃希菌、铜绿假单胞菌有不同程度的抑制作用，其中黄柏对大肠埃希菌抑制作用较好[32]。许永泽观察了大黄黄柏散外敷治疗急性胆囊炎的临床疗效，发现其在缓解右上腹疼痛、压痛及反跳痛等症状方面疗效满意[33]。此外，黄连和黄柏主要成分都是小檗碱，盐酸小檗碱能够减少细菌菌体表面的菌毛数量，使细菌难以附着在细胞或黏膜上，从而达到治疗效果。

大青膏使用香油和白凡士林作为基质，药质柔软，气味芳香，外敷大青膏可以避免患者口服中药、灌肠、针灸的痛苦，避免药物对胃肠道的刺激，操作简单，使用方便，患者更易接受。大青膏中含有大量促渗透剂，能够破坏皮肤角质层细胞有序的排列，削弱皮肤屏障作用，与皮肤角质层具有较高的相容性，可加快药物透皮吸收，进入血液和淋巴循环，运行至全身，发挥作用。

6. 脐火疗法

脐灸作为灸法的一种，又称敷脐，是穴位贴敷衍生出来的一种治疗方法，是将药粉敷于脐部，加以艾灸，激发经气，调节人体气血阴阳。《本草纲目》曰："灸之则透诸经而治百种病邪，起沉疴之人为康泰。"最早记载的文献是《五十二病方》，清代著名外治学家吴尚先认为外治与内治的方法机理相似，提出了"知药物由脐而入……切药可逐日变换"，为脐疗提供了理论依据。神阙穴位于脐中，是经络之总枢，经气之汇海，属任脉，而任脉为"阴脉之海"，具有统领全身阴经脉气的作用，任脉与督脉相表里，能司管人体诸经百脉。药物敷于脐部，在脐部给予艾灸刺激时，药物通过脐部浅薄的皮肤吸收进入血液从而迅速发挥疗效，既操作简单又避免了药物对胃肠及肝脏的刺激和损害。传统医学认为，脐灸能够调节人体正气，使阴阳平衡、气血和畅，具有调节人体神经系统及内分泌活动、增强人体免疫力的功效，从而达到治疗疾病的目的，具有患者接受度高、无创、无副作用等优点。

脐灸粉制备：柴胡 12g、黄芩 12g、桂枝 9g、干姜 12g、栝楼根 12g、牡蛎

15g、炙甘草6g、肉桂6g、丁香6g、黄芪21g、当归15g、白芍12g、桃仁12g、红花12g、元胡12g，打粉机打粉备用。

操作方法：① 脐灸的方法先以温开水将面粉和成软硬适中，将面团揉至直径为2cm周长约15cm的圆圈状，面圈的中间孔应与患者脐孔（直径约1.5cm）大小一致，备用。取艾绒置于桌面，用艾炷制作器将艾绒制成上尖下平的圆锥小体（直径约2cm、高约2cm），要求艾炷制作紧实。② 患者取仰卧位，充分暴露脐部，用75%酒精在脐局部常规消毒后，先取2~3g脐灸粉，用姜汁调制成小饼，放入脐孔，将面圈绕脐一周，再取5g脐灸粉填满面圈，将艾炷置于药末上，连续施灸3壮，约30分钟。脐灸结束后将脐灸粉用胶布封脐6小时。

脐灸粉是在张仲景经典方剂柴胡桂枝干姜汤的基础上佐以桃仁、红花、元胡、黄芪、肉桂、丁香等药物制成。方中柴胡、黄芩相配，既能解郁清热，又能疏肝理气、和解少阳；桂枝温阳行气利水，既补中焦之阳气，又能佐脾胃利水；干姜、炙甘草温脾中焦，温阳通气；黄芪补气健脾、运化生津；肉桂、丁香配伍，温补中焦，散寒止痛，现代药理学研究发现[34]，丁香水浸出液能够促进胃液分泌，促进胃肠运动，肉桂促进消化液分泌、提高肠管张力，增强肠蠕动并且能够解除内脏平滑肌痉挛，缓解肠道痉挛性疼痛；当归养血活血、润肠通便，白芍敛阴柔肝、养血止痛，二者共用，既可补术后气血亏虚，又可减轻术后疼痛；桃仁、红花活血化瘀；元胡行气止痛，血为气之母，气血同调，促进术后愈合。诸药共用，既能温脾散寒解少阳之邪，又能行气活血通术后之滞。气血得以调节，气血平和，脾胃得生。

（二）非药物外治法

1. 针刺

针刺作为一种有效的非手术疗法，治疗胆囊炎、胆石症疗效显著。应用传统针灸疗法治疗本病取效迅捷、疗效显著，可以避免长期反复使用抗生素产生的潜在危险，具有诸多不可取代的优势。针刺治疗对于慢性胆囊炎有许多经验效穴，如阳陵泉、日月、期门胆囊穴、太冲穴、足三里、上巨虚、丘墟、足窍阴穴等。日月、阳陵泉为足少阳胆经经穴，期门、太冲为足厥阴肝经经穴，胆囊穴为治胆囊炎经验穴，通过针刺强刺激以上诸穴可起到疏肝利胆、行气止痛之功效。

急性胆囊炎常用穴：阳陵泉、太冲、胆俞、至阳。用提插泻法施术3分钟，得气后留针 30 分钟。配穴：发热加大椎、曲池；胆绞痛加章门、阴陵泉[35]。慢性胆囊炎常用穴：阳陵泉、胆囊、肩井、日月、丘墟。采用捻转强刺激手法，每隔 3~5 分钟行针 1 次，每次留针时间为 20~30 分钟。也可采用电刺激。配穴：肝郁气滞者加太冲，疏肝理气；瘀血阻络者加膈俞，化瘀止痛；肝胆湿热者加行间，疏泄肝胆；肝阴不足者加肝俞、肾俞，补益肝肾[1]。

操作方法：患者取合适体位，2% 碘伏棉球常规消毒后，毫针进行针刺。得气后行提插捻转手法，使其局部产生胀、酸、麻感，留针 30 分钟，每日 1 次。针刺过程中，应注意针感传导方向，针阳陵泉、阴陵泉时，针感应向上传导，针刺梁门时，应使针感放射至剑突和右胁肋部，才能取得满意的疗效。

（1）阳陵泉。

阳陵泉为少阳胆经合穴、下合穴，是治疗胁痛的成方，泻之能和解少阳而清热化湿。《灵枢・邪气藏腑病形》曰："合治内腑"，《难经・四十五难》载："筋会阳陵泉"。《针灸甲乙经》云"腰两胁痛……丘墟主之"；"胁下支满，呕吐逆，阳陵泉主之"，又"胆胀者，胁下痛胀，口苦好太息，阳陵泉主之"。阳陵泉具有疏肝利胆之功效，可用于治疗胆腑疾病。现代研究表明，可使胆囊收缩，胆总管规律性收缩，促进胆汁分泌，对 oddi 括约肌有明显的解痉作用和良好的镇痛作用[36-37]。

（2）期门。

期门穴是足厥阴肝经之募穴，又为足厥阴、足太阴与阴维脉之交会穴。募穴是脏腑经脉之元气所聚集的地方。肝胆互为表里，且经脉相互络属，针刺期门穴可疏调肝胆气机，活血化瘀，调节一身血量，促进局部血液循环，可反射性引起胆囊收缩，降低胆道平滑肌的张力，松弛 oddi 括约肌，促进胆汁排泄，减轻胆囊及胆道的充血、水肿，从而达到治疗胆囊炎的目的。

期门为肝经的募穴，为脏腑之气会聚之处，阳陵泉穴为胆经之合穴、胆之下合穴、八会穴之筋会。期门和阳陵泉穴是临床上治疗胆系疾病的重要穴位，可明显改善胆道系统功能。《针灸甲乙经》中亦记载："胁下楷满，呕吐逆，阳陵泉主之"，又"胆胀者，胁下痛胀，口苦好太息，阳陵泉主之"。金代窦默《通玄指要赋》载："胁下肋痛者，刺阳陵而即止。"

（3）日月。

"六腑实满，取相应腹募穴以泻之。"日月穴为足少阳胆经之募穴，距胆腑最近，为胆经经气聚集之处，具有疏肝利胆、通络止痛的功效。《针灸甲乙经》载"日月足太阴少阳之会，胆之募"，胆经气机汇聚于此。本穴又为足太阴、少阳之会，故针刺可利胆降逆，调理胃肠，在短时间内加速胆囊收缩，促进胆汁排泄，改善和恢复胆囊的运动功能。现代研究发现，日月穴区的感觉神经投射与胆总管腹部感觉神经投射有 5～7 个节段的重叠，穴区投射高峰段 T6～T8，恰好位于壶腹部支配节段的中间部。实验证实[38-39]，针刺日月穴对胆囊的容积和压力、胆道及括约肌电活动均有明显的影响，可使胆囊、胆总管壶腹平滑肌舒缩状态得以调整，对胆汁分泌有双向调节作用。

（4）胆囊穴。

胆囊穴是经外奇穴，针刺胆囊穴对胆囊病症有特异性治疗作用。现代研究证明，针刺胆囊穴能促进胆囊收缩，使 oddi 括约肌舒张，胆总管出现规律性收缩，促进胆汁分泌，镇痛效果显著[40]，可以调节内分泌失衡，起到清心除烦及缓解植物神经功能紊乱的作用[41]。陈少宗等[42]选取左阳陵泉穴和右侧胆囊穴进行针刺，得气后连接治疗仪予连续电刺激，观察结果显示在一定时间内持续刺激此二穴，对慢性炎症低张力性胆囊患者的胆囊动力具有有利的影响。冯林松等[43]对 260 例急性胆绞痛患者在静脉补液治疗之前，予以针刺右侧日月穴、阳陵泉穴和胆囊穴进行镇痛治疗，结果显示总有效率达 90.4%，说明针刺右侧日月穴、阳陵泉穴和胆囊穴可使急性胆绞痛得到缓解或减轻。根据针灸学中的配穴方法，按部位配穴法中提到的上下配穴法选取右侧日月穴及阳陵泉穴，以日月穴泻之，疏肝利胆以利胆汁排泄，使邪有去路；阳陵泉为胆经合穴，配以治疗胆系疾病的特效穴胆囊穴，二穴合用，施以泻法，起到清泻肝胆郁热、疏利胆道、促进排石的作用[44]。

（5）肩井。

胆囊炎患者多伴有右侧肩胛部放射痛，肩井穴是位于肩胛附近的足少阳胆经穴位，为手足少阳、足阳明、阳维脉之会，连入五脏，在经脉循行上与肝、胆、脾、胃等关系密切，取之符合"经脉所过，主治所及"的理论。针刺肩井穴对改善患者的胆囊收缩功能、缓解肩部放射痛及其他症状均有较好效果[45]。

（6）太冲。

太冲是足厥阴肝经的原穴和输穴，是脏腑原气经过和留止的部位，有疏肝利胆、利湿退黄的作用[46-49]。太冲行捻转和雀啄手法，以患者小腿出现 3 次不自主的抽动为宜；阳陵泉需垂直刺入 25～30mm，行提插捻转平补平泻法；

胆囊穴需垂直刺入 20mm，行提插捻转平补平泻法。

（7）夹脊穴。

华佗夹脊穴为经外奇穴，位于督脉、膀胱经之间，具有调理脏腑经络气血的功能。现代医学认为夹脊穴的神经节段分布与脏腑密切相关，针刺该穴易于得到针感，且较为安全，其解痉止痛效果好，可达到通利胆腑的作用。以夹脊穴为针刺穴位，右手持针与皮肤成 70°角向内斜刺入 1 寸左右，得气后行捻转泻法，如针感放射至患部则效果更佳，留针 30 分钟，每日 1 次，5 次为 1 疗程。

2. 穴位埋线

穴位埋线疗法是以中医针灸经络理论为依据，结合现代医学手段，集针刺、刺血、留针与埋针、组织创伤再修复多种效应于一体的复合性治疗。通过将不同型号可吸收的羊肠线，根据需要有选择地埋入穴位中，在体内的分解、液化、吸收过程中产生对穴位持续的刺激作用，来达到防治疾病的目的，具有短期速效和长期持续效果。

穴位埋线可起到针刺效应，达到"通其经脉，调其血气"以治疗疾病目的。王冰柱《素问・三部九候论》载："血去则经隧通矣"，穴位埋线操作过程中，常常刺破血络，可改善微循环、缓解血管痉挛等，调节、激发机体免疫功能，帮助机体组织恢复。埋线针刺入穴位后，会使局部组织产生无菌炎症反应，使穴位局部组织发生一系列生理变化，为修复损伤创造条件，产生穴位处机体损伤后作用效应[50]。《灵枢终始》："久病者，邪气入深，刺此病者，深内而久留之"，羊肠线对穴位刺激可长达 40 天以上[51]，对于慢性或顽固性疾病，多采用留针或埋针之法，延长刺激时间，巩固、提高疗效。羊肠线作为异体蛋白埋入穴位后，可使胆囊周围肌肉合成代谢增高，提高胆囊、胆管内营养代谢，改善胆囊内环境，使人体产生变态反应，产生抗原激发人体免疫功能，调节胆囊、胆管的机能状态，镇痛消炎，为胆囊炎症的修复提供了良好的条件。

穴位埋线易操作、创伤小、疗效显著、作用持久、价格低廉，患者依从性好，减少患者服药的剂量及频率，减轻药物副作用，患者易于接受，作为一种简便、廉价、行之有效的治疗方法，在慢性胆囊炎的治疗中发挥着重要的作用。郑长才[52]以肝俞、胆俞为主穴，胆囊穴、中三里、中脘、太冲、阳陵泉为配穴，行穴位埋线治疗，每 15 天 1 次，2 次为 1 个疗程，共治疗 45 例，治愈 27 例，好转 14 例，无效 4 例，总有效率为 91.1%。柏树祥[53]穴位埋线取穴鸠尾、中脘及双侧胆囊穴、胆俞、胃俞，每月 1 次，5 次为 1 个疗程，共治疗 989 例患者，治愈 728 例，显效 255 例，无效 6 例，总有效率 99.39%。

慢性胆囊炎常用穴：胆俞、胆囊穴、阳陵泉、中脘、日月、期门。配穴：胁痛可加支沟、阳陵泉；腹胀、恶心加中脘、天枢等。

（1）胆俞：胆俞穴属足太阳膀胱经，为胆的背俞穴，是治疗胆囊疾患的要穴。《针灸甲乙经》云："胸满呕无所出，口苦舌干，饮食不下，胆俞主之。"是胆经经气输注汇聚的部位，可以外散胆腑之热，调畅胆经气机。现代研究表明，刺激胆俞穴能引起胆囊、胆总管超声影像学的变化，使胆囊、胆总管收缩，以胆囊收缩最为明显[54]。胆俞与日月同用属于募俞配穴法。两穴均为胆经经气汇聚之处，又均邻近胆腑，二者同用，能够疏肝利胆，清热除湿，对肝胆湿热型慢性胆囊炎尤为适用。

（2）胆囊穴：经外奇穴。循行于足少阳胆经上，位于阳陵泉下 2 寸处，也是治疗胆腑疾患的经验效穴，广泛运用于现代临床治疗慢性胆囊炎中。本穴是胆腑疾病的反应点，在此穴位埋线，可对穴位形成慢性良性刺激，通过较长时间的经络调整，能缓慢地调理机体、消除炎症。现代研究表明，刺激胆囊穴能够增强胆囊收缩，并使胆总管规律性蠕动，促进胆汁分泌[55]，胆气得以通降，腑气得通，"通则不痛"，对缓解慢性胆囊炎的疼痛有明显效果。

（3）阳陵泉：胆经合穴。疏利胆腑，能增加胆囊运动和排空能力。《灵枢·邪气脏腑病形》记载："胆病者，善太息，口苦，呕吐宿汁，心下澹澹，恐人将捕之，嗌中阶阶然，数唾……取阳陵泉。"现代研究表明，阳陵泉能够通过神经调节和体液调节使胆囊收缩，促进胆汁分泌，对 oddi 括约肌有明显解痉作用[56]。阳陵泉与日月募合配穴，属上下近远配穴，升降相合，纵横协调，气机通畅，胆病自除。

（4）中脘穴：为胃募，腑之会穴，任脉与手太阳、少阳及足阳明经交会穴，有和中降逆作用，能收缩胆总管，解除胆道口括约肌痉挛。

（5）期门：为足厥阴经之末穴，属肝络胆，能够治疗循经所过的肝胆疾病。期门作为肝经与脾经的交会穴，亦通脾经，脾之大络，分布于胸胁，所以其对胁肋部的胀痛有很好的治疗作用。期门与阳陵泉同用属于上下配穴法，对治疗慢性胆囊炎能起到协同作用，在修复胆囊动力方面具有积极的意义[57]。

（6）日月穴：胆经募穴。为胆经经气聚集之处，能够收募胆经气血，且临近胆腑，可调理肝胆之经气，疏肝利胆；本穴亦为足少阳、太阴之会，可助脾胃之运化水谷，健脾降逆[58]，针刺日月穴可以调节胆囊的容积、压力以及胆道和括约肌电活动等，并能调整胆囊、胆总管壶腹平滑肌的舒张与收缩[38-39]。日月穴对胆汁分泌有双向调节作用，可使胆囊运动功能增强，有利于胆汁的排泄、慢性炎症的恢复[59]。日月与阳陵泉同用属于募合配穴法[60]，亦属于上下配穴法。两穴相配，升降相合，纵横协调，气机通畅，从而使胆腑病自除。

操作方法：患者选取合适体位，充分暴露并标记埋线穴位，用75%酒精棉球常规消毒；用一次性的 7 号注射针头前端内装入 000 号 1~1.5cm 羊肠线，后接 1.5 寸针灸针，用止血钳将准备好的小段医用羊肠线完全置入埋线针中，注意止血钳不可碰触针尖，根据所埋穴位处脂肪层的深浅，选用不同长度的羊肠线；医生左手拇、食指绷紧定位皮肤，右手持穿刺针，对准穴位快速快速垂直刺入皮肤，缓慢进针，当出现针感后，边推针芯边退针管，使羊肠线埋植在穴位皮下组织或肌层内，出针后，外敷无菌敷料固定针孔 24 小时，并按压针孔片刻，以防出血。每月 1 次。

注意事项：严格掌握无菌操作原则，线头不得外露；嘱患者治疗前休息30 分钟，避免处于过饥、过饱、过劳等状态；治疗时应避开月经期；腹部及背部穴位要注意不能直刺或深刺，以免伤及脏腑，瘦人对羊肠线吸收较慢，埋线部位形成包块硬结，均属正常现象；治疗期间注意低脂饮食，并嘱患者调节饮食、情绪、配合体育锻炼。治疗后 1 周内不能洗浴，防止感染。

3. 推拿按摩

穴位按摩是以中医理论为基础，以经络穴位按摩为主，通过局部刺激，疏通经络，改善器官功能，胆汁分泌通畅，消除胆道炎症。与常规护理对比，对胆囊炎患者治疗过程中实行穴位按摩具有很好的临床效果。推拿背部膈俞穴及压痛点，对急性和慢性胆囊炎有明显的止痛作用，止痛迅速、疗效好。

常用穴：膈俞、肝俞、胆俞、心俞、膈俞、脾俞、胃俞、巨阙、胆囊穴、中脘、建里、足三里等穴位。右肋疼痛的患者，取右侧肝俞、右侧胆俞、太冲、侠溪等穴；右肋腹胀的患者，取胆囊、天枢等穴；嗳气、恶心、呕吐的患者，取合谷、中脘、胆囊等穴；纳呆的患者，取脾俞、胃俞、中脘、阳陵泉等穴。

推拿方法：患者取俯卧位，以拇指指腹，大、小鱼际，或用掌根部在相应取穴处按揉，以腕关节转动回旋来带动前臂进行操作，每个穴位按揉 3~5 分钟，每分钟 80~100 次[61-62]，每日 2~3 次。按摩程度以患者感到酸胀感为宜，同时询问患者耐受情况，手法需均匀、有力、持久、柔和，按摩时注意防寒保暖，操作勿损伤皮肤，必要时可使用按摩乳或滑石粉等作为润滑剂。

4. 艾灸

温和灸可通过点燃艾炷或艾条产生的热量有效激发人体经气，起到疏通经络、调和气血的作用。现代医学研究表明，灸法能促进免疫物质的产生，使白细胞增加，吞噬能力增强，有利于机体防御系统发挥抗菌消炎作用[63]。艾灸产生的温热刺激，可扩张毛细血管，加速血液和加快淋巴循环，从而改善胃肠功能，促进消化和吸收[64]。艾灸足三里具有调理脾胃、补中益气活络作用。

（1）艾灸常用穴位：胆囊穴、足三里、阳陵泉、神阙温、肝俞、胆俞、丘墟、太冲、日月、章门、期门、三阴交、关元、阿是穴等。

（2）操作方法：指导患者选取合适体位，将艾条的一端点燃，对准应灸的腧穴部位（或将 3cm 陈艾置于艾灸器中，将艾卷点燃），距离皮肤约 3cm，进行熏烤，使患者局部有温热感而无灼痛为宜。每日 1 次，每穴灸 20 分钟，使皮肤红晕潮湿为度。

（3）艾盐包热熨：艾绒气味芳香，能温经散寒、理气止痛，其加热后热力温和持久、穿透力强，增强了温经通络、理气活血的功能；粗海盐作为辅料，加热后温热效应持久，可增强中药的穿透力，增强疗效[65]。

用法：将粗海盐 200g 与艾绒 100g 混合，装入棉袋，封口，规格为 8cm×8cm。以微波炉加热约 5 分钟，温度加热至 50~60℃，患者平卧、放松，护理人员以布包裹艾盐包，热熨中脘、神阙穴，每次约 30 分钟，每天 2 次。艾盐包热敷中脘、神阙穴，可起到健脾和胃、理气通络、消滞除胀之功。

5. 耳穴压豆

耳穴是宗脉聚集之处，刺激耳穴具有防病治病作用。《灵枢·口问》记载："耳者宗脉之所聚"，《素问》："少阳主胆，其病循胁络耳"，说明耳与人体经络、脏腑密切相关，临床多采用王不留行籽进行耳穴压豆。王不留行籽入血分，可活血通经，疏肝利胆，直而不守，通过按压可刺激改善脏腑功能，增加胆汁分泌，促进胆囊收缩。研究[66-69]指出：耳穴压籽法可以通过对应穴位的压籽刺激，快速解除或者减轻多种急慢性疾病临床症状，具有明显的疏通经络效果，并能对人体内的脏腑气血进行有效调整，纠正和加快患者的机体阴阳平衡，防治急慢性疾病的作用显著。耳穴压豆以其"简、便、易、廉"的优势，避免了药物治疗的副作用，患者易于接受，临床效果佳。

（1）常用穴位：胰胆、肝、胆、十二指肠、内分泌、神门、三焦、交感、皮质下、耳迷根。

（2）配穴：右肋疼痛取肝、胆、交感、神门等；右肋胀满不适取肝、胆、大肠、交感等；嗳气、恶心、呕吐取胆囊、胃、内分泌、交感、神门等；纳呆取脾、胃、小肠、大肠、神门等。腹胀可加脾、胃、三焦；腹泻可加大肠、小肠；疼痛向右肩背放射可加肩穴通经止痛；恶心嗳气可加胃穴和胃降逆；发热可加耳尖清热解毒。

胰胆穴消炎利胆、排石，刺激该穴可使胆囊收缩，胆汁分泌增多，可直达病所，缓解症状。肝穴疏肝行气。十二指肠黏膜上可释放一种促胰酶素使胆囊强烈收缩，oddi 括约肌舒张，有利于胆结石的排出。神门为解痉要穴，可益心安神、镇静消炎，可缓解胆囊炎引起的痉挛性腹痛。交感为内脏止痛要穴，刺激交感穴可缓解内脏平滑肌的痉挛，提高痛阈，交感及胃穴均可调整阴阳、温通气血，使胃气下降，从而消除腹胀，宁心安神，镇呕止吐。皮质下具有下气通腑、清热利湿、缓急止痛之功，交感、皮质下均可调节胆总管舒缩功能，解痉止痛。内分泌穴疏肝理气，可调节肝、胆内分泌功能，镇静解痉，可促使十二指肠与小肠黏膜分泌促胰酶素，使机体分泌胃泌素，以增加胆汁分泌，具有抑制大脑皮质兴奋作用，调节神经中枢，增强胃动力、肠蠕动能力。耳迷根可通过调节迷走神经，增加胆汁的分泌，进而引起胆囊收缩[70]。三焦穴具有下气消食、通便止痛、利水化浊的功效，是迷走神经的刺激点，可促使胆汁分泌增加，刺激肠蠕动，促进排气排便，加快机体代谢。脾穴、三焦穴、胃穴均可健脾理气和胃，升清利湿，调理脏腑，改善呕吐、恶心、消化不良等症状。贾志义[71]以胰胆、肝、内分泌、十二指肠、神门等为主穴，予患者耳穴贴压治疗，每次贴压单侧耳，3 日换 1 次，两侧耳交替使用，换贴 10 次为 1 个疗程，共治疗 66 例，治愈 44 例，好转 22 例，治愈率为 66.7%。李修阳[72]以耳穴贴压胰胆、十二指肠、耳背肝区、耳迷根、内分泌等穴，结合体针取双侧阳陵泉、丘墟、日月、胆囊穴为主穴，共治疗 33 例，中医症状评分总有效率为93.33%，胆囊 B 超影像学总有效率为 76.67%。

（3）操作方法：用探棒在所选的区域内找出敏感点，用 75% 酒精消毒皮肤，用 0.6cm×0.6cm 的胶布将王不留行籽固定于相应耳穴上，并轻轻揉按 1~

2min，每次以贴压5~7穴为宜。每次每穴按压15~20次，致耳穴有热、麻、酸、胀感，强度以患者能够耐受为宜。每次贴压单侧耳穴，每天自行按压3~5次，每次贴3日，两侧耳穴交替使用。

（4）注意事项：贴压耳穴注意防水、污染，以防王不留行籽移位、脱落；贴压耳穴不宜过多，时间不宜过长，以防胶布潮湿或皮肤感染，如对胶布过敏者，可用黏合纸代之；急性疼痛宜重手法强刺激穴位；冬季耳朵有冻疮、炎症时不宜压贴；高度紧张、年老体弱者按压宜轻。

参考文献

［1］　张声生,李乾构,赵文霞.胆囊炎中医诊疗规范专家共识意见［J］.北京中医药,2012,31(12):944-948.

［2］　李金博.清肝利胆汤治疗慢性胆囊炎(肝胆湿热证)的临床研究［D］.长春:长春中医药大学,2008.

［3］　中国慢性胆囊炎、胆囊结石内科诊疗共识意见(2014年,上海)［J］.临床肝胆病杂志,2015,31(1):7-11.

［4］　国家技术监督局.中医临床诊疗术语·疾病部分［M］.北京:中国标准出版社,1997.

［5］　中华中医药学会脾胃病分会.胆囊炎中医诊疗专家共识意见(2017)［J］.中国中西医结合消化杂志,2017,25(4):241-246

［6］　中国中西医结合学会消化系统疾病专业委员会.急性胆囊炎中西医结合诊疗共识意见［J］.中国中西医结合消化杂志,2018,26(10):805-811.

［7］　周仲瑛.中医内科学［M］.2版.北京:人民卫生出版社,2014:391-404.

［8］　郑振.辨证分型治疗慢性胆囊炎随机平行对照研究［J］.实用中医内科杂志,2015,29(8):55-57.

［9］　张福林.中医治疗慢性胆囊炎效果观察［J］.北方药学,2011,8(12):40.

［10］　李霞.柴胡桂枝干姜汤加味治疗胆热脾寒型慢性胆囊炎疗效观察［J］.中医临床研究,2015,7(14):87-88.

［11］　刘祖舜,周爱玲,丁斐等.腧穴对药物(化学性刺激)的反应性［J］.上海针灸杂志.1996;15(5):33

［12］　潘传芳,张雅丽,蔡俊萍,等.肝硬化腹水的敷脐疗法［J］.中西医结合肝病杂志,2004,14(2):126.

[13] 陈德昌,李红江,高春芳,等.大黄对烫伤大鼠肝脏肿瘤坏死因子受体基因表达的影响[J].中国中西医结合急救杂志,2000,7(1):5.

[14] 杨建东,陈德昌,景炳文,等.大黄抗内毒素性休克大鼠炎性介质作用的实验研究[J].中国危重病急救医学,1998,10(8):470.

[15] 冯凤.基于子午流注理论的健康教育干预在肝阳上亢型高血压病人中的应用[J].护理研究,2017,31(20):2494-2496.

[16] 李冬秀,洪霞,黄瑞娥.子午流注择时耳穴贴压对慢性阻塞性肺疾病患者康复效果的影响[J].解放军护理杂志,2017,34(8):31-47.

[17] 王百林,翟淑萍,刘增军,等.双柏散外敷治疗急性胆囊炎外治技术探讨[J].辽宁中医杂志,2014,41(9):1806-1810.

[18] 方永奇,谢沙,黄可儿,等.双柏散抗炎作用及其有效部位的观察[J].广州中医学院学报,1991,8(1):20.

[19] 吴启瑞,方永奇,黄可儿,等.双柏炎痛喷雾剂抗炎镇痛作用研究[J].中国实验方剂学杂志,1999,5(5):49-50.

[20] 庄洪.外用双柏散浸剂治疗急性软组织损伤的实验研究[J].中医正骨,1992,4(2):1-4.

[21] 顾伯华.中医外科临床手册[M].上海:上海科学技术出版社,1980:491.

[22] 郭帮阳.金黄散外敷治疗急性胰腺炎56例疗效观察[J].新中医,2004,(5):44-45.

[23] 于云.金黄散药理实验研究[J].贵阳中医学院学报,1983,(3):43.

[24] 覃双全,刘笋,肖桂林.大黄在急诊医学中的相关药理作用及其应用的研究进展[J].医学综述,2012,18(24):4231-4234.

[25] 崔学军.黄连及其有效成分的药理研究进展[J].中国药师,2006,9(5):469-470.

[26] 钟金宝,王丽丽.黄芩的现代药理活性及安全性研[J].九江学院学报(自然科学版),2015,30(1):67-71.

[27] 宋雅梅,李智.防己黄柏凝胶镇痛抗炎药理作用研究[J].辽宁中医学院学报,2006,3(8):7.

[28] 曾晶芙,陈秋源,林丽君,等.四黄水蜜外敷结合中医护理干预对急性胆囊炎的效果观察[J].湖南中医杂志,2016,32(8):143-145

[29] 李财宝,朱建明,黄建平.针刺阳陵泉和胆囊穴对急性胆囊炎的镇痛作用

观察[J].上海中医药杂志,2011,45(9):56-57.

[30] 陶冬梅,傅蓉.大剂量皮硝腹部外敷缓解胰腺炎疼痛的临床疗效观察[J].浙江中医杂志,2006,41(6):334.

[31] 陈孝平,汪建平.外科学[M].8版.北京:人民卫生出版社,2013.

[32] 苏广珠,贺坤,裴凤艳.6种中草药抑菌活性的研究[J].中国临床研究,2012,25(8):801-803.

[33] 许永泽.不同赋形剂调制大黄黄柏散外敷治疗急性胆囊炎的临床观察[J].中国中医药科技,2016,23(4):481-483.

[34] 李云清,丁桂.儿脐贴主活性成分分析及体外透皮释放研究[D].太原:山西医科大学,2015.

[35] 陈雁南,韩霞.针刺对急性胆囊炎患者胆囊收缩功能的影响[J].上海针灸杂志,2000,19(4):12-13.

[36] 石学敏.针灸学[M].北京:中国中医药出版社,2002.

[37] 祝德军,谷万里.中西医结合胆病学[M].北京:人民卫生出版社.2005.

[38] 蔚大金,李强,张连才.日月、期门穴区与其相应神经干、相关内脏对中枢的投射关系:CT-HRP和CB-HRP法研究[J].针刺研究,1990,15(1):13-16.

[39] 金淑英,孙世晓,桑希生.从大鼠胆汁流量及其Na^+、K^+、Cl^-含量看经穴脏腑相关性[J].中国针灸,2001,21(8):490-492.

[40] 蒋海锋,赵聪,汤雪峰,等.针刺阳陵泉、胆囊穴治疗急性胆囊炎胆绞痛的临床疗效观察[J].肝胆胰外科杂志,2016,28(6):481-484.

[41] WANG S J,ZHU B,REN X X,et al.Experimental study on acupuncture activating the gonadotropin-releasing hormone neurons in hypothalamus[J].J Tradit Chin Med,2010,30(1):30-39.

[42] 陈少宗,魏凌波,郭珊珊.电针对慢性炎性低张力胆囊动力学影响的时效规律初步观察[J].上海针灸杂志,2013,12(32):1025-1026.

[43] 冯林松,顾春飞,郁林海,等.针刺对260例急性胆绞痛镇痛作用的疗效观察[J].云南中医学院学报,2014,37(1):43-44,52.

[44] 陈孝平,汪建平.外科学[M].北京:人民卫生出版社,2013.

[45] 王国明,温峰云,李丽霞,等.针刺肩井穴对胆囊收缩功能影响的观察[J].中国针灸,2011,31(10):910-912.

［46］ WANG Y J,ZHANG W A.The effects of electroacupuncture on the regional changes of monoamine neurotransmitters in brain of rat with carbontetrachlorideinduced liver injury［J］.J Tradit Chin Med,1982,2(4):261-265.

［47］ 陈月婷,杨雅媛,狄忠,等.以太冲为主穴同名经配穴对自发性高血压大鼠降压效应观察［J］.上海针灸杂志,2014,33(4):283-286.

［48］ 刘世红.浅析太冲穴的临床配伍应用［J］.内蒙古中医药,2013,32(17):39-40.

［49］ 陈奇琦,吴婷,康冰,等.脑磁图观察针刺太冲穴所致脑部能量变化［J］.中国医学影像技术,2013,29(12):1927-1930.

［50］ OKAJIMA A,MIYAZAWA K,NAITOH Y,et al.Induction of hepatocyte grouth factor activator messenger RNA in the liver following tissueinjury and acute inflammation［J］.Hepatology,1997,25(1):97-102.

［51］ 温木生.试论穴位埋线疗法的综合性效应及治疗机理［J］.针灸学报,1991,7(4):6-7.

［52］ 郑长才.穴位埋线对慢性胆囊炎治疗作用观察［J］.中医药临床杂志,2012,24(8):741-742.

［53］ 柏树祥.穴位埋线治疗胆囊炎989例［J］.中医外治杂志,2013,22(3):12-13.

［54］ 孙月琴,谭自民,卢平,等.按压胆俞穴对胆囊形态学变化的影响［J］.贵阳中医学院学报,1997,19(2):39-40.

［55］ 黄志刚,雷振,尤斌.单取胆囊穴电针治疗胆绞痛44例［J］.针灸临床杂志,2004,20(12):49.

［56］ 孙振华,李生荣,陈梅,等.针刺治疗胆囊炎68例体会［J］.武警医学,2002,3(3):151-152.

［57］ 魏凌波,杜帅,陈少宗.针刺期门、阳陵泉对炎性低张力胆囊运动影响时效规律的初步观察［J］.辽宁中医杂志,2014,41(6):1264-1265.

［58］ 杜翠云,李妍.针刺日月穴治疗慢性胆囊炎的临床观察［J］.针灸临床杂志,2007,23(4):35-36.

［59］ 张江红,金淑英,李树学.针刺"日月"穴对狗肝胆汁分泌的影响［J］.中国针灸,1995,18(3):31-32,59.

［60］ 王富春.特定穴在临床中的配伍应用［J］.辽宁中医杂志,1989,13(10):34

−35.

［61］ 张慧.推拿膈俞穴治疗胆囊炎疼痛 60 例［J］.山东中医杂志,1997,16
（12）:554.

［62］ 寇惠英,魏铭,齐传厚.推拿背部压痛区（点）治疗慢性胆囊炎 110 例分析
［J］.山东中医杂志,1992,11（4）:31−32.

［63］ 傅小苏.近年来灸法作用机理的研究进展及临床应用［J］.针灸临床杂志,
2003,20（3）:50−51.

［64］ 石晶明.古法艾灸［M］.南京:江苏科学技术出版社,2017.

［65］ 刘春艳,方晓丹,王婷婷,等.子午流注中药热奄包促进妇科腹腔镜术后胃
肠功能恢复疗效观察［J］.现代中西医结合杂志,2019,28（11）:1210−
1213.

［66］ 张晓勤.中医治疗慢性胆囊炎的临床疗效分析［J］.临床医药文献杂志,
2018,5（22）:161,164.

［67］ 于丽,陈悦.穴位按摩、耳穴压丸、辅助心理护理治疗胆囊炎患者的观察
［J］.中国医药指南,2017,15（34）:263−264.

［68］ 王先玲.中医特色护理运用于腹腔镜胆囊切除术后快速康复临床研究
［J］.新中医,2020,10（6）:150−153.

［69］ 张毅.中医护理干预对于胆囊炎患者的康复效果分析［J］.中国现代药物
应用,2020,14（5）:235−236.

［70］ 胡涛,田明.针药并用治疗慢性胆囊炎 52 例［J］.上海针灸杂志,2005,24
（3）:14.

［71］ 贾志义.耳穴贴压治疗慢性胆囊炎 66 例［J］.中国民间疗法,2009,17（2）:
12.

［72］ 李修阳.耳穴贴压结合体针治疗慢性胆囊炎 33 例的临床疗效观察［J］.云
南中医学院学报,2013,36（1）:66−68.

➢➢ 第十二节　胆囊结石

一、概述

人类认识胆石病的存在,至今已超过 2000 年,埃及公元前 1085—前 945

年的木乃伊里发现了胆囊结石[1]。近年胆石病发病率不断升高，我国也不例外，目前在我国胆囊结石的发病率较高；因此对胆石及其形成机制、胆石病诊断治疗方法的研究引起了人们广泛关注。多年来，人们一直寻求和探讨更为安全有效、痛苦少、微创伤、更易于患者接受的治疗方法，包括溶石、体外震波碎石（ESWL）、胆囊切除、腹腔镜下胆囊切除、内镜微创保胆取石术等方法，同时可配合中医外治法，近20年来取得了较大进展。由于B超、CT、磁共振成像、内镜等技术的应用，使胆石病的诊断趋于完善，在胆石病传统手术治疗方法不断改进和提高的同时，微创外科技术日益广泛的应用和进展，将胆石病的治疗更推进到了一个全新的水平。

（一）临床表现

1. 症状

多数慢性胆囊炎、胆囊结石患者无明显症状，无症状者约占所有患者的70%[2]。随着腹部超声检查的广泛应用，患者多于常规健康体格检查时发现胆囊结石，此时既无明显症状又无阳性体征，但部分患者未来可能会出现症状。对胆囊结石自然病程的流行病学调查[3-4]显示，无症状胆囊结石出现相关症状的年发生率为0.7%~2.5%，出现并发症（如急性胆囊炎、急性胰腺炎和梗阻性黄疸等）的年发生率为0.1%~0.3%。

慢性胆囊炎、胆囊结石患者较为常见的症状是反复发作的右上腹不适或右上腹痛，其发作常与油腻饮食、高蛋白饮食有关。少数患者可能会发生胆绞痛，系由结石嵌顿于胆囊颈部或胆囊管诱发胆囊、胆道平滑肌及oddi括约肌痉挛收缩而引起的绞痛，常在饱食或油腻饮食后发作，表现为右上腹或上腹部持续疼痛伴阵发性加剧，可向右肩背部放射，如嵌顿结石因体位变动或解痉等药物解除梗阻，则绞痛即可缓解。

慢性胆囊炎、胆囊结石患者常伴有胆源性消化不良，表现为嗳气、饭后饱胀、腹胀和恶心等症状。

2. 体格检查

多数慢性胆囊炎、胆囊结石患者可无任何阳性体征，少数患者体格检查可发现右上腹压痛或叩痛。

3. 并发症

当出现慢性胆囊炎急性发作时，表现为急性胆囊炎相应的症状和体征；并发胆源性胰腺炎时，可出现急性胰腺炎相应的症状和体征；Mirizzi综合征是指由于胆囊颈部或胆囊管结石嵌顿和（或）其他良性疾病压迫或炎症引起肝总管或胆总管梗阻，导致以胆管炎、梗阻性黄疸为特征的一系列症候群，其表现与胆总管结石类似；胆石性肠梗阻则以肠梗阻表现为主；胆囊癌早期一般无明显临床表现，晚期可出现黄疸、右上腹或上腹部包块，侵犯十二指肠可引起肠梗阻等临床表现[5]。

（二）临床诊断

1. 腹部超声

常规腹部超声检查是诊断慢性胆囊炎、胆囊结石最常用、最有价值的检查方法，对胆囊结石诊断准确率可达95%以上[6]。Meta分析[7]显示，腹部超声检查诊断胆囊结石的灵敏度为97%，特异度为95%。

慢性胆囊炎腹部超声检查主要表现为胆囊壁增厚（壁厚≥3mm）、毛糙；如合并胆囊结石，则出现胆囊内强回声及后方声影；若胆囊内出现层状分布的点状低回声，后方无声影时，则常是胆囊内胆汁淤积物的影像学表现。

腹部超声检查时还需注意与息肉相鉴别，若表现为胆囊内不随体位移动的与胆囊壁相连的固定强回声团且后方不伴声影时，多诊断为胆囊息肉。

2. 内镜超声

内镜超声对常规腹部超声检查未发现的胆囊微小结石有较高的检出率。研究报道[8]，常规腹部超声检查阴性的胆绞痛患者再行内镜超声检查，52.4%可发现胆囊结石。

3. CT

CT检查能良好地显示胆囊壁增厚，但不能显示X线检查阴性的结石。CT检查对慢性胆囊炎的诊断价值与腹部超声相似，但对胆囊结石的诊断不具优势，Meta分析[7]报道CT诊断胆囊结石的准确率为89%。口服胆囊造影CT通过口服碘番酸等对比剂可增加胆汁和病变的密度差别，有助于诊断胆囊阴性结石和息肉样病变，但在国内开展较少[9]。

多能谱CT是一种新型CT，可提供以多种定量分析方法与多参数成像为基础的综合诊断模式，脂/水基物质图和单能量图能很好地显示X线阴性结石并可分析其结石成分，明显优于传统CT[10-11]。

4. MRI

MRI检查在评估胆囊壁纤维化、胆囊壁缺血、胆囊周围组织水肿、胆囊周围脂肪堆积等方面均优于CT检查，主要用于鉴别急性和慢性胆囊炎[12-13]。在腹部超声检查显示胆囊病变不清晰时，可选用 MRI 检查。

此外，磁共振胰胆管成像（MRCP）可发现腹部超声和 CT 检查不易检出的胆囊和胆总管小结石。

5. X 线检查

普通腹部 X 线平片可发现部分含钙较多的结石影。口服碘番酸等对比剂后行胆囊造影对胆囊结石诊断率仅为 50% 左右，但有助于了解胆囊的大小和收缩功能，目前已基本不再应用。

6. 肝胆管胆囊收缩素刺激闪烁显像（cholecystokininchol - escintigraphy，CCK-HIDA）

CCK-HIDA 是评估胆囊排空的首选影像学检查，可鉴别是否存在胆囊排空障碍。如果无结石患者 CCK-HIDA 检查胆囊喷射指数降低（小于 35%），则高度提示慢性非结石性胆囊[14-16]。但国内尚未开展 CCK-HIDA，缺乏相关研究结果。

总结：常规腹部超声检查是诊断慢性胆囊炎、胆囊结石的首选检查方法。如临床高度怀疑胆囊结石而腹部超声检查阴性，建议行 MRI、内镜超声或 CT 检查。

（三）病因病机

胆石症属中医"胆胀"的范畴。早在《灵枢・胀论》有"胆胀者，胁下痛胀，口中苦，善太息"的记载，指出胁痛的发生主要是肝胆的病变。东汉的张仲景在《伤寒论》的《辨少阳病脉证并治》中有"本太阳病，不解，转入少阳者，胁下硬满，干呕不能食，往来寒热"等记载。《伤寒论》中所立的大柴胡汤、大陷胸汤、茵陈蒿汤等皆为临床治疗胆胀的有效方剂。中医认为：胆为"中清之腑"，胆附于肝，与肝脏相表里，有"泻而不藏""实而不满"的特点，胆的功能以通降下行为顺，凡饮食不节、情志不畅、寒温不适等均可致肝胆气机失调，湿热蕴结中焦，肝失疏泄，胆失通降，胆液凝结，可成结石[17]。

（四）中医分型

参考《消化系统常见病急慢性胆囊炎、胆石症中医诊疗指南（基层医生版）》[18]，将本病分为以下 5 个证型：

1. 肝郁气滞证

右胁胀痛，可牵扯至肩背部疼痛不适，食欲不振，遇怒加重，胸闷，嗳气或伴恶心，口苦咽干，大便不爽，舌淡红，苔薄白，脉弦涩。

2. 肝胆湿热证

右胁或上腹部疼痛拒按，多向右肩部放射，小便黄赤，便溏或便秘，恶寒发热，身目发黄，口苦口黏口干，腹胀纳差，全身困重乏力，恶心欲吐，舌红苔黄腻，脉弦滑数。

3. 肝阴不足证

右胁隐痛或略有灼热感，午后低热，或五心烦热，双目干涩，口燥咽干，少寐多梦，急躁易怒，头晕目眩，舌红或有裂纹或见光剥苔，脉弦细数或沉细数。

4. 瘀血阻滞证

右胁部刺痛，痛有定处拒按，入夜痛甚，口苦口干，胸闷纳呆，大便干结，面色晦暗，舌质紫暗，或舌边有瘀斑、瘀点，脉弦涩或沉细。

5. 热毒内蕴证

寒战高热，右胁及脘腹疼痛拒按，重度黄疸，尿短赤，大便秘结，神昏谵语，呼吸急促，声音低微，表情淡漠，四肢厥冷，舌质绛红或紫，舌质干燥，苔腻或灰黑无苔，脉洪数或弦数。

二、外治法

随着人们生活水平的提高，作息规律和饮食结构的变化，胆囊结石的发病率逐年升高并成为临床上常见疾病之一。目前主要的治疗方法为手术，但手术易造成并发症多、复发率高等问题。为减少胆囊结石并发症、降低复发率、减少身体伤害及经济压力，寻求一个安全有效的治疗方法尤为重要。

（一）药物外治法

1. 电子离子导入

将具有消炎止痛、缓解痉挛、舒张胆管、收缩胆囊、增加胆汁分泌的中药（方剂为：白芥子15g、枳壳10g、柴胡10g、青蒿10g、金钱草60g、茵陈30g、小茴香10g、川芎10g、芸硝15g），煎成浓汁，把纱布浸入药汁中，大约吸附20~30mL药液，加温至40℃，将药垫放置胆区，插入两根正极电极板，外加皮革布覆盖固定。将两根负极电极板插入中药的湿热纱布垫，放置在患者右背部的胆俞穴和肝俞穴区域，患者侧卧。治疗仪电源接通后，缓缓调节电位器，以加大输出脉冲电压，患者有颤动刺激及湿热感，直到患者自身能忍受刺激为止。

治疗时间：每天 1 次，每次 30 分钟，7 天为 1 个疗程。本法治疗患者症状均为：腹胀、恶心、右上腹隐痛，经治疗 6 个疗程后临床症状均消失。

例如：患者女，56 岁，腹胀、恶心、右上腹隐痛 3 个月，B 超检查胆囊内有许多强光团，治疗 6 个疗程临床症状消失，B 超复查胆囊内剩下 2 个强光团[19]。

2. 胆囊结石术后穴位贴敷

（1）以吴茱萸 30g、茵陈 20g、大黄 15g、柴胡 15g、金钱草 30g，研极细末，生姜汁适量调为直径约 3~4mm、厚度 3mm 左右的小饼，取穴肝俞、胆俞、三阴交、日月、期门、足三里等，用医用胶布局部穴位固定。每次 20~30分钟，每日早晚各 1 次，3 天 1 个疗程[20]。

（2）穴位贴敷：将木香、大黄、牵牛子、桃仁、冰片、赤芍等调制成膏状或糊状，贴敷于足三里、天枢、上巨虚等穴位处，每次按压 10 分钟左右，3次/天[21]。

3. 穴位注射

取穴胆俞、日月、胆囊穴、阳陵泉、丘墟、足三里；药物选择黄芪注射液、当归注射液、新斯的明注射液。

方法：用黄芪、当归穴位交替使用，得气后快速注药，每穴注入 1mL，隔日 1 次，7 次为 1 疗程。有嵌顿或排石效果不佳，可在胆俞或肝俞注射新斯的明 0.5mL。可连续数天或 1 疗程[22]。

4. 藏医药物外治法

在藏医学中对胆囊结石最主要的外治方法是催泻疗法，《四部医典》中提到赤巴（在藏医中胆囊属于赤巴范畴）要催泻培根要催吐。

通过药物清热解毒、止痛化石后，要进行催泻疗法达到排石的效果，在实施催泻疗法时，要做好远期和近期两种准备，远期是喝等分四味汤归拢疾病，近期是催泻施治的前一天用青蒿、酒糟、温水配伍清洗身体，饮食要清淡，用新鲜酥油或植物油涂抹除肚子之外的所有身体部位（防止体内隆的紊乱，因为催泻疗法最忌隆的紊乱）。对病症进行研究后给予藏药如阿如塞泻、十味缓泻等主药并加上藏茵陈、波棱瓜、止泻木配伍等药材调配好，用最适合疾病及患者身体的药物配方实施催泻，在催泻施治之后给患者喝粥及羊肉汤，并在剑突及第二、八、九、十节脊椎处放火灸，防止体内隆的紊乱及疾病的再次复发。

催泻疗法具有根除疾病、全面净化脉道及腹腔、增强内脏及胃火功能等优点[23]。

(二) 非药物外治法

1. 针刺

针刺治疗遵循"以通为用"之大法，故行针均用泻法。

研究表明：针刺日月、期门、肝俞、胆俞、阳陵泉、太冲均能增强胆囊的收缩功能，有利于胆囊排空；针刺阳陵泉可使胆总管出现明显的规律性收缩、蠕动明显增强，对 oddi 括约肌也有明显的解痉作用。

另有研究表明，针刺日月、期门、肝俞时，能有效地促进胆汁的分泌，使致石性胆汁的理化性质发生改变。因此针刺能针对胆囊结石发生的两个基本环节起到良好的调节作用[24]。

2. 耳穴压豆

用酒精消毒耳部穴位，将王不留行籽贴于 0.3cm×0.5cm 大小合适的胶布中央，并贴敷在双侧小肠穴、大肠穴、脑干、脾、肝、胃、皮质下等耳部穴位处按压，30 分钟按压 1 次，5 分钟/次，直到患者出现排气、排便为止，按压时患者局部可有发热、疼痛、酸麻等感觉。

耳穴压豆联合穴位贴敷应用于腹腔镜胆囊切除术患者，可缩短肠鸣音恢复、肛门排气及肛门排便时间，缓解患者术后腹胀程度[21]。

3. 药物配合耳穴压豆

药物组成：党参、菊花、郁金、枳壳、广木香、茵陈、黄芩、金钱草、海金砂、虎杖、鸡内金、生大黄、生甘草。

耳穴：肝、胆、脾、肾、神门、交感。

治疗方法：取上述药物水煎液 1000mL，分两次早晚空腹服，并于早晨服药后吃油煎鸡蛋 2 个，马上增大腹压 10 次。将王不留行籽置于 0.6cm×0.6cm 胶布上贴在以上相应穴位上。嘱病人每个穴位每天按压 5~10 次，每次 5 分钟，早晚服药后必须做 1 次。10 天为 1 疗程。根据排石情况可重复治疗。服药后病人的大便用细网眼纱过滤，以获得结石为证[25]。

4. 微创口胆囊取石联合穴位埋线

小切口胆囊取石术是以保留胆囊、清除结石为目的的治疗方法，手术当日晨 B 超探查，胆囊距皮肤最近处拟定切口作出标记，取 2~3cm 切口进腹，直视下在靠近胆囊床的位置根据结石大小切开胆囊，取石后用 000 的羊肠线分别缝合胆囊黏膜及浆液肌层，胆囊不留引流管。腹部切口拆线后双侧足三里穴位埋入羊肠线，出院前均经 B 超证实胆囊内无残留结石。

在常规胆囊取石术后行双侧足三里穴位埋线，会对结石的复发起到一定的预防作用[26]。

5. 电针疗法

让患者左侧卧右腿略屈曲。

取穴（均右取）：胆俞、日月、阳陵泉、足三里。发热者配大椎、曲池。取胆俞、日月及阳陵泉、足三里穴时，均在《针灸学（5 版）》教材所规定的穴位所在处上下循按，以压痛最明显处为所取穴。

操作方法：找准穴位后，常规消毒，采用 30 号 1～1.5 寸毫针，平补平泻手法。针刺胆俞时，针尖向脊椎方向斜刺，以患者感到发胀为原则。针刺日月穴时，沿肋间隙向胃脘部方向平刺或斜刺（胖者用斜刺，瘦者用平刺）。针刺阳陵泉穴及足三里穴时使针感至足。针刺得气后，胆俞及日月为第 1 组，阳陵泉与足三里为第 2 组，分别接 G6805 电针仪，第 1 组正极接日月；第 2 组正极接阳陵泉。接电针后，选疏密波，逐渐调大旋钮，以患者能耐受为度。逐渐调大第 2 组旋钮，以看到下肢摆动、患者能耐受为度。留针 40 分钟，在留针 15～20 分钟时，可将电针旋钮再增大一点，以患者能耐受为度。每日均在下午进行针刺治疗，每日治疗 1 次，5 次为 1 疗程，休息 1 天再进行第 2 疗程。下午治疗完毕后，晚上让患者空腹服用炖熟猪蹄一具，以前蹄为佳。早晨起床后，服用 30% 硫酸镁溶液 200～400mL，患者自己掌握口服量，以大便成稀粥样为原则。排便后再进早餐。并嘱患者每日 1 次或分次做跳绳动作 200 次左右。

胆俞配日月为俞募配穴法，电针强刺激可促进胆管收缩，调达胆腑之络脉，使胆络通畅。阳陵泉为胆腑之下和穴，点针刺激阳陵泉可进一步加强胆管收缩，清除胆囊内淤积之秽浊泥砂，阳陵泉并可和解少阳、疏解少阳之热邪功效。

足三里为胃腑之下和穴，取之可降胃气，通畅腑气，使胆囊内排至肠腑之淤积尽快排出体外。取足三里又可降逆止呕。

胆俞、日月、阳陵泉、足三里 4 穴相配伍即可清除胆囊淤积，调达少阳腑气，清理阳明，结石得排、胁痛可止。下午进行治疗是因为电针后使胆囊及总胆管收缩，晚上服用猪蹄进一步刺激，促进胆汁排出，两者间隔时间较短。经一夜休息，早晨起床后服用 30% 硫酸镁使排泄到肠道内的胆汁及胆囊内淤积之物排出体外。排石汤分早、中、晚 3 次服用,使药效得以持续,尤其晚上服完猪蹄后,在睡前服用中药,也可协助猪蹄刨扒之力促进胆石的排出[27]。

6. 推拿疗法

(1)跳跃震荡:根据病人的耐受程度进行跳动,借助结石的重力和震荡的力量,使结石松动或滑回胆囊底,解除胆囊管梗阻。

(2)背部捶击震荡:令病人立位、坐位、右侧卧位或俯卧位,此时胆囊下垂,胆囊颈处在高位,用拳适度捶打右腰背部,产生的震荡可使嵌顿的结石松动或滑出胆囊颈,使胆囊管得以疏通。

(3)推拿按摩:令病人右侧卧位,医者立在病人背侧,双手重叠,将指尖按在剑突下,然后沿肋缘下向右外下方推动或冲击,用力适中,反复进行,这样可使结石松动或推出胆囊颈,此法对消瘦者效果较好。

注意事项:发病时间超过 8 小时或近期反复发作者,因组织已水肿,结石松动或退回都增加了困难,一般不宜选用本法。胆囊局部炎性表现明显者,此法禁用,特别是推拿按摩时,选择病例要谨慎,用力要适度,以免引起炎症扩散和穿孔[28]。

参考文献

[1] 中国慢性胆囊炎、胆囊结石内科诊疗共识意见(2018 年)[J].中华消化杂志,2019(2):73-79.

[2] 徐永波.胆囊结石成因的研究进展[J].实用医药杂志,2008(4):491-493.

[3] SUN X M,XU P,MA Z H,et al.An epidemiological surveyofbenign gallbladder disease in Songjiang District of Shanghai,China[J].World Chin J Dig,2011, 19(27):2881-2885.

[4] ATTILI A F,DE SANTIS A,CAPRI R,et al.The naturalhistoryof gallstones:the GREPCO experience.The GREPCO Group[J].Hepatology,1995,21(3):655-660.

[5] FRIEDMAN G D,RAVIOLA C A,FIREMAN B.Prognosis of gallstones with mild or no symptoms:25 years of follow-up inahealth maintenance organization [J].J Clin Epidemiol,1989,42(2):127-136.

[6] SHEA J A,BERLIN J A,ESCARCE J J,et al.Revised estimates ofdiagnostic test sensitivity and specificity in suspected biliary tractdisease[J].Arch Intern

Med,1994,154(22):2573-2581.

[7] THORBLL J,VILMANN P,JACOBSEN B,et al.Endoscopic ultrasonography in detection of cholelithiasis in patientswithbiliary pain and negative transabdominal ultrasonography[J].Scand J Gastroenterol,2004,39(3):267-269.

[8] MARZIO L,INNOCENTI P,GENOVESI N,et al.Role oforalcholecystography, real-time ultrasound,and CT in evaluationof gallstones and gallbladder function[J].GastrointestRadiol,1992,17(3):257-261.

[9] LI H,HE D,LAO Q,et al.Clinical value of spectral CT in diagnosis of negative gallstones and common bile duct stones[J].Abdom Imaging,2015,40(6): 1587-1594.

[10] CHEN A L,LIU A L,WANG S,et al.Detection ofgallbladderstones by dualenergy spectral computed tomography imaging [J]. World J Gastroenterol, 2015,21(34):9993-9998.

[11] KAURA S H,HAGHIGHI M,MATZA B W,et al.Comparisonof CT and MRI findings in the differentiation of acute from chroniccholecystitis[J].Clin Imaging,2013,37(4):687-691.

[12] WANG A,SHANBHOGUE A K,DUNST D,et al.Utility ofdiffusion-weighted MRI for differentiating acute from chronic cholecystitis[J].J MagnReson Imaging,2016,44(1):89-97.

[13] MIDDLETON G W,WILLIAMS J H.Diagnostic accuracy of 99Tcm-HIDA with cholecystokinin and gallbladder ejection fraction in acalculous gallbladder disease[J].Nucl Med Commun,2001,22(6):657-661.

[14] GOUSSOUS N,MAQSOOD H,SPIEGLERE,et al. HIDA scanforfunctional gallbladder disorder:ensure that you know how the scan was done[J].Hepatobiliary Pancreat Dis Int,2017,16(2):197-201.

[15] FUCHS M,LAMMERT F,WANG D Q,et al.Sterol carrierprotein 2 participates in hypersecretion of biliary cholesterol during gallstone formation in genetically gallstone-susceptible mice[J].Biochem J,1998,336(Pt1):33-37.

[16] 倪健彬,徐松波,李波.胆囊胆固醇结石的成因研究进展[J].医学综述, 2009,15(17):2581-2583.

[17] 李月廷.胆囊结石的成因及中西医结合治疗[J].中华腔镜外科杂志(电子

版),2012,5(3):176-179.

[18] 时昭红,任顺平,唐旭东,等.消化系统常见病急慢性胆囊炎、胆石症中医诊疗指南:基层医生版[J].中华中医药杂志,2020,35(2):793-800.

[19] 宗良玉.中药外敷穴位配合磁电治疗胆结石护理[J].护理学杂志,1992(3):131.

[20] 刘红莉.穴位贴敷治疗胆囊结石术后 63 例疗效观察[J].光明中医,2016,31(3):385-386.

[21] 张圆圆.耳穴压豆联合穴位贴敷在腹腔镜胆囊切除术后患者中的应用效果[J].河南医学研究,2018,27(9):1691-1692.

[22] 吕文魁,朱彩娣,沙玉堂,等.综合治疗胆石症 521 例[J].中西医结合临床杂志,1991(3):10-12.

[23] 尕玛松毛,尕藏多杰.藏医经典《四部医典》胆囊结石特色疗法浅述[J].中国民族医药杂志,2019,25(3):68-69.

[24] 乔成安,徐曜灵.针药结合治疗胆囊结石 90 例[J].四川中医,2003(10):56-57.

[25] 徐轩.中药配耳穴治疗 126 例胆囊结石疗效观察[J].开封医专学报,2000(1):48.

[26] 阴述亮,谢燕红,邓文新.微创口胆囊取石联合穴位埋线治疗胆囊结石 160 例[J].中国中西医结合杂志,2002(1):68.

[27] 宋立中,李艳梅.电针配合中药内服及食疗治疗胆囊结石 18 例[J].针灸临床杂志,2008(1):33-34.

[28] 张振杰,周志新.胆囊结石急性发作的一种止痛方法:震荡推拿疗法[J].中国农村医学,1994(07):32-33.

》》 第十三节　胆囊息肉

一、概述

胆囊息肉（galbladder polyps，GP）为形态学名称，是指胆囊壁向腔内呈息肉样突起的一类病变的总称，因在手术前很难明确其性质，故又称"胆囊息肉样病变（polypoid lesions of the the galbladder，PLG）"或"胆囊隆起性病变"。胆囊息肉在病理上可分为肿瘤性息肉和非肿瘤性息肉，在临床上多分为胆固醇性息肉、良性非胆固醇性息肉样病变及息肉型早期胆囊癌[1]。

（一）临床表现

胆囊息肉样病变没有非常典型的临床表现。常见症状包括右上腹或上腹部疼痛、右肩部放射痛、恶心、呕吐以及纳差等，查体时阳性体征主要为Murphy征阳性。国内有文献报道多数患者表现出不同程度的上述症状和体征，随着现代超声技术的发展和常规体检的日益普及，越来越多的胆囊息肉样病变在无症状患者中被检测出来。有文献报道上述症状的发生率仅为6%[2]。

（二）临床诊断

1. 诊断

（1）B超检查。

B超是PLG诊断的首选方法，它通过对胆囊进行多角度、多方位的检查，以显示病变部位、病变的大小、息肉数量、回声强度、有蒂无蒂、血流情况、胆囊壁光滑或粗糙以及胆囊收缩功能的改变等，具有较高的敏感性和准确度。对于直径大于5mm的PLG检出率可达90%以上[3]。

（2）超声内镜（endoscopic ultrasonography，EUS）。

超声内镜即经内镜行超声扫描，不受肠道气体、肥胖或胆汁黏稠等相关因素的干扰，可清晰显示胆囊壁的三层结构。通过超声内镜引导下行胆囊肿物穿刺活检术，获得病变组织，有利于进一步病理诊断，从而提高胆囊癌的早期检出率。但EUS也有局限性，它对于直径不大于20mm的息肉样肿瘤的浸润深度的判断有一定难度。

（3）超声造影（contrast-enhanced ultrasound，CEUS）。

CEUS检查是通过利用超声造影剂，使血液的背向散射回声增强，从而提高超声诊断的分辨力、敏感度及特异性的一种技术。超声造影对于直径大于10mm的PLG能够较好地观察其血流微循环，从而更好地鉴别其良恶性。但对于直径小于10mm的PLG临床诊断能力欠佳[4]。

（4）CT或MRI检查。

CT或MRI是断层扫描，对于小的胆囊息肉样病变敏感性低于B超，但其在定性方面较B超更优。此项检查能够清晰显示出腹腔各脏器的解剖关系，如肝脏、胆囊、门静脉系统以及其他相邻器官的生理形态及位置关系等，可用于鉴别早期胆囊癌与 PLG，同时对于判断恶性息肉有无局部组织侵犯以及淋巴结转移有一定优势。MRCP 在胆胰管梗阻时有较高应用价值[5]。

综上，B 超检查是胆囊息肉检查的首选方法，但也有其局限性，因此，综合运用各种检测方法更有助于综合诊断胆囊息肉样病变患者。

2. 鉴别诊断

胆囊息肉主要症状为上腹部隐痛。发病年龄 30~50 岁者占 57.8%，以中青年为主。主要依靠腹部 B 超检查诊断胆囊息肉，但常难以定性，临床对其良恶性的鉴别诊断亦较困难。超声检查对小于 5mm 者的检出率可达 90% 以上，诊断的灵敏度和准确率均较高。如发现多发高强回声，且有漂浮感和慧尾征者提示为胆固醇息肉，位于胆囊底部的小隆起，病变中有小圆形囊泡影和散在回声光点提示胆囊腺肌症，而根据病变回声性质、蒂的有无和粗细、病变处的黏膜改变，对区分良恶性疾病有一定价值。

超声造影可作为胆囊常规超声检查的补充，有助于鉴别胆囊癌与胆囊良性息肉样病变。超声造影增强特征及增强时间不能准确鉴别胆囊息肉，但与常规超声检查相比，超声造影可更加清晰显示胆囊息肉的基底部及病变附着处的胆囊壁结构。

（三）病因病机

1. 西医对胆囊息肉病因病机的认识

胆囊息肉的病因目前尚不明确，但研究发现性别、年龄、吸烟、饮酒、肥胖、高胆固醇血症、高脂血症、脂肪肝、慢性乙型病毒性肝炎、胆囊炎及胆囊管结石等均是其发病的危险因素[6-11]。目前研究发现的胆囊息肉的发病机制中胆固醇息肉大多因胆囊内胆固醇沉积形成，其他类型胆囊息肉的形成机制大致与胆囊黏膜上皮增生，黏膜肌层增厚，炎症细胞、成纤维细胞聚集，毛细血管增生相关。

（1）胆囊内胆固醇沉积。

当机体脂质代谢异常出现高胆固醇血症，血中的胆固醇升高将导致胆汁中的胆固醇升高，过多的胆固醇使胆汁中各成分之间的稳定性受到破坏，过量的胆固醇会聚集在胆囊局部黏膜上招来人体内巨噬细胞进行吞噬，吞噬过胆固醇的吞噬细胞会化为具有一定形状且大小会增加的泡沫细胞，当出现较大的泡沫细胞时，将因为不能通过较细小的淋巴管而堵塞在淋巴管内，久而久之引起泡沫细胞的堆积。当堆积到特定程度时，就会在胆囊黏膜上皮层形成向外凸起的小结节性隆起，由此形成了胆固醇型息肉。且此类胆囊息肉常表现为多发性的。常见脂质代谢紊乱性的疾病有 2 型糖尿病、脂肪肝、高脂血症。因此这些患者发病时多呈现为胆固醇性。

（2）胆囊黏膜上皮增生、黏膜肌层增厚。

研究[12]发现，胆囊腺肌型胆囊息肉多由于胆囊黏膜层平滑肌增生、胆囊黏膜面积增大导致胆囊壁增厚，胆囊壁的神经纤维出现非正常增生、胆囊胚芽囊化不全共同发展形成。胆囊黏膜上皮增生、黏膜肌层增厚多因胆汁淤积、潴留、排出受阻刺激形成，其中吸烟可通过激活尼古丁受体，介导胆囊松弛反应，降低胆囊排出胆汁的速度，致使胆汁潴留[13]。

（3）炎症细胞、成纤维细胞聚集，毛细血管增生。

由于各种生物、化学因素，包括胆囊结石的机械性磨损等持续刺激胆囊，可导致慢性胆囊炎。胆囊在炎症的长期损伤和不断修复过程中促进慢性炎症细胞和成纤维细胞聚集、毛细血管增生，从而易出现炎性胆囊息肉[14]。

（4）乙肝病毒感染。

钱行君[15]通过对 20760 名健康体检人群研究发现，HBsAg 阳性者中胆囊息肉患病率为 9.15%，明显高于 HBsAg 阴性者（4.80%）。王磊等[16]回顾性地对 11007 例体检者进行 Logic 分析发现，乙肝病毒感染是胆囊息肉发病的危险因素之一。其发生机制可能是因为慢性病毒性肝炎可引起肝细胞的破坏，使肝细胞分泌胆汁成分和量发生改变，引起胃肠道激素代谢紊乱，进一步引起 oddi 括约肌调节功能障碍，胆汁排泄受阻，巨噬细胞吞噬胆固醇后聚集，引起胆囊黏膜上皮增生，形成 PLG。

2. 中医对胆囊息肉病因病机的认识

（1）饮食伤中。

患者平素饮食不节，暴饮暴食，或嗜食辛辣、膏粱厚味，或饮酒无度，以致损伤脾胃，纳化失职，中焦运化失司，湿浊内生，日久化热，湿与热交结于胆腑，胆络失畅，气血郁滞，湿热与气血相搏结，发而成本病。《明医杂著》云："唯饮食不节，损伤脾胃，胃损则不能纳，脾损则不能化，脾胃俱损，纳化皆难……百邪易侵。"饮食伤中，痰湿瘀热内生，发为本病。

（2）体质肥胖。

患者肥胖，体质多痰多湿，痰湿内聚于胆腑，导致胆汁淤积，排泄不畅，日久痰凝络阻，息肉乃成。古有云"肥人多痰"，而此肥人现代多指 BMI 升高，伴糖脂代谢紊乱，如高脂血症、脂肪肝、糖尿病的患者。张毅等[17]经多因素 Logic 回归分析发现 PLG 的发病与胆固醇代谢异常、脂肪肝密切相关，说明胆固醇代谢异常、脂肪肝是 PLG 的易感因素和形成的促发因素。

（3）久郁生疾。

长期情志不畅，忧思恼怒，"怒伤肝，思伤脾"，导致肝气郁滞、脾胃损伤。气滞日久，则瘀血内生，气滞血瘀，络脉痹阻，而发为此病。胆相依，肝气不疏，则胆腑失畅，胆汁郁而不行，日久即为息肉。正如《症因脉治》载："肝胆主木，最喜条达，不得疏泄，胆胀乃成。"结合肝胆生理特点，肝喜条达而恶抑郁，职司疏泄；胆为中清之腑，以通降下行为顺。若肝失疏泄，胆失通降，中清之畴浊而不清，胆汁排泄失畅，郁积胆腑，久而化瘀，痰瘀互结，脉络滞塞而发生本病。

（4）瘀血内结。

《灵枢·水胀》载："夫肠覃者，寒气客於肠外，与卫气相搏……息肉乃生。"息肉，为瘀血日久化生而成。PLG 为有形之征，病程迁延难愈，中医上认为可由气聚血结，瘀血停着而化生，结合王清任"顽病需从瘀论治"的理论，瘀血在胆囊息肉发展过程中起重要作用。

（5）毒聚为患。

《金匮要略心典》曰："毒者，邪气蕴结不解之谓。"表明邪气过盛或蕴结日久可化生为"毒邪"。杜峣泉等认为胆囊息肉的临床特征与中医外科疮疡"疗、疖"相似，基本病机为痰毒火毒互结，损伤胆络，凝滞而成。

（6）肝胆宿疾。

肝胆宿疾包括现代慢性肝炎、胆囊结石、胆囊炎等肝胆系统病变。肝炎日久，损伤肝络，导致肝胆疏泄失常，胆汁排泄不畅，淤滞于内；久病损伤脾胃，中焦运化无力，湿浊内停，聚而成痰，痰瘀互结于胆腑而致本病；或宿有胆囊疾病，结石磨损，加之炎症刺激、渗出，相互作用，病程日久而成息肉。

（四）中医分型

现代关于胆囊息肉的证类分型尚未有严格统一的标准，也未达成专家诊疗共识，参照各医家的临床辨证施治的体会。辨证分型从 2 型至 6 型各不相同。杨国红临证分成肝郁气滞兼脾虚型及痰阻血瘀型 2 型[18]。刘学农等[19]认为有气机不畅和脾阳失运 2 型。尚杰云[20]认为主要有胆胃郁热证、肝胆气滞证、痰瘀互结证 3 型。李惠义[21]将其分成胆火上逆、湿热内蕴、气滞血瘀 3 型。

黄家鑫[22]认为本病多以气滞痰凝、痰瘀阻络为顺序向以胆气不足为本，痰瘀热毒内传脏腑为标的本虚标实方向发展。王庆国结合疾病的分期将其分为肝气瘀滞、湿热内蕴、痰瘀互结、肝胆气虚 4 型[23]。程东进等[24]认为本病可概括分成肝胆气滞、肝胆湿热、肝胆瘀滞、肝阴亏虚、脾虚湿困及无证可辨 6 种证型。

二、外治法

（一）药物外治法中药外敷

（1）处方 1：芒硝 30g、生大黄 60g（均研细）、大蒜 1 头、米醋适量。

定位：期门穴在胸部乳头直下、第六肋间隙前正中线旁开 4 寸。

用法：用上药末各 30g 与蒜共捣成糊状，布包外敷于期门穴 10 分钟后，取下放置备用，继续用余下的大黄末 30g 调敷于期门穴，时间尽量长些，以上一剂量，于一日内可反复敷 3~5 次，敷前涂一层薄凡士林，贴敷时间不可过久，以病人的皮肤不受灼伤为度，一个周期 10 天。休息 2 天，继续第 2 个周期。

（2）处方 2：四黄水蜜，主要药物有大黄、黄连、黄柏及黄芩等。

定位：敷于右上腹部。

用法：均等量磨成粉剂，将 125g 四黄粉加入凉开水与蜂蜜调成糊状，平摊在一张薄胶纸上，四周使用干棉花包住，避免药膏外漏，外敷在患者的右上腹部，2 次/天，每次敷 4~6 小时[25]。

（二）非药物外治法

1. 针刺

李健等[26]用针药结合治疗胆囊息肉 110 例，使用推按运经仪以电流持续刺激胆囊点、右侧胆俞穴等穴位，每周 2 次，每次 30 分钟，同时配合胆胃舒颗粒口服。结果发现胆囊息肉较前缩小、数量减少，胆囊收缩功能增加，胆囊壁变薄。认为其机制与消除胆囊壁慢性炎症、改善胆囊收缩功能、清除胆汁淤积相关。

（1）针刺胆囊穴。

位置：正坐或侧卧位时，在小腿外侧上部，当腓骨小头前下方凹陷处（阳陵泉）直下 2 寸。

主治：急、慢性胆囊炎，胆结石，胆绞痛，胆道蛔虫病。

操作方法：直刺 1~2 寸。

适应证：适用于胆囊息肉直径小于 1cm 的患病人群。在针灸过程中，一般情况下可以针灸胆囊穴，坚持针灸胆囊穴可以促进体内代谢产物的排泄，从而降低血脂指标，减少胆囊息肉复发的概率。

（2）针刺足三里。

位置：足三里是足阳明胃经的主要穴位之一，位于小腿外侧，犊鼻下 3 寸，犊鼻与解溪连线上，浅层布有腓肠外侧皮神经，深层有胫前动、静脉的分支或属支。

主治：胃肠病证，下肢痿痹，神志病，外科疾患，虚劳诸证。

操作方法：直刺 1~2 寸。

适应证：患有胆囊息肉的人群可以通过针灸足三里这一穴位进行联合治疗。大量的临床数据表明，绝大多数胆囊息肉人群在坚持针灸足三里 3 个疗程以后，腹部疼痛、肿胀的症状都会得到有效缓解和改善。需要注意的是：在针灸期间，胆囊息肉人群应该要注意做好防寒保暖措施。

（3）针刺胆俞穴。

位置：胆俞穴属足太阳膀胱经，胆之背俞穴。在背部，当第十胸椎棘突下，旁开 1.5 寸处。布有第十、十一胸神经后支的内侧皮支，深层为外侧支，并有第十肋间动、静脉后支的内侧支。

主治：胆经疾病，如胆囊炎、坐骨神经痛、风湿性关节炎、肝炎、黄疸、口苦、胁痛、肺痨、潮热等。

操作方法：斜刺 0.5~0.8 寸。局部酸胀，针感可扩散至肋间。不可深刺，以防造成气胸。

适应证：对于一些经常出现复发的胆囊息肉人群，在临床上可以考虑通过针灸胆俞穴的方法来进行巩固治疗。大部分胆囊息肉人群在针灸胆俞穴以后，其症状都会有所改善。

2. 推拿按摩

年轻患者胆囊息肉堵塞点大多集中于腿上、脚上，老年患者的堵塞部位集中在躯干上，大多数患者痛点集中于腿上阳陵泉、阳交之间胆囊穴，这就需要重视对于胆囊穴的按摩工作，然后在循经往脚上按摩，穴位包括：光明、悬钟、丘墟等，也是应该重点按摩的穴位，最后按摩太冲、行间。

主要穴位：胆囊息肉按摩穴位包括曲池、阳池、阳陵泉、足三里、悬钟、阳辅、丘墟、足临注等穴位。具体胆囊息肉患者应该按摩什么穴位是不定的，应该根据病情而定，按摩这些穴位的目的就是帮助患者清利肝胆、疏利关节、补气养血、疏通经络。

操作手法：主要手法有按法、摩法、抚法、揉法等，按法就是拇指按法、屈指按法等指按法。摩法主要手法是指摩法、掌摩法和掌根摩法。抚法就是轻摩法。揉法就是鱼际揉法和掌揉法等。按摩的时候应该按照从上到下、从外到内、从前到后等次序进行，手法上应该做到均匀有力、持久柔和。

3. 艾灸

艾灸是使用艾绒或者是其他药物放置于患者穴位表面，进行烧灼或者是温熨，通过经络的传导把艾灸的温热和药物作用传送至患病部位，从而使疾病可以治愈。胆囊息肉患者可通过艾灸烧灼神阙穴，此穴位不仅可以补元气，而且对于肝胆疾病的治疗有着很好的作用。

艾灸穴位：胆囊息肉的患者在艾灸时，选取的穴位主要有太冲、胆囊穴、肝俞、中脘、阳陵泉、脾俞、神阙、胃俞几个穴位，每次艾灸的时间在30分钟到1小时，由于每个人的体质不同，所以在艾灸时耐受程度也不同，患者可根据自己的身体情况选择时间，但一定要注意不要低于30分钟。

操作手法：艾条一端点燃，吹红以后在需要艾灸的穴位上方3~5cm，进行回转动作，艾灸局部的一个过程，艾条灸5~15分钟。

注意事项：在艾灸的时候，一定要注意在专业人士的指导下，以免找不准穴位或者是发生烫伤的情况，日常生活中一定要饮食有规律，少喝酒以及含有酒精类的饮料，做好胆囊息肉的预防措施。

4. 耳穴压豆

耳穴压豆简便易行，对多种急慢性疾病皆有治疗作用，可以选用敏感穴位，通过经络刺激，达到疏肝利胆之效。

压豆取穴：主穴取肝区、胆区、十二指肠区、胃区、皮质下区，配合肝阳区、耳尖、内分泌、神门等穴。

操作手法：在上述区域找出敏感点后，再把粘有王不留行籽0.5cm×0.5cm大小的胶布贴在穴位上，每穴按30秒，以能忍受为度。之后每日按压4~5次，每次每穴2~3分钟。3天后换贴另一耳，1个月为1疗程。一般坚持2个疗程。

（三）西医外治法

1. 手术治疗

手术治疗方法是西医治疗胆囊息肉的主要方法，特别是对于胆囊息肉样病变大于等于 10mm，其胆囊恶性肿瘤风险增加，如果患者适合且愿意接受手术，推荐行胆囊切除术[27]。目前常用的外科手术方法主要有：传统胆囊切除术及腹腔镜胆囊切除（laparoscopic cholecystectomy，LC）等。

传统胆囊切除术主要有顺行性切除和逆行性切除两种手术方式。临床上通常首选顺行性切除方式，从胆囊管开始进行切除，具有出血较少、手术简便等优点。逆行性切除是由胆囊底部开始，通常不作为首选方式，但在炎症较重，胆囊与周围器官粘连、不易分离时，此法具有一定优势。传统的胆囊切除术是以开腹方式进行，具有一定的优势，但也存在诸多问题，如创伤大，伤口愈合周期长，并发症多，术后恢复不良等[28]。

腹腔镜胆囊切除术（LC）是在腹腔镜引导下行胆囊切除治疗，是目前临床最常用的手术方式。该术式具有创口小，出血少，恢复快，并发症较少，住院时间短等优势。但术中要求医师注意对胆囊进行深度解剖，如发现可疑病变，应送快速病理，排除癌变可能；若发现癌变，应根据病变情况决定下一步手术方式。

2. 内镜治疗

胆囊具有贮存胆汁的作用，胆囊切除后会出现一定的并发症。因此，随着现代研究的不断深入，现代医家尝试进行内镜下行保胆术。内镜下行保胆术能够显著缩小手术创伤，缩短手术时间，有利于患者的快速康复。

参考文献

[1] 潘鋆.胆囊息肉样病变临床病理学特征的回顾性研究[D].杭州:浙江大学,2015.

[2] EELKEMA H H,HODGSON J R,STAUFFER M H.Fifteen-year follow-up of polypoid lesions of gall bladder diagnosed by cholecystography[J].Gastroenterology,1962,42:144.

[3] KWON W,JANG J Y,LEE S E,et al.Clinicopathologic features of polypoid lesions of the gallbladder and risk factors of gallbladder cance[J].J Korean Med Sci,2009,24(3):481-487.

［4］ 孙雨萍.超声造影在胆囊息肉样病变鉴别诊断中的应用价值［C］//中国超声医学工程学会.中国超声医学工程学会第三届全国介入超声医学学术会议论文汇编.2015.

［5］ 张培松,曹葆强,龚仁华.胆囊息肉临床诊治的新进展［J］.中医临床研究,2017,9(24):122-125.

［6］ 赵阳阳,彭心宇.胆囊息肉样病变发病因素研究进展［J］.中华实用诊断与治疗杂志,2012,26(10):939-940.

［7］ 邓家琦,付文广,雷正明.胆囊息肉相关危险因素的研究进展［J］.现代医药卫生,2016,32(5):723-725.

［8］ YANG H L,KONG L,HOU L-L,et al.Analysis of risk factors for polypoid lesions of gallbladder among health examinees［J］.World Journal of Gastroenterology,2012,18(23):3015-9.

［9］ MAO Y-S,MAI Y-F,LI F-J,et al.Prevalence and risk factors of gallbladder polypoid lesions inchinese petrochemical employees［J］.World Journal of Gastroenterology,2013,19(27):4393-4399.

［10］ ZHENG Y,BAI X,YAO G,et al.Risk factors of gallbladderpolyps formation in East Asian population:a meta-analysis and systematic review［J］.Asian Journal of Surgery,2019(3):52-55.

［11］ BABU B I,DENNISON A R,GARCEA G.Management and diagnosis ofgallbladder polyps:a systematic review［J］.Langenbecks Arch Surg,2015,400(4):455-462.

［12］ HWANG J l,CHOU Y H,TSAY S H,et al.Radiologic and pathological correlation of adenomyomatosis of the gallbladder［J］.Abdom Imaging,1998,23(1):73-77.

［13］ 赵阳阳,彭心宇.胆囊息肉样病变发病因素研究进展［J］.中华实用诊断与治疗杂志,2012,26(10):939-940.

［14］ 朱宇伟.胆囊息肉中医证素分布特点的初步研究［D］.南京:南京中医药大学,2019.

［15］ 钱行君.乙肝病毒携带者与胆囊息肉的相关性分析［J］.现代中西医结合杂志,2008(7):1023-1024.

［16］ 王磊,龙志华,张锋良,等.胆囊息肉的危险因素相关研究［J］.肝胆外科杂

志,2013,21(4):260-264.

[17] 张毅,刘薇,周静,等.胆囊息肉样病变的临床流行病学特点及其易感性因素[J].世界华人消化杂志,2011,19(29):3081-3087.

[18] 朱沛文,杨国红.杨国红用香砂六君子汤治疗多发性胆囊息肉验案一则[J].中国民间疗法,2015,23(2):12-13.

[19] 刘学农,王志杰.温化痰饮法治疗胆囊息肉的心得体会[].内蒙古中医药,2011,30(3):53.

[20] 尚杰云.胆囊息肉样病变中医证型分布及其主要相关因素分析[D].郑州:河南中医学院,2015.

[21] 李惠义.中药治疗胆囊息肉[J].新中医.2003.35(2):9-10.

[22] 黄家鑫.芳香疗法对2例胆囊息肉和2例中度脂肪肝的疗效观察[C]//中华中医药学会,福建省卫生厅,中华名中医论坛组委会.2011年中华名中医论坛暨发挥中西医优势防治肿瘤高峰论坛论文集,2011.

[23] 谭令,任北大,程发峰,等.王庆国辨治胆囊息肉样病变经验[J].中医学报,2019,34(11):2349-2352.

[24] 程东进,黄恒青.福州地区胆囊息肉样病变中医证型调查分析[C]//中华中医药学会脾胃病分会.中华中医药学会第二十二届全国脾胃病学术交流会暨2010年脾胃病诊疗新进展学习班论文汇编,2010.

[25] 刘清霞.浅论急性胆囊炎和胆石症的临床中医护理体会[J].内蒙古中医药,2016,35(15):178.

[26] 李健,宋杰,郭绍举,等.针药治疗胆囊息肉110例临术观察[J].中国中医药科技,2010,17(6):539.

[27] 卢昊,刘全达.《2017年欧洲多学会联合指南:胆囊息肉管理和随访》摘译[J.临床肝胆病杂志,2017,33(6):1051-1055.

[28] 王彬,席小青,陈皓.胆囊息肉的诊治现状[J].检验医学与临床,2014,11(13):1851-1852,1855.